U0288471

脊柱内固定
解剖学

主　审　邱　勇　袁　文　徐华梓
主　编　王向阳
副主编　吴爱悯　杨新东　林　焱　倪文飞

人民卫生出版社

图书在版编目（CIP）数据

脊柱内固定解剖学 / 王向阳主编 . —北京：人民
卫生出版社，2019
ISBN 978-7-117-28766-1

Ⅰ.①脊… Ⅱ.①王… Ⅲ.①脊柱－外科手术－固定
术－人体解剖学 Ⅳ.①R681.5

中国版本图书馆 CIP 数据核字（2019）第 154558 号

| 人卫智网 | www.ipmph.com | 医学教育、学术、考试、健康，购书智慧智能综合服务平台 |
| 人卫官网 | www.pmph.com | 人卫官方资讯发布平台 |

脊柱内固定解剖学

主　　编：王向阳
出版发行：人民卫生出版社（中继线 010-59780011）
地　　址：北京市朝阳区潘家园南里 19 号
邮　　编：100021
E - mail：pmph @ pmph.com
购书热线：010-59787592　010-59787584　010-65264830
印　　刷：北京顶佳世纪印刷有限公司
经　　销：新华书店
开　　本：787×1092　1/16　印张：18
字　　数：333 千字
版　　次：2019 年 12 月第 1 版　2019 年 12 月第 1 版第 1 次印刷
标准书号：ISBN 978-7-117-28766-1
定　　价：198.00 元
打击盗版举报电话：010-59787491　E-mail：WQ @ pmph.com
质量问题联系电话：010-59787234　E-mail：zhiliang @ pmph.com

编写委员会（按姓氏笔画排序）

马向阳（中国人民解放军南部战区总医院）

马学晓（青岛大学附属医院）

马晓生（复旦大学附属华山医院）

马维虎（宁波市第六医院）

王　冰（中南大学湘雅二医院）

王　克（温州医科大学附属第二医院）

王　征（解放军总医院第一医学中心）

王　胜（温州医科大学附属第二医院）

王圣林（北京大学第三医院）

王向阳（温州医科大学附属第二医院）

王建乐（温州医科大学附属第二医院）

王善金（同济大学附属东方医院）

王新伟（上海长征医院）

王雍立（温州医科大学附属第二医院）

毛方敏（温州医科大学附属第二医院）

方向前（浙江大学医学院附属邵逸夫医院）

田乃锋（温州医科大学附属第二医院）

史建刚（上海长征医院）

冯振华（温州医科大学附属第二医院）

吕飞舟（复旦大学附属华山医院）

朱泽章（南京大学医学院附属鼓楼医院）

闫应朝（温州医科大学附属第二医院）

汤呈宣（温州医科大学附属第三医院　瑞安市人民医院）

许　聪（温州医科大学附属第二医院）

李　耀（温州医科大学附属第二医院）

李长青（陆军军医大学新桥医院）

李方财（浙江大学医学院附属第二医院）

李危石（北京大学第三医院）

李新锋（上海交通大学医学院附属仁济医院）

杨　操（华中科技大学同济医学院附属协和医院）

杨新东（温州医科大学基础医学院）

吴文坚（上海交通大学医学院附属瑞金医院）

3

吴爱悯(温州医科大学附属第二医院)

吴聪聪(温州医科大学附属第二医院)

沈中海(温州医科大学附属第二医院)

沈洪兴(上海交通大学医学院附属仁济医院)

宋滇文(上海交通大学医学院附属第一人民医院)

张　迪(温州医科大学附属第二医院)

陈　坚(上海交通大学医学院附属新华医院)

陈　栋(温州医科大学附属第二医院)

陈　钰(温州医科大学附属第二医院)

陈华江(上海长征医院)

陈教想(温州医科大学附属第二医院)

陈雄生(上海长征医院)

陈熙棒(温州医科大学附属第三医院　瑞安市人民医院)

邵　将(上海交通大学医学院附属新华医院)

武垚森(温州医科大学附属第二医院)

林　焱(温州医科大学附属第二医院)

林甲亮(温州医科大学附属第二医院)

林仲可(温州医科大学附属第二医院)

林胜磊(温州医科大学定理临床学院　温州市中心医院)

季　伟(南方医科大学南方医院)

金海明(温州医科大学附属第二医院)

周许辉(上海长征医院)

周非非(北京大学第三医院)

赵长清(上海交通大学医学院附属第九人民医院)

赵凤东(浙江大学医学院附属邵逸夫医院)

宣　俊(温州医科大学附属第二医院)

夏冬冬(宁波市第一医院　浙江大学宁波医院)

钱　列(上海交通大学医学院附属仁济医院)

钱邦平(南京大学医学院附属鼓楼医院)

倪文飞(温州医科大学附属第二医院)

徐　晖(温州医科大学附属第二医院)

徐鸿明(温州医科大学附属慈溪医院)

徐道亮(温州医科大学附属第二医院)

黄其杉(温州医科大学附属第二医院)

黄崇安(温州医科大学附属第二医院)

盛孙仁(温州医科大学附属第二医院)

崔 赓(解放军总医院第一医学中心)

康 南(首都医科大学附属北京朝阳医院)

章增杰(温州医科大学附属第二医院)

蒋盛旦(上海交通大学医学院附属新华医院)

蒋雷生(上海交通大学医学院附属新华医院)

鲁世保(首都医科大学宣武医院)

窦海成(温州医科大学附属第二医院)

滕红林(温州医科大学附属第一医院)

编写秘书

黄崇安(温州医科大学附属第二医院)

主编简介

王向阳,男,主任医师,教授,博士生导师。温州医科大学附属第二医院(育英儿童医院)脊柱外科主任,骨科学系副主任。毕业于上海交通大学医学院,获博士学位,曾获全国十佳中青年骨科医师奖,浙江省高校中青年学科带头人、温州市首届十大名医之一。曾在加拿大渥太华大学附属 Civic 医院、法国里昂 CMCR 医学中心、美国纽约哥伦比亚大学 Presbyterian 医院脊柱中心和美国德克萨斯苏格兰教会儿童医院(TSRH)访问学习。

现任浙江省骨科重点实验室副主任,温州医科大学骨科生物技术应用研究所副所长,国际颈椎研究学会(CSRS)会员(corresponding member),亚太颈椎研究学会(CSRS-AP)会员(active member),中国康复医学会脊柱脊髓专业委员会颈椎研究学组、畸形学组委员,中国医师协会骨科分会颈椎学组、畸形学组和显微学组委员,中国医疗保健国际交流促进会脊柱委员会委员,中国研究型医院脊柱委员会委员、中国医师协会显微外科医师分会显微神经、脊柱专业委员会委员,中国康复医学会颈椎病专业委员会委员,浙江省骨科学分会常务委员,浙江省老年学会脊柱与骨关节委员会副主任委员。《脊柱外科杂志》编委,《中国脊柱脊髓杂志》青年编委。主持国家自然科学基金 3 项,主持省自然杰出青年基金、省部共建项目、省钱江人才项目和省科技厅项目共 8 项,以第一作者和通信作者发表 SCI 和 EI 论文 60 余篇,参编《脊柱微创外科学》等专著 10 部。获浙江省医药卫生科技进步一等奖 1 项,浙江省科技进步一等奖 1 项,国家科技进步二等奖 1 项,中华医学科技进步一等奖 1 项、二等奖 1 项,上海市科技进步一等奖 1 项。

擅长脊柱各类疾患的诊治,作为科室颈椎外科组组长和脊柱畸形外科组组长,在复杂颈椎疾患、上颈椎畸形,以及儿童和青少年脊柱畸形方面做了大量工作,诊治了大量患者,并取得良好疗效。

序一

最早接触本书初稿是吴爱悯医师到我校访学期间,手术间歇时,他向我介绍了本书编写的基本结构和一些精致的内固定示意图,遂对本书有了初步认识并心生兴趣。今受主编及编委会团队邀请为本书做序,故欣然答应。

脊柱是人体特殊支撑结构,从颈椎到骶尾椎,形态结构变化多样。100 年前,就有医师采用银丝、钢丝等方法进行脊柱固定,行脊柱融合术。Raymond Roy-Camille 根据解剖学研究,设计了椎弓根螺钉并报道了椎弓根螺钉置钉技术,该技术对现代脊柱内固定发展具有里程碑意义。之后,可谓"满眼生机转化钧,天工人巧日争新",各种内固定技术被不断研究和开展,包括颈椎侧块螺钉内固定、椎板螺钉内固定、前路齿状突螺钉内固定、腰椎关节突螺钉内固定、髂骨翼螺钉内固定,和最近报道的皮质骨通道螺钉内固定、第 2 骶椎骶髂(S2AI)螺钉内固定等。

对于每一位骨科、脊柱外科医师,熟悉和掌握这些脊柱内固定技术是必备的技能。熟知这些内固定技术的解剖学特点是正确、安全地行此类脊柱内固定术的先决条件。

关于每一种内固定技术,都有非常多的文献描述,面对浩瀚的文献材料,获取关键信息的效率可能是非常低下的。本书特点之一便是编写非常简明、扼要。

对每一种技术,编者们都提取了该技术关键的解剖学测量数据,在总结这些关键数据后,对理想进钉点、进钉角度、进钉深度和螺钉直径选择等临床直观而重要的问题进行了解答。这种"博观而约取,厚积而薄发"的编写方式,为读者提供了准确、实用的信息。

"Experience is the mother of wisdom."本书对这些脊柱内固定技术的阐述不仅限于理论信息,编者们在每个章节后面都加入了不同内固定技术临床实践过程中理想内固定位置的参考,从正、侧位 X 片或者透视图上,解释术中理想的螺钉位置应该位于哪些具体的解剖位置,以及超出某一解剖标志会导致的后果,因此本书也是实践经验的总结。

"Seeing is believing." 希望读者开卷有益,让本书真正成为您学习的好伴侣。

张文智

玛丽医院香港大学医学中心矫形及创伤外科学系主任

香港大学深圳医院骨科"三名工程"团队带头人

序二

脊柱内固定技术已经有 130 多年的临床应用历史,熟练掌握各项手术技术是每一位骨科医生、脊柱外科医生的临床必修课。但脊柱内固定技术种类繁多且不断被推陈出新,如何迅速掌握各项技术的操作要领,对很多临床医师,尤其是青年医师来说仍然充满挑战。深入学习脊柱应用解剖学知识对掌握各项脊柱内固定技术具有极大裨益。温州医科大学附属第二医院在池永龙教授、徐华梓教授等脊柱外科领域知名专家的带领下,多年来在脊柱内固定技术创新、临床应用及解剖学研究等方面开展了大量原创性工作,并取得了丰硕成果;而今由王向阳教授组织编写的《脊柱内固定解剖学》一书,对各项脊柱内固定技术的操作要领及解剖学基础进行了系统总结和详细阐述。十分荣幸在本书成稿之际得以先睹为快,通读之后对本书以下几点印象深刻,希望对大家有所启发。

首先,本书内容“全面而详细”,几乎包含脊柱外科所涉及的所有固定技术:从颅骨牵引、Halo 支架等外固定技术到上至颈枕部、下至骶髂部的所有内固定技术,从胸椎最常使用的椎弓根螺钉固定技术到较少使用的胸椎肋-横突螺钉固定技术,从传统的腰椎椎弓根螺钉固定技术到近年来备受关注的腰椎皮质骨螺钉固定技术、第 2 骶椎骶髂螺钉固定技术等,本书内容可谓包罗万象。无论对初学者,还是拥有一定临床经验的高年资脊柱外科医生,该书都可提供良好的知识补充,提高临床技能。

其次,“用数据说话”是本书的另一个显著特点。本书的每个章节都努力提供多组与固定技术密切相关的解剖学参数,将不同种族、不同地区、不同学者的研究数据纳入分析,有总结、有比较,从而可以更好地帮助读者掌握各项脊柱内固定技术的精准操作。

再者,书中的大量原创图解亦是亮点之一。作者团队结合丰富的脊柱内固定临床操作和解剖学研究经验,将脊柱内固定复杂的毗邻解剖结构借助原创图解进行了直观、准确的表达,让读者可以较为迅速地掌握各项固定技术的操作要点。

　　总之,本书内容丰富翔实、"数据"与"图解"并举,是脊柱内固定技术方面不可多得的一本好书。我相信本书将成为广大骨科和脊柱外科相关从业人员的重要参考书,对提高脊柱外科内固定整体操作水准产生显著影响。

姜建元

复旦大学附属华山医院骨科

复旦大学脊柱外科中心

2019 年 7 月

前言

脊柱内固定技术在脊柱外科的发展中具有里程碑式的意义,是每位脊柱外科医师必备的技能,但脊柱内固定技术的掌握离不开对解剖知识的熟知。

遥想恩师池永龙教授在20世纪80年代,通过中、上胸椎的解剖研究,首次将中、上胸椎椎弓根技术应用于脊柱畸形矫形,突破了当时被认为是椎弓根内固定禁区的中、上胸椎区域。30余年过去了,事实证明了该技术是可行的,且已被广泛应用并显著提高了脊柱畸形的矫形率。回想自己的行医生涯,感触颇多,在诊治患者过程中不敢有一丝大意。要知道一个小小的疏忽就能酿成大祸,给患者及其家庭带来痛苦。因此每次术前总是不断复习手术相关的解剖结构知识,做好手术规划。

鉴于此,我们结合影像、解剖和临床经验,总结和归纳了目前脊柱内固定相关的实用解剖知识,汇集成书。全书共五章。前面四章按部位分为颈枕部,下颈椎,胸、腰段,骶段固定术,这四章均先总体介绍了脊柱部位的解剖特征,然后介绍该脊柱部位常见的不同固定方式的具体内容,包括技术简介、解剖学测量及数据、临床意义、影像学标准四个部分。每一种不同的脊柱内固定技术都以表格形式总结归纳了国内外不同人群的内固定解剖学参数测量特征。他山之石可以攻玉,根据解剖测量数据,本书概括了理想进钉点、进钉角度、进钉深度和螺钉直径这四个重要参数,这些参数可为手术医师提供准确、实用的参考。

最后一章介绍了脊柱内固定人体标本和影像解剖研究方法,同时结合目前新兴的3D数字重建和3D打印技术,向读者介绍了脊柱内固定解剖学的研究和方法。这些研究和方法的介绍,深化了本书的意义。古人云"授人以鱼不如授人以渔"。掌握这些方法,读者可以更好地利用数据虚拟技术为不同的个体制定最佳的置钉轨迹,也可以开发研究新的固定技术。

值得一提的是,全书示意图片均为原创且采用彩图印刷,每一幅彩图都十分精美,这有赖于编者团队细致入微、一丝不苟的辛勤付出。望着眼前的书稿,我突然想到了"情怀"这个词。是的,我们需要情怀,需要为我们所付出的事业倾注赤诚。做一个有情怀的医者,在浮躁的世界里,显得弥足珍贵。编者们无论生活和工作如何紧张忙碌,都能为了共同的理想,参与、共享、写出文字,供其他医者,特别是初、中级脊柱外科医师参考。

有道是"纸上得来终觉浅,绝知此事要躬行"。此书内容精练、实用,是能真正指导临床实践的良师益友。借此机会,谨向付出了艰辛劳动的全体编写人员致以崇高的敬意和衷心的感谢。由于水平所限,错误和不妥之处敬请各位读者斧正,甚幸拜谢!

王向阳

2019 年夏日于抱秀斋

目录

第一章

枕颈部固定术

第一节　枕颈部解剖

一、枕骨

枕骨位于颅后下部或颅底后部、寰椎上方,内面凹,呈勺状。围绕枕骨大孔,后为枕鳞,前为四边形结构的基底部,两侧为侧部,与顶骨、颞骨及蝶骨相连接。枕骨大孔呈椭圆形,内有延髓通过,颅后窝通过枕骨大孔与颈椎椎管相通(图 1-1-1)。

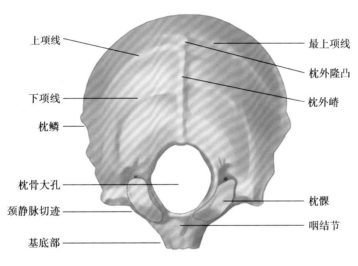

上项线　　　　　　　　　　　　　　最上项线
　　　　　　　　　　　　　　　　　枕外隆凸
下项线　　　　　　　　　　　　　　枕外嵴
枕鳞
枕骨大孔　　　　　　　　　　　　　枕髁
颈静脉切迹　　　　　　　　　　　　咽结节
基底部

图 1-1-1　枕骨

枕骨后外部的枕鳞,其最高点至枕骨大孔后缘中部有一突出骨质称枕外隆凸,枕外隆凸两侧有上项线,其下方有与之平行的下项线,是肌肉的附着点。枕外隆凸的上侧及两侧上项线部分骨皮质较厚,是枕颈融合置钉点。枕骨厚度分布不规则,枕外隆凸最厚,为 14.22mm,外侧小脑窝处最薄,为 2.5mm,下项线以下及中线 2cm 以外枕骨厚度明显减小,经过枕外隆凸中点的水平线左右各 2cm 及枕外隆凸下 2.6cm 处的三角形区域骨质厚度大于 8mm,窦汇的体表投影与枕外隆凸一致,横窦和窦汇大致位于上述三角形区域的深面[1-2]。

枕骨大孔至枕外隆凸中点有一枕外嵴,项韧带在此附着。枕骨大孔两侧有椭圆形的隆起,称枕髁。枕髁间距为17.6mm,其下有向前外侧凸的关节面,翼状韧带附着于关节面内侧结节,与寰椎上关节组成寰枕关节。枕髁前上方有舌下神经管,起始于枕骨大孔前外侧部,朝向外侧并略微向前横穿枕髁,其中有舌下神经、咽升动脉脑膜支和来自基底丛的导静脉通过。两枕髁前端与舌下神经管外口、颈内动脉管外口和颈内动脉窝内侧缘的距离分别为17.6mm(10.6~23.6mm)、11.4mm(7.1~13.9mm)、20.4mm(12.6~27.0mm)和17.4mm(11.0~22.2mm)[3]。

枕骨基底部与蝶骨体构成斜坡,是一近四方形骨性结构,高度约为34.6mm,上、中、下端的厚度分别为17.8mm、10.5mm、7.4mm。斜坡上面观呈内凹形,与枕骨大孔向上夹角约呈45°。斜坡上界为鞍背,下界为枕骨大孔前缘,上斜坡外侧有破裂孔,有颈内动脉通过破裂孔后壁上部向内上转折,此处两侧颈内动脉间距仅10~15mm,是斜坡区手术安全范围[4]。斜坡下面有一隆起的结节为咽结节,是前纵韧带起始部,距枕骨大孔前方约1cm,咽的纤维膜附着于此,头长肌肉附着于结节的前外侧,斜坡置钉时以咽结节为中心、7.5mm为半径的范围进行分离。

二、寰椎

寰椎即第1颈椎,无椎体,由前弓、后弓和侧块组成(图1-1-2)。

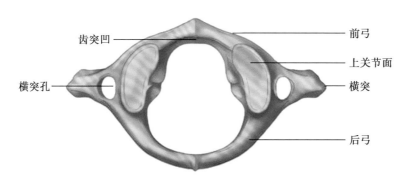

图 1-1-2A 寰椎上面观

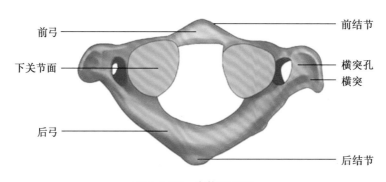

图 1-1-2B 寰椎下面观

寰椎前弓位于两侧侧块前方,前弓正中向前突出的小结节称为前结节,有前纵韧带和颈长肌的上斜部附着,前弓长约20.1mm,前结节横突孔间距约为26.5mm,行寰椎前路手术时,由前结节向两侧暴露视野应控制在20mm以内[5]。正中后方有一凹陷关节面与齿状突相关节构成寰齿关节。后弓与两侧侧块相连接,长约22.9mm,其与两侧块连接处上方有一宽而浅的沟,称为椎动脉沟,有椎动脉、枕下神经通过,后弓下缘与枢椎椎弓根上缘构成椎间孔,有C₂神经通过。后弓后方有一突出结节,称为后结节,有项韧带附着。前弓上缘有寰枕前膜附着,下缘有前纵韧带外侧部附着。后弓上、下缘分别有寰枕后膜和黄韧带附着。

侧块位于前弓和后弓之间,是两侧骨质增厚部分,每个侧块都有上、下关节突:上关节突关节面呈椭圆形,内凹,与枕骨髁相关节构成寰枕关节,外高内低位,是头部运动的重要结构;下关节突关节面呈圆形,略凹,向后外侧与枢椎上关节面相关节构成寰枢外侧关节。侧块内侧有一结节,是寰椎横韧带附着处。

寰椎横突较粗大,上下扁平,呈三角形,末端肥厚而粗糙,不分叉,有许多肌肉韧带附着,是寰椎运动的重要支点。横突基底部有一卵圆形横突孔,内有椎动脉、椎静脉通过。两侧横突孔大小相仿,横径约为6.1mm,矢状径约为7.1mm,其前半容纳齿状突,后半容纳脊髓。

三、枢椎

第2颈椎又称枢椎,寰椎围绕其旋转,是头颈部运动的枢纽(图1-1-3)。

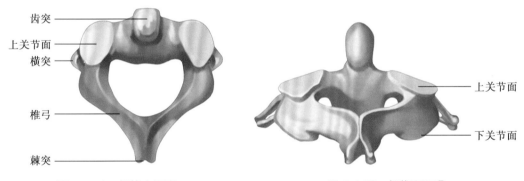

齿突
上关节面
横突
椎弓
棘突

上关节面
下关节面

图 1-1-3A 枢椎上面观　　　　　图 1-1-3B 枢椎下面观

枢椎椎体较小,椎体高为23.3mm,椎体前唇高4.1mm,椎管横径为23.6mm,矢状径为16.5mm。齿状突是枢椎椎体上一柱状隆起,成人齿状突高度为16.6mm,占枢椎总高度的41.6%,矢状径为11.2mm,横径为10.8mm,齿状突后倾角为13.0°[6]。齿状突尖部皮质骨密度高,下方骨小梁疏松,因此易发生骨折引起寰枢椎不稳。

枢椎椎弓根短而粗,其上面有一浅沟与寰椎下面浅沟构成椎间孔,上、下关节突分别位于其上方和下方,呈前后位。上关节突在前,关节面朝上,卵圆形,略凹,横径为17.3mm,矢状径为17.7mm,上关节面外倾约为67.4°,与寰椎下关节面相关节组成寰枢外侧关节。上关节面较大,退变的关节突增生向外侧突出,容易遮住横突孔内侧使椎动脉发生扭曲。椎弓根下方有关节面朝前下的下关节突,与颈3上关节突相关节,前屈旋转作用下可发生关节突脱位。椎弓根峡部位于上、下关节突之间,多数学者认为峡部即为椎弓根所在区域,椎弓根长25.6mm、高7.3mm、宽8.3mm、内偏33.0°、上偏20.2°,椎弓根投影点在椎板上缘下5mm和椎管外侧边外 7mm 处,由后外下向前内上走向[7-8]。椎弓根在重力传导及维持椎体内载荷分布动态平衡中起杠杆作用,为前柱和后柱支点,且骨皮质较薄,外力作用下或过度伸展时极易发生骨折。

枢椎横突短而小,起自椎板和关节突外侧面,向下外侧突出,内有横突孔,横突孔横径约 6.3mm,矢状径约 6.0mm,椎动、静脉在此通过[9]。横突尖部有肩胛提肌附着,其上、下面有横突间肌附着。约 20% 寰椎侧块下方存在椎动脉压迹使椎弓根变薄,因此椎弓根高度小于 2mm 时行椎弓根内固定易损伤椎动脉。枢椎椎板外覆盖大量皮质骨,高度大于厚度,国人枢椎长 2.5~3.0mm,因厚度 5~10mm 不等,术前可做 CT 评估选择合适直径螺钉。

四、寰枕关节

枕髁与寰椎上关节面构成寰枕关节。维持寰枕关节稳定的结构包括关节囊、寰枕前膜、寰枕后膜和寰枕外侧韧带:关节囊环绕枕骨髁和寰椎上关节面;寰枕前膜是前纵韧带的延续,连接枕骨大孔前缘和寰椎前弓上缘;寰枕后膜连接枕骨大孔后缘与寰椎后弓上缘,寰枕后膜很薄,其背面无黄韧带附着;寰椎外侧韧带连接寰椎横突与枕骨颈静脉突之间。

五、寰枢关节

寰枢关节包括寰齿关节和寰枢外侧关节。前者包括齿状突与寰椎前弓后面之间的关节和寰椎横韧带与齿状突后面之间的关节,后者为寰椎下关节与枢椎上关节形成的关节。寰枢关节无椎间盘,关节囊较薄弱,韧带组织是维持寰枢关节稳定的主要结构,主要包括寰枢前膜、寰枢后膜、横韧带、翼状韧带、齿突尖韧带、十字韧带、覆膜等。寰枢前膜连接寰椎前弓下缘和枢椎前方,寰枢后膜连接寰椎后下缘和枢椎椎板。横韧带附着于寰椎两侧侧块内侧面及齿状突后方,是强有力的束带状组织,使齿状突稳定在寰椎椎管内,主要限制寰枢关节前屈运动及寰椎向前滑移。横韧带中部向上有纤维束附于枕骨大孔前缘,向下有纤维束连接枢椎体后面,因此寰椎横韧带与其上、下两纵行纤维索,共同构成十字韧带。翼状韧带起于齿状突后外侧,止于两侧枕骨髁内侧面,主要限制寰枢关节轴向旋转运动。齿突尖韧带起自齿突尖,延续到枕骨大孔前正中缘。寰椎覆膜起自枕骨斜坡,下行覆盖齿状突和其他韧带,移行于后纵韧带(图 1-1-4)。

六、枕颈部血管、神经及肌肉

(一)枕颈部椎动脉走行

椎动脉枕段(第 3 段)位于枕下三角,从寰椎横突孔穿出后向后围绕寰椎上关节突向后外侧、向内沿椎动脉沟走行,穿过寰枕后膜下缘下发进入椎管,总长 32.3~43.5mm(图 1-1-5)。行寰椎侧块螺钉时易损伤此部分椎动脉,椎动脉最易损伤的几个部位分别为:①C_1、C_2 关节突外侧;②C_1 后弓中线外侧 2cm 以外;C_1 侧块上方靠近中线部位。椎动脉沟离寰椎后弓中点距离为 15~20mm,以内侧皮质计算为 10mm,以外侧皮质计算为 18mm[10-11]。Wang 等[12]将走行于枢椎横突孔内的椎动脉根据椎动脉入口与椎管壁的距离(>4.5mm 为松散型、<4.5mm 为紧密型)和椎动脉球部距离侧块上关节面的距离(>4.5mm 为低拐型、<4.5mm 为高拐型)进行分类,紧密高拐型因遮挡椎弓根被视为置钉绝对禁忌证(图 1-1-6)。C_1 神经根后支又称枕下神经,走行于椎动脉后下方,从寰枕关节间隙穿出支配枕下三角周围肌肉。C_2 神经根最粗

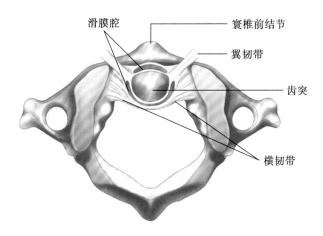

图 1-1-4A 寰枢关节上面观

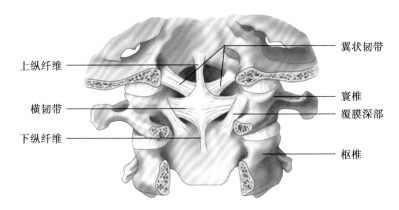

图 1-1-4B 寰枢关节下面观

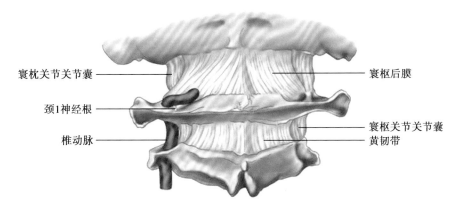

图 1-1-5 椎动脉（枕段）走行分布

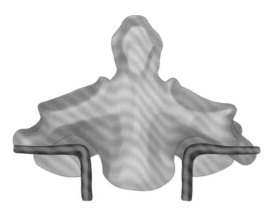

图 1-1-6A 椎动脉（枕段）松散低拐型

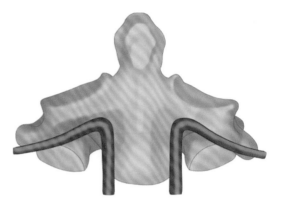

图 1-1-6B 椎动脉（枕段）紧密高拐型

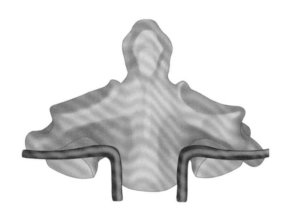

图 1-1-6C 椎动脉（枕段）紧密低拐型

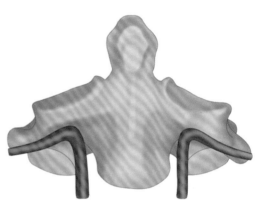

图 1-1-6D 椎动脉（枕段）松散高拐型

大，故称为枕大神经，从寰枢椎间黄韧带裂隙中穿出，支配枕骨肌肉，并发出感觉支支配上项线以上颅顶皮肤。

（二）齿状突血供

齿状突的血供较复杂，主要由以下动脉供给。①前升动脉：起自椎动脉前内侧，从 C_2、C_3 椎间孔穿出后行走于颈长肌深层，在椎体中央越过中线吻合，主要营养软骨下骨、关节囊和翼状韧带；②后升动脉：起自椎动脉后内侧，在齿状突尖端与前外动脉吻合；③裂穿动脉：为颈内动脉发出的小分支，在枢椎两侧与前升动脉吻合[13]。上述血管由前方进入中央动脉及经齿突尖韧带、翼状韧带及副韧带进入的动脉维持供给，损伤韧带组织可能造成齿状突缺血性坏死或骨折不愈合。

（三）枕颈部肌肉

枕颈部肌肉分为浅层、中层和深层。浅层肌肉为斜方肌，覆盖枕颈部及整个颈后部。中层肌肉包括头夹肌、头半棘肌、头最长肌等。深层肌肉包括头后大直肌、头后小直肌、头上斜肌、头下斜肌等。头后大直肌起自枢椎棘突，止于枕骨下项线下外侧面。头后小直肌起自寰椎横突，止于下项线下外侧面。头上斜肌寰椎横突，止于枕骨上、下项线间外侧骨面。头下斜肌起自枢椎棘突，止于寰椎横突。因此，颈后路手术时要保持中线进入项韧带，偏离中线会损伤肌肉引起出血（图 1-1-7）。

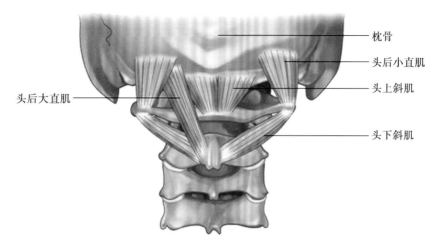

图 1-1-7 枕颈部深层肌肉

枕骨
头后小直肌
头上斜肌
头下斜肌
头后大直肌

（陈教想 马学晓 杨新东）

参考文献

［1］NADERI S，USAL C，TURAL A N，et al. Morphologic and radiologic anatomy of the occipital bone. J Spinal Disord，2001，14（6）：500-503.

［2］彭田红，潘刚明，徐达传，等．枕颈融合内固定术有关的应用解剖．中国临床解剖学杂志，2000，16（2）：132-134.

［3］纪荣明，李玉泉，张煜辉，等．经口咽至斜坡区手术入路的应用解剖学．中国临床解剖学杂志，2003，21（6）：549-551.

［4］丁自海，于春江，田德润，等．斜坡区断层与显微解剖学研究．中国临床解剖学杂志，2002，20（6）：418-420.

［5］曹正霖，钟世镇，徐达传．寰枢椎的解剖学测量及其临床意义．中国临床解剖学杂志，2000，18（4）：299-301.

［6］DOHERTY B J，HEGGENESS M H. Quantitative anatomy of the second cervical vertebra. Spine，1995，20（5）：513-517.

［7］XU R，NADAUD M C，EBRAHEIM N A，et al. Morphology of the second cervical vertebra and the posterior projection of the C2 pedicle axis. Spine，1995，20（3）：259-263.

［8］瞿东滨，金大地，江建明，等．齿突形态的测量及临床意义．中国临床解剖学杂志，1999，17（4）：338-339.

［9］XIN-YU L，KAI Z，LAING-TAI G，et al. The anatomic and radiographic measurement of C2 lamina in Chinese population. Eur Spine J，2011，20（12）：2261-2266.

［10］ULM A J，QUIROGA M，RUSSO A，et al. Normal anatomical variations of the V_3 segment of the vertebral artery：surgical implications. J Neurosurg Spine，2010，13（4）：451-460.

［11］池永龙．脊柱微创外科学．北京：人民军医出版社，2006.

［12］WANG J，XIA H，YING Q，et al. An anatomic consideration of C2 vertebrae artery groove variation for individual screw implantation in axis. Eur Spine J，2013，22（7）：1547-1552.

［13］AKOBO S，RIZK E，LOUKAS M，et al. The odontoid process：a comprehensive review of its anatomy，embryology，and variations. Childs Nerv Syst，2015，31（11）：2025-2034.

第二节 颅骨牵引术

一、技术简介

颈椎骨折、脱位和畸形等疾病临床常常需要行颅骨牵引术。1933 年 Crutchfield[1]首次使用了颅骨牵引术,进钉点位于颅顶矢状线两侧各 4~5cm,后经不断改进和 22 年的临床观察,证明其并发症少,安全性高,对治疗颈椎损伤具有重要作用。随后各种改进颅骨牵引弓相继出现,目前常用的颅骨牵引器材有 Crutchfield 牵引弓[1]、Odebode-Agaja 牵引弓[2]、Gardner Well 牵引弓[3]、改良 Gardner Well 牵引弓[4]、横杆牵引弓[5]、Halo-Vest 外固定架[6]及 Mayfield 头架[7]等。Gardner Well 牵引弓和由 Gardner Well 改进的牵引弓进钉点在两侧耳上 1~2cm,具有稳定性好、感染率低的特点,现已逐渐替代 Crutchfield 牵引弓,成为临床上最常用的牵引弓之一[4-5]。

二、解剖学测量及数据

成人颞骨区测量指标及结果见图 1-2-1 和表 1-2-1。①外耳道耳上点距(H1):外耳道口中心到耳上点的垂直距离;②外耳道颞线距(H2):外耳道口中心到颞线的垂直距离;③颞鳞中心区(Ⅰ区)平均全厚(D1)和颞鳞周围区(Ⅱ区)平均全厚(D2);④外耳道上 5.0cm 全厚(D3)、外耳道上 5.5cm 全厚(D4)和外耳道上 6.0cm 全厚(D5);⑤外耳道上 5.5cm 后 2cm 全厚(D6)和外耳道上 5.5cm 前 2cm 全厚(D7)。

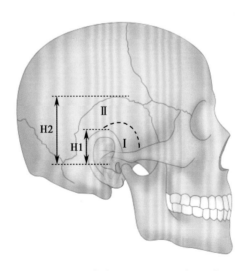

图 1-2-1A 颞鳞分区及 H1、H2 测量示意图

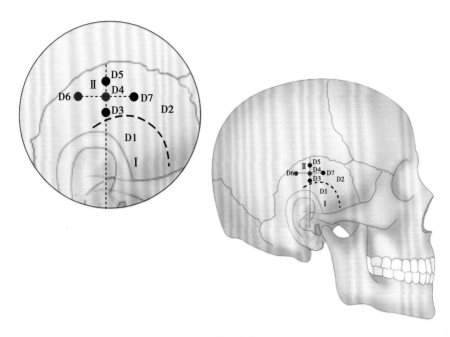

图 1-2-1B　颞骨各测量点示意图

表 1-2-1　颞区解剖学参数

测量项目	数据来源		
	Anderson[8] [干标本,n=136,均数 (最小值～最大值)]	冯家骏[9] (干标本,n=2, 均数)	Krag 等[10] [福尔马林标本,n=10, 均数 ± 标准差(最小值～ 最大值)]
外耳道耳上点距 /cm	—	—	3.94±0.18 (3.60～4.20)
外耳道颞线距 /cm	—	—	7.80±0.62 (4.60～8.60)
颞鳞中心区平均全厚 /mm	1.27(0.40～4.36)	1.67	—
颞鳞周围区平均全厚 /mm	—	3.21	—
外耳道上 5.0cm 全厚 /mm	—	—	7.80±1.17
外耳道上 5.5cm 全厚 /mm	—	—	8.30±1.73
外耳道上 6.0cm 全厚 /mm	—	—	7.50±1.26
外耳道上 5.5cm 后 2cm 全厚 /mm	—	—	8.25±2.06
外耳道上 5.5cm 前 2cm 全厚 /mm	—	—	8.40±1.62

三、临床意义

(一) 进钉点

进钉点选在颞鳞周围区,一般耳上 1~2cm(即外耳道上 5~6cm)或平眉弓,外耳道后 0~2cm 处(图 1-2-2),红点为正常进钉点范围边界,此处为乏血管区,进钉具有安全、出血少的优点。但不能太靠近耳上,此处颅骨厚度较薄,防止穿透颅骨内板引起硬膜外血肿。此外,良好的进钉点使牵引力线通过椎管中央(图 1-2-3),也可根据后伸或屈曲需求,使进钉点偏前或偏后。

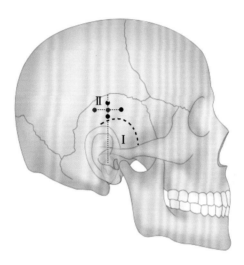

图 1-2-2 颅骨牵引钉进钉点(红点连线区域为进钉点边界)

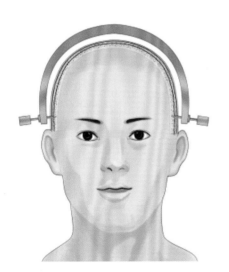

图 1-2-3A 牵引效果正位图

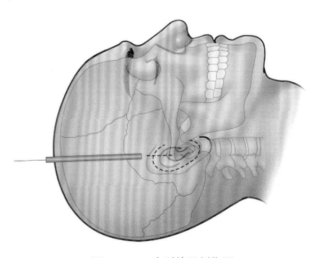

图 1-2-3B 牵引效果侧位图

（二）进钉角度

与颞骨面垂直，可稍向顶骨倾斜。

（三）进钉深度

干标本数据参考价值有限，根据福尔马林标本数据，耳上1~2cm颞骨厚度为7.50~8.40mm，临床上钻入颅骨深度一般为3~4mm（图1-2-4），相对安全。建议术前测量患者CT骨质厚度为进钉深度提供参考，术中可根据骨质抵抗感控制，不超过颅骨内板即可。

- ➤ 进钉点：耳上1~2cm，外耳道后0~2cm。
- ➤ 进钉角度：与颞骨面垂直，可稍向顶骨倾斜。
- ➤ 进钉深度：一般为3~4mm。

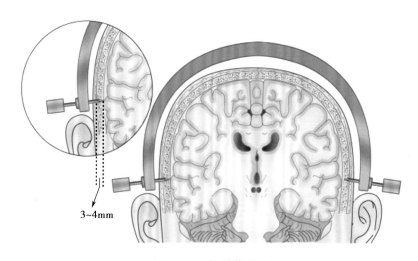

3~4mm

图1-2-4 钉道截面图

（闫应朝 王 胜）

参考文献

［1］CRUTCHFIELD W G.Skeletal traction in treatment of injuries to the cervical spine. JAMA, 1954, 155(1):29-32.

［2］ODEBODE T O, AGAJA S B. Odebode-Agaja adult cervical traction device. Tropical Doctor, 2011, 41(1):21-22.

［3］GARDNER W J. The principle of spring-loaded points for cervical traction. J Neurosurg, 1973, 39(4):543-544.

［4］肖强, 熊龙, 喻惜华, 等. 改良Gardner-Wells颅骨牵引器在颈椎外科中的应用. 中华创伤杂志, 2007, 23(9):712-713.

［5］雷星, 王焕, 宋扬, 等. 改良颅骨牵引弓在颅骨牵引术中的应用. 中国修复重建外科杂志, 2014(12):1474-1478.

［6］KRAG M H, BEYNNON B D. A new Halo-Vest:rationale, design and biomechanical comparison to standard Halo-Vest designs. Spine, 1988, 13(3):228-235.

［7］MAYFIELD J K. Severe spine deformity in myelodysplasia and sacral agenesis:an aggressive surgical approach.

Spine,1981,6(5):498-509.

[8] ANDERSON R J. Observations on the thickness of the human skull. Dubl J Med Sci(1872-1920),2014,74(4): 270-280.

[9] 冯家骏.颅盖骨厚度分布的研究.解剖学杂志,1985,8(2):65-68.

[10] KRAG M H,MONSEY R D,FENWICK J W. Cranial morphometry related to placement of tongs in the temporoparietal area for cervical traction. J Spinal Disord,1988,1(4):301-305.

第三节　Halo-Vest 架固定术

一、技术简介

上颈椎骨折约占颈椎骨折的 47%，占脊柱骨折的 9.8%[1]。临床上常用的上颈椎外固定器具包括颈托、头颈胸支具及 Halo-Vest 架，而 Halo-Vest 支架作为其中制动效果最佳外固定器，是一种保守治疗上颈椎骨折安全有效的方法[2-3]。Halo-Vest 架最早的雏形来自于"第二次世界大战"时期整形外科医生 Bloom 的一个装置，当时这个装置主要被应用于过度面部烧伤患者的面部骨折治疗，随后由 Perry 和 Nickel 在 1959 年改良后提出了 Halo-Vest 架，现已广泛应用于颈椎外科[4-5]。虽然近年来颈椎内固定装置在治疗颈椎损伤中得到越来越多的应用，但通过正确使用 Halo-Vest 架这种非手术治疗不仅能获得上颈椎骨折的愈合，同时也保留了寰枢关节的活动度。Halo-Vest 架存在钉道松动、皮肤感染、钉眼疼痛等缺点，对于皮肤情况较差、骨折难愈合和骨质疏松患者应慎用。应根据颈椎损伤类型正确选择应用 Halo-Vest，包括单独应用 Halo-Vest 保守治疗或联合应用手术治疗，Halo-Vest 架是急性颈椎损伤安全有效和实用易行的治疗方法。

二、解剖学测量及数据

进钉点的选择（图 1-3-1，图 1-3-2）：前部两个颅钉应固定在眉弓中外 1/3 处上方 1cm（A 点），后部两个颅钉固定点应在耳尖上方约 1cm、后 2cm 处（P 点），随着年龄增长，A、P 点颅骨的厚度具有较大的差异性（表 1-3-1，表 1-3-2）。已有相关研究及文献表明，颅骨左右两侧（图 1-3-3 中 D1 和 D3、D2 和 D4，图 1-3-4）厚度无明显统计学差异[6-7,11]。

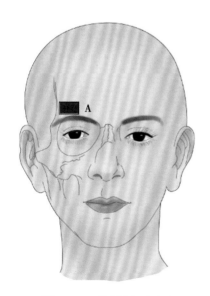

图 1-3-1　前面进钉点（A）

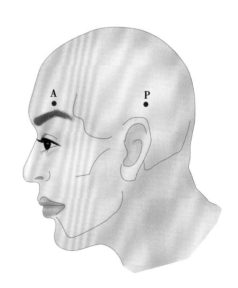

图 1-3-2　侧面进钉点（A、P）

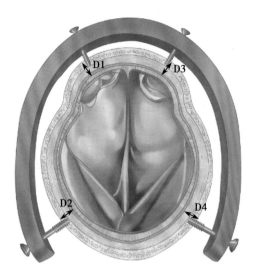

图 1-3-3 头部横断面厚度测量

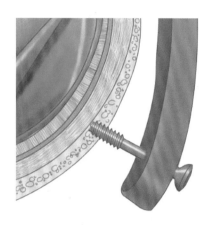

图 1-3-4 头部横断面厚度测量

表 1-3-1 A、P 点颅骨厚度的解剖学参数（A/P，均数 ± 标准差） 单位：mm

测量项目	数据来源		
	Cholavech 等[6]（CT，n=415）	Ebraheim 等[7]（CT，n=21）	Hwang 等[8]（CT，n=51）
0~9 岁	5.52±1.34/5.59±1.32	—	—
10~19 岁	7.06±1.27/6.90±0.95	—	—
20~29 岁	7.76±1.23/7.46±1.65	—	—
30~39 岁	8.07±1.54/7.57±1.22	—	—
40~49 岁	7.92±1.26/8.11±1.32	—	—
50~59 岁	8.06±1.27/7.83±1.17	—	—
60~69 岁	8.45±1.78/7.79±1.63	—	—
70~79 岁	8.42±1.61/7.82±1.32	—	—
80~89 岁	8.54±1.53/8.86±1.85	—	—
平均		7.36±1.57/9.47±1.12	6.35±2.88/8.20±1.67

表 1-3-2 10 岁以下儿童 A、P 点颅骨厚度的解剖学参数（A/P，均数 ± 标准差） 单位：mm

测量项目	数据来源	
	Loder[9]	Wong 等[10]
<12 个月	2.4±0.6/2.2±0.5	2.1±0.8/1.8±1.1
13~30 个月	2.5±0.4/2.7±0.7	2.6±0.7/2.6±1.0
2.5~5 岁	2.9±0.8/3.1±0.8	3.7±0.7/3.3±1.1
5~10 岁	2.8±0.9/3.6±0.9	3.3±1.0/3.7±1.7

三、临床意义

（一）进钉点

颅钉进钉点前方应选择在眉弓中外 1/3 处上方 1cm，后部两个钉的固定点应在耳尖上方约 1cm、后 2cm 处。位置的偏移可能会引起固定效果偏差，头圈滑移，甚至可能穿透颅骨，从而导致严重的并发症，如大脑损伤、感染、血肿及蛛网膜腔隙脊髓液漏等。

（二）进钉角度

螺钉的置入角度将会影响 Halo-Vest 架的稳定，螺钉置入的角度应垂直颅骨表面进入[7,12]，若非垂直进钉，可能导致头皮的损伤和进钉的失败。

（三）进钉深度

根据患者年龄而选择合适的进钉深度（见表 1-3-1，表 1-3-2），0~9 岁人群颅骨厚度发育差异较大，进钉 2~4mm 较为安全；10~19 岁人群进钉约 5.5mm 较为安全；成年人进钉约 6.5mm 较为安全；老年人可适当增加进钉深度。

（四）螺钉扭矩

目前大部分的研究报告表明，成人最常使用螺钉扭矩为 10.85N·m[7,13]。临床上，相比于 8.14N·m 的扭矩，头环松脱和头皮感染的发生率在使用 10.85N·m 扭矩时更低。由于后方的颅骨厚度要厚于前方，故在某些情况下可用 24.41N·m 在颅骨后方置钉[6]。Halo-Vest 也可应用于儿童，此时扭矩应介于 2.71~6.78N·m；应用于小于 3 岁的幼儿时，由于幼儿的头皮和颅骨更薄，故可采用多钉、低扭矩的方式置钉[13]。

➢ 进钉点：眉弓中外 1/3 处上方 1cm，后部两个颅钉固定点应在耳尖上方约 1cm、后 2cm 处。

➢ 进钉角度：螺钉置入的角度颅骨表面垂直。

➢ 进钉深度：根据患者年龄而定，0~9 岁进钉 2~4mm；10~19 岁进钉 5.5mm；成年人进钉 6.5mm。

➢ 进钉扭矩：螺钉力度一般为 10.85N·m，颅骨后方最多可用 24.41N·m，儿童多介于 2~2.71~6.78N·m。

（王克 徐晖）

参考文献

［1］LEUCHT P，FISCHER K，MUHR G，et al. Epidemiology of traumatic spine fractures. Injury，2009，40（2）：166-172.

［2］CROCKARD H A，HEILMAN A E，STEVENS JM. Progressive myelopathy secondary to odontoid fractures：Clinical，radiological，and surgical features. J Neurosurg，1993，78（4）：579-586.

［3］MAIMAN D J，LARSON S J. Management of odontoid fractures. Neurosurgery，1982，11：471-476.

［4］FUJII E，KOBAYASHI K，HIRABAYASHI K. Treatment in fractures of the odontoid process. Spine，1988，13：604-609.

［5］PERRY J，NICKEL V L.Total cervical-spine fusion for neck paralysis. J Bone Joint Surg Am，1959，41-A（1）：37-60.

［6］CHAVASIRI C,CHAVASIRI S. The thickness of skull at the halo pin insertion site. Spine,2011,36(22): 1819-1823.

［7］EBRAHEIM N A,LIU J,PATIL V,et al. Evaluation of skull thickness and insertion torque at the halo pin insertion areas in the elderly:a cadaveric study. Spine J,2007,7(6):689-693.

［8］HWANG K,KIM J H,BAIK S H. The thickness of the skull in Korean adults. J Craniofac Surg,1999,10(5): 395-399.

［9］LODER R T. Skull thickness and halo-pin placement in children:the effects of race,gender,and laterality. J Pediatr Orthop,1996,16(3):340-343.

［10］WONG W B,HAYNES R J. Osteology of the pediatric skull. Considerations of halo pin placement. Spine, 1994,19(13):1451-1454.

［11］TRIGGS K J,BALLOCK R T,LEE T Q,et al. The effect of angled insertion on halo pin fixation. Spine,1989, 14(8):781-783.

［12］CHAN R C,S CHWEIGEL J F,THOMPSON G B. Halo-thoracic brace immobilization in 188 patients with acute cervical spine injuries. J Neurosurg,1983,58(4):508-515.

［13］BOTTE M J,BYRNE T P,GARFIN S R.Application of the halo device for immobilization of the cervical spine utilizing an increased torque pressure. J Bone Joint Surg Am,1987,69(5):750-752.

第四节 枕骨螺钉内固定术

一、技术简介

枕颈融合术是纠正枕颈交界区失衡的常用术式之一[1-2]，最早可追溯至 1927 年由 Foerster[3]首先提出的取自体腓骨作为支撑结构融合固定枕颈交界区的术式。1937 年 Cone 等[4]采用钢丝捆扎固定髂骨植骨条促进骨融合，并由此奠定了现代枕颈融合术的基础。国内早期的枕颈融合术主要为徐印坎等[5]的枕骨瓣翻转及自体髂骨植骨法和饶书诚等[6]的燕尾状髂骨块植骨法。

随着内固定技术的发展，枕颈融合术术式逐渐成熟，技术操作越发简便，骨融合率较前明显增高，枕骨部分的固定日渐趋向于采用独立枕骨板及枕骨螺钉固定[7]。近年来，由于计算机辅助骨科系统(CAOS)在脊柱外科的普及，使枕骨螺钉置钉技术更为精确、简便、有效。

二、解剖学测量及数据

由于人种的差异，国人与欧美人的枕骨厚度也存在着一定的差异。

国内外成人枕骨厚度测量方法及数据见表 1-4-1、图 1-4-1(国外)及表 1-4-2(国内)。

儿童枕骨厚度解剖测量方法及数据见图 1-4-2A、1-4-2B、1-4-2C 和表 1-4-3。

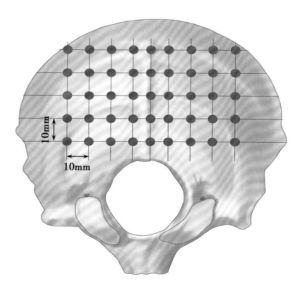

图 1-4-1 枕骨后下部 10cm×5cm 区域各交叉点厚度测量图示

表 1-4-1　枕骨各交叉点厚度测量解剖学数据（Ebraheim 等[8]）

单位:mm

水平线序号	性别	纵线序号										
		L5	L4	L3	L2	L1	EOP	R1	R2	R3	R4	R5
0	男	6.2±1.3	6.5±1.3	7.0±1.7	9.1±1.8	11.6±2.6	15.1±2.6	11.5±2.6	9.0±2.1	7.4±1.5	6.9±1.6	6.6±1.5
	女	5.4±1.2	5.7±1.3	6.5±1.5	7.7±1.5	9.8±2.1	12.0±1.9	9.7±2.1	7.5±1.7	6.1±1.6	5.6±1.4	5.1±1.1
1	男	5.6±1.7	5.5±1.9	5.5±1.9	5.7±1.9	7.2±2.7	11.1±2.5	6.7±2.2	5.9±1.8	5.7±1.7	6.4±1.5	6.1±1.9
	女	4.9±1.7	4.7±1.4	4.3±1.5	4.3±1.3	5.1±1.6	9.5±2.2	5.0±1.6	4.4±1.2	4.8±1.6	5.1±1.5	5.4±1.3
2	男	4.3±1.4	4.6±1.8	4.2±1.6	4.7±1.6	5.9±2.1	9.0±2.0	5.3±2.6	4.5±1.4	4.3±1.7	5.2±1.8	5.7±1.5
	女	5.0±1.4	3.9±1.2	3.4±1.4	3.8±1.0	3.9±1.1	7.8±1.7	4.2±1.6	3.6±1.0	3.4±1.1	4.2±1.4	5.0±1.7
3	男	4.0±1.7	4.2±1.5	3.7±1.2	4.7±1.6	5.1±1.9	6.8±1.4	4.9±2.2	4.3±1.7	3.8±1.3	4.6±1.6	4.5±1.1
	女	3.9±1.3	3.4±1.3	3.1±1.3	3.7±1.7	4.3±1.5	6.6±1.3	3.9±1.4	3.4±1.4	3.1±1.2	3.9±1.5	5.0±1.7
4	男	4.3±2.0	3.9±1.5	3.9±1.6	5.1±2.0	5.6±1.7	6.1±1.8	5.4±1.8	4.5±1.8	3.7±1.1	4.8±1.9	4.7±1.5
	女	4.1±1.8	3.3±1.8	3.5±1.6	4.1±1.1	5.0±1.7	5.6±1.3	4.6±1.3	3.5±1.6	2.9±1.5	3.6±1.4	4.3±0.9

注:1. 水平线序号依次代表从上到下的 5 条水平线；L=left，即左侧纵线；R=right，即右侧纵线；EOP=external occipital protuberance（枕骨隆凸），即后正中线。

2. 表内数据均为均数±标准差。

表 1-4-2　枕骨各交叉点厚度测量解剖学数据（彭田红等[9]）

单位:mm

水平线序号	纵线序号										
	L5	L4	L3	L2	L1	EOP	R1	R2	R3	R4	R5
0	6.6±1.4	6.8±1.4	6.9±1.4	8.0±1.9	9.9±2.4	14.3±2.6	10.1±2.0	8.0±1.7	7.0±1.4	6.3±1.3	6.4±1.3
1	6.3±1.2	5.8±1.3	5.4±1.4	5.7±1.3	7.4±1.6	11.8±2.2	7.5±1.9	5.7±1.3	5.6±1.3	5.9±1.3	6.3±1.2
2	4.7±1.4	3.8±1.1	3.5±1.0	4.0±0.9	4.9±1.4	8.8±1.7	5.1±1.2	4.1±1.1	3.5±0.9	3.9±1.0	5.0±1.1
3	3.1±1.1	2.6±1.0	2.5±0.7	3.3±1.0	4.0±1.1	7.5±1.6	4.5±1.4	3.2±1.0	2.5±0.8	2.7±0.8	3.8±1.1
4	4.1±1.7	3.1±1.2	3.5±1.1	4.6±1.5	5.1±1.3	5.7±1.2	5.1±1.5	4.3±1.5	3.1±1.1	3.2±1.1	4.7±1.3

注:1. 水平线序号依次代表从上到下的 5 条水平线；L=left，即左侧纵线；R=right，即右侧纵线；EOP=external occipital protuberance（枕骨隆凸），即后正中线。

2. 表内数据均为均数±标准差。

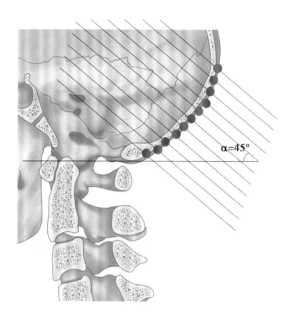

图 1-4-2A 在 CT 二维重建矢状位过枕外隆突中点与 Mc Rae 线呈 45°角画一条参考线,并以此为参考线向上画 4 条、向下画 6 条,共 10 条参考线的平行线,参考线间隔为 5mm

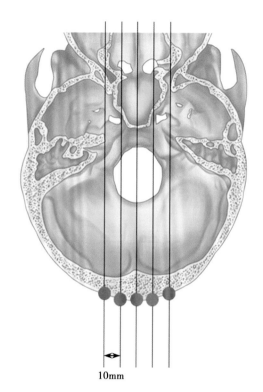

图 1-4-2B 儿童枕骨横断位测量点图

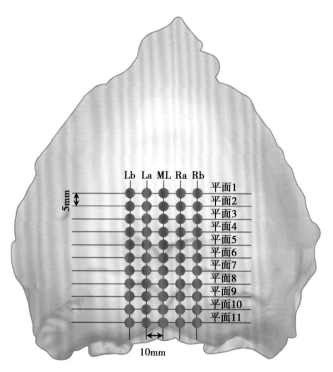

图 1-4-2C 儿童枕骨以枕骨隆凸为中心后中线两侧 2cm 区域交叉点厚度测量图

表1-4-3 儿童枕骨交叉点厚度测量解剖学数据（Wang 等[10]）

单位：mm

组别	交叉点	平面1	平面2	平面3	平面4	平面5	平面6	平面7	平面8	平面9	平面10	平面11
2~5岁组	Lb	2.2±1.0	2.1±0.9	2.3±1.0	2.2±0.7	2.1±0.8	1.9±0.8	1.7±0.7	1.8±0.9	1.6±0.4	1.6±0.6	1.7±0.7
	La	2.9±1.8	3.0±1.8	3.3±1.7	3.3±1.6	3.3±1.6	2.7±1.5	2.4±1.2	2.4±1.0	2.2±0.9	2.5±1.2	2.7±1.3
	ML	3.7±1.3	4.3±1.4	5.0±1.5	5.6±1.9	6.6±1.3	6.4±1.2	5.7±1.3	4.9±1.3	4.2±1.2	3.9±1.4	3.7±1.4
	Ra	2.8±1.2	3.2±1.3	3.2±1.1	2.8±1.2	2.8±1.1	2.5±1.4	2.1±1.2	1.9±0.8	2.0±0.6	2.2±0.8	2.6±1.0
	Rb	2.0±0.8	1.9±0.7	2.1±0.9	1.8±0.7	1.9±0.7	1.8±0.9	1.8±0.8	1.6±0.6	1.5±0.5	1.5±0.5	1.7±0.6
6~9岁组	Lb	2.8±0.7	3.3±1.0	3.0±0.7	3.2±1.0	3.4±1.3	3.1±1.3	2.4±1.0	2.2±0.7	2.0±0.6	2.1±0.7	2.3±0.8
	La	2.7±1.0	3.3±1.3	3.6±1.4	4.3±1.7	4.0±1.7	3.9±1.8	3.3±1.4	2.7±0.9	2.6±0.9	2.7±0.9	3.2±1.0
	ML	5.2±1.7	6.0±1.6	7.2±1.8	8.4±1.8	9.1±1.7	8.8±1.4	7.8±1.4	7.0±1.4	6.6±1.2	5.8±1.5	5.0±1.6
	Ra	3.8±1.1	4.2±1.3	4.7±1.6	4.9±1.7	4.4±1.6	4.1±1.5	3.2±1.3	2.7±1.1	2.6±1.1	2.6±1.3	2.9±1.3
	Rb	2.8±0.7	2.8±0.9	3.0±1.0	3.2±1.2	3.2±1.1	2.9±1.1	2.5±1.0	2.2±0.6	2.1±0.7	2.2±0.9	2.3±1.1
10~13岁组	Lb	3.2±0.8	3.3±1.0	4.0±1.0	3.9±1.2	4.0±1.6	3.5±1.4	3.0±1.4	3.0±1.5	2.8±1.7	2.4±1.3	2.3±1.1
	La	3.4±1.0	4.3±1.1	4.7±1.5	5.6±1.8	5.8±2.4	4.6±2.0	3.6±1.7	3.2±1.3	2.8±1.2	2.7±1.6	3.7±1.3
	ML	5.5±1.6	6.5±2.0	7.9±1.7	9.4±1.5	10.9±2.0	10.5±1.7	9.9±1.7	8.6±2.2	7.8±1.8	7.2±1.2	6.0±1.6
	Ra	5.2±2.0	5.4±1.9	5.7±1.6	6.4±1.6	6.3±1.8	4.9±1.9	3.9±1.4	3.3±1.4	3.1±1.4	3.2±1.6	3.1±1.0
	Rb	3.4±0.8	3.6±0.9	4.2±0.8	4.6±1.4	4.4±1.5	3.5±1.2	3.1±1.0	2.9±1.1	2.9±1.3	2.6±1.1	2.2±0.9
14~16岁组	Lb	4.0±1.0	4.4±1.0	4.8±1.2	5.2±1.8	5.4±2.0	4.6±1.5	3.8±1.2	3.6±1.4	3.3±1.1	2.9±1.0	2.5±0.9
	La	4.2±1.3	5.2±1.5	6.2±1.6	6.7±2.1	7.1±2.3	5.5±2.1	4.7±1.7	4.6±1.8	4.0±1.7	3.8±1.6	3.6±1.7
	ML	6.4±1.8	7.8±2.1	9.1±2.4	10.7±2.5	12.6±2.6	11.1±2.0	9.9±2.0	9.4±2.4	8.7±2.0	7.4±1.9	6.0±1.5
	Ra	5.1±1.3	6.2±1.8	7.1±2.0	7.3±2.2	6.9±2.6	5.7±2.2	5.2±2.1	4.4±1.9	3.8±1.4	3.5±0.9	3.7±1.5
	Rb	4.1±1.0	4.6±1.2		5.7±1.9	5.6±2.1	4.0±1.2	4.0±1.3	3.6±1.2	3.2±1.3	2.7±0.9	2.4±0.9

注：1. La、Lb、ML、Ra、Rb 即图1-4-2C中的5条纵线，ML 即枕后正中线，La、Lb 为距离 ML 左侧 10mm、20mm 的纵线，Ra、Rb 为距离 ML 右侧 10mm、20mm 的纵线；平面1-11 即图1-4-2C中的11条水平线。

2. 表内数据以均数±标准差表示。

三、临床意义

(一) 进钉区域

成人枕骨螺钉置钉区域一般选择在上项线水平至枕骨粗隆中心旁开 20mm,粗隆中心下后 10mm 旁开 10mm,粗隆下后 20mm 中线旁开 5mm 的区域。此区域外枕骨厚度变异较大,有置钉穿透枕骨内板、静脉窦损伤等风险。儿童枕骨螺钉置钉区域参照图 1-4-3。

(二) 进钉角度

螺钉置入的角度应垂直于枕骨表面,以期获得较好的稳定性。

(三) 进钉深度

目前枕骨螺钉多采用双皮质固定,童春民等[11]认为连同钢板厚度,成人枕骨螺钉长度距后正中线 10~20mm 范围内用 11mm,20~30mm 范围内用 10mm 是安全的,其中枕外隆凸处所置螺钉可长达 10~14mm。Ebraheim 等[8]认为在上述置钉区域中置入 8mm 长度的螺钉是最安全的。在儿童中,如图 1-4-3A、1-4-3B、1-4-3C、1-4-3D 置钉区域所示,2~5 岁组(图 1-4-3A)允许安全入钉 4mm,6~9 岁组(图 1-4-3B)允许安全入钉 6mm,10~13 岁组(图 1-4-3C)允许安全入钉 7mm,14~16 岁组(图 1-4-3C)允许安全入钉 8mm,考虑到枕骨处置钉的安全性,6 岁以下儿童根据具体情况决定是否行枕骨螺钉内固定术。

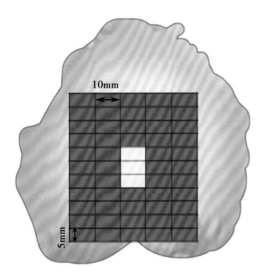

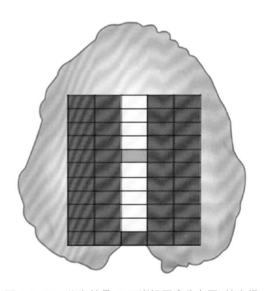

图 1-4-3A　儿童枕骨 2~5 岁组厚度分布图,其中黄色区域代表枕骨厚度在 5~9mm 的区域,红色区域代表枕骨厚度≤5mm 的区域,绿色区域为推荐的枕骨螺钉置钉区域

图 1-4-3B　儿童枕骨 6~9 岁组厚度分布图,其中绿色区域代表枕骨平均厚度≥9mm 的区域,黄色区域代表枕骨厚度在 5~9mm 的区域,红色区域代表枕骨厚度≤5mm 的区域,绿色区域为推荐的枕骨螺钉置钉区域

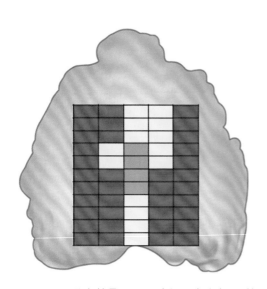 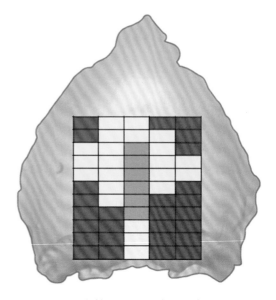

图 1-4-3C　儿童枕骨 10~13 岁组厚度分布图,其中绿色区域代表枕骨平均厚度≥9mm 的区域,黄色区域代表枕骨厚度在 5~9mm 的区域,红色区域代表枕骨厚度≤5mm 的区域,绿色区域为推荐的枕骨螺钉置钉区域

图 1-4-3D　儿童枕骨 14~16 岁组厚度分布图,其中绿色区域代表枕骨平均厚度≥9mm 的区域,黄色区域代表枕骨厚度在 5~9mm 的区域,红色区域代表枕骨厚度≤5mm 的区域,绿色区域为推荐的枕骨螺钉置钉区域

➢ 螺钉直径:螺钉直径一般为 3.0~4.5mm。

➢ 进钉角度:垂直于枕骨面。

➢ 进钉区域:成人枕骨螺钉置钉区域一般选择在上项线水平至枕骨粗隆中心旁开 20mm,粗隆中心下后 10mm 旁开 10mm,粗隆下后 20mm 中线旁开 5mm 的区域。小儿枕骨螺钉置钉区域需根据术前 CT 测量后确定。

➢ 进钉深度:成人置钉一般为 8~14mm 最为安全,小儿枕骨置钉需术前 CT 测量枕骨厚度。

四、影像学标准

螺钉的理想置钉位置位于枕骨后正中线附近,目前常使用的独立枕骨板配合双皮质螺钉固定可有效增强内固定的稳定性,术后侧位片螺钉排列呈"牙刷样",显示螺钉位置良好(图 1-4-4)。

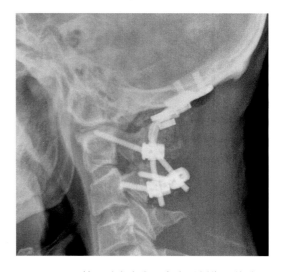

图 1-4-4　枕颈融合术内固定术后侧位 X 线片

(王雍立　吕飞舟)

参考文献

［1］BENKE M,YU W D,PEDEN S C,et al. Occipitocervical junction：imaging，pathology，instrumentation. Am J Orthop,2011,40（10）：E205-E215.

［2］WERTHEIM S B,BOHLMAN H H. Occipitocervical fusion. Indications，technique，and long term results in thirteen patients. J Bone Joint Surg Am,1987,69（6）：833-836.

［3］FOERSTER O. Die leitungsbahnen des schmerzgefühls und die chirurgischebehandlung der schmerzzustände. Berlin：Urban and Schwarzenberg,1927：77-80.

［4］CONE W,NICHOLSON S T. The treatment of fracture dislocation of the cervical vertebrae by skeletal traction and fusion. J Bone Joint Surg（Am）,1937,19：584-560.

［5］徐印坎,贾连顺,张文明.枕骨骨瓣翻转自体髂骨移植枕颈融合 32 例报告.中华外科杂志,1986,24（3）：149-151.

［6］饶书诚,石道原,沈怀信.枕骨颈椎融合术.中华外科杂志,1978,16（4）：227-230.

［7］STOCK G H,VACCARO A R,BROWN A K,et al. Contemporary posterior occipital fixation. J Bone Joint Surg Am,2006,88（7）：1642-1649.

［8］EBRAHEIM N A,LU J,BIYANI A,et al. An anatomic study of the thickness of the occipital bone. Implications for occipitocervical instrumentation. Spine,1996,21（15）：1725-1729.

［9］彭田红,潘刚明,徐达传,等.枕颈融合内固定术有关的应用解剖.中国临床解剖学杂志,2000,16（2）：132-134.

［10］WANG Y L,XU H M,WANG X Y,et al. A computed tomographic morphometric study of the pediatric occipital bone thickness：implications for pediatric occipitocervical fusion. Spine,2015,40（20）：1564-1571.

［11］童春民,吴景凯,龚遂良,等.成人颅骨枕骨厚度 CT 测量.浙江临床医学,2003,5（3）：168-169.

第五节 颅骨斜坡螺钉内固定术

一、技术简介

枕颈不稳多需行内固定融合手术治疗。目前后路手术因显露容易,便于安装内固定,植骨可靠,可获得较为满意的临床效果。然而,临床上存在一部分患者因先天性或医源性后方骨性结构缺失而无法行后路手术。1994 年 Goel 等[1]最早报道了一例颅底凹陷的儿童,采用经口前路斜坡螺钉固定方法,取其自体髂骨修剪成适当大小,置于斜坡与下方椎体间,前方以四肢骨钢板固定连接,钢板头端螺钉置入斜坡,尾端螺钉置入相应椎体(图 1-5-1)[1],4 个月后随访内固定稳定在位。上颈椎肿瘤整块切除后行枕颈区稳定性重建,单纯后路或前路枕颈固定都有可能不够坚强,而需要行前后联合入路内固定治疗[2]。Suchomel 等[3]及国内韦峰等[4]都报道了上颈椎肿瘤行腹侧切除后前路采用经钛笼斜坡螺钉固定方法,其将钛笼的头端修剪成凹槽舌状,使其紧贴颅外斜坡骨面并用 1~2 枚螺钉经钛网网孔与斜坡固定(图 1-5-2),再辅以后路枕颈固定。随后,Ji 等[5]进行了斜坡置钉相关的解剖学研究,明确斜坡置钉的安全范围。颅骨斜坡螺钉内固定术解决了后路枕颈固定面临的困难,以上个例均获得较好结果。但该技术需要经口或下颌骨劈开入路完成,手术创伤大且存在颅内感染的风险。

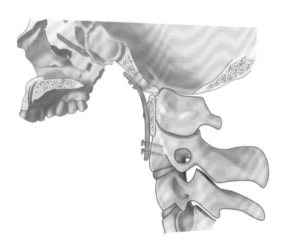

图 1-5-1 自体髂骨块植骨钢板内固定

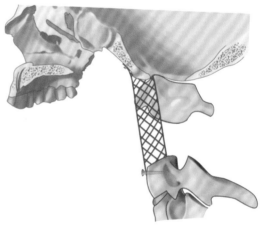

图 1-5-2 异形钛笼行枕颈固定

二、解剖学测量及数据

颅骨基底部的上部和蝶骨体鞍背构成斜坡,呈四方形,向前上方延伸,与枕骨大孔形约成 45°的夹角。在斜坡下部、枕骨大孔前方,有一个小隆起,为咽结节,咽筋膜附着此。斜坡测量指标及结果见图 1-5-3、图 1-5-4 和表 1-5-1。测量指标包括:①颅内斜坡长度,枕骨大孔至鞍背距离;②颅外斜坡长度,犁骨后缘至枕骨大孔前缘距离;③斜坡顶宽,颅底两侧

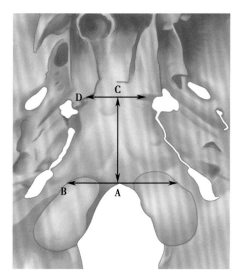

图 1-5-3　斜坡颅底外面观

A.斜坡底端(即枕骨大孔前缘);B.舌下神经管外口内侧缘;C.破裂孔内上缘;D.犁骨后缘

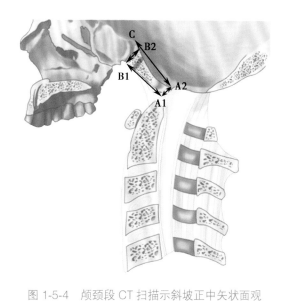

图 1-5-4　颅颈段 CT 扫描示斜坡正中矢状面观

A1.斜坡底端(即枕骨大孔前缘)颅外侧;A2.斜坡底端颅内侧;B1.颅外斜坡顶端(即犁骨后缘);B2.颅外斜坡顶点垂线与颅内斜坡交点;C.鞍背;A2—C.颅内斜坡长,A1—B1.颅外斜坡长,A1—A2.斜坡底厚度,B1—B2.斜坡顶厚度

表 1-5-1　斜坡解剖学参数　　　　　　　　　　　单位:mm

测量项目	数据来源				
	丁自海等[6]（干标本,n=30）	纪荣明等[7]（干标本,n=60）	Ji 等[5,8]（干标本,n=41）	张秋航等[9]（干标本,n=100）	Ji(儿童斜坡)等[10]（CT 影像,n=87）
颅内斜坡长度	40.5±3.1（30.5~51.3）	34.6±4.4（22.4~40.5）	—	—	—
颅外斜坡长度	—	—	25.9±2.6（19.1~31.2）	27.7±2.4（19.4~32.5）	29.4±3.3（22.0~36.5）
斜坡顶宽	18.0±1.9（15.5~22.1）	21.1±2.7（12.4~28.4）	18.9±1.5（15.3~23.4）	20.8±1.6（16.5~23.5）	17.3±2.6（10.7~23.9）
斜坡底宽	30.0±2.4（26.1~34.0）	34.4±3.6（24.0~45.4）	32.7±2.1（28.1~37.2）	32.4±2.4（28.0~37.0）	28.9±5.1（16.3~39.8）
斜坡顶厚度	—	17.8±3.7（11.5~23.7）	15.5±3.1（10.1~19.7）	—	—
斜坡底厚度	3.8±0.5（1.5~5.8）	7.4±1.9（4.3~11.0）			

注:表中数据以均数 ± 标准差(最小值 ~ 最大值)表示。

破裂孔内侧缘间距;④斜坡底宽,颅底舌下神经管外口侧缘间距;⑤斜坡顶厚度,斜坡前上缘的厚度;⑥斜坡底厚度,枕骨大孔前缘的厚度。

青少年的斜坡是由两部分组成,中间由斜坡软骨裂隙连接(图1-5-5)。软骨裂隙是位于蝶骨与枕骨基底之间的软骨组织,可在放射线侧位片上观察到该透亮区域。斜坡软骨裂隙与牙槽的发育相关,并在牙齿正畸的过程中起重要作用。斜坡软骨裂隙的生长可使上颌骨向上、向前生长,而进一步增加整个面部的高度和深度。随着年龄增长,斜坡软骨裂隙的位置向着斜坡顶端移动,并于青少年后发生骨性融合而消失。软骨裂隙完全闭合的时间,女性为13~17岁,男性为15~19岁。儿童斜坡具体解剖学参数见表1-5-1[10]。

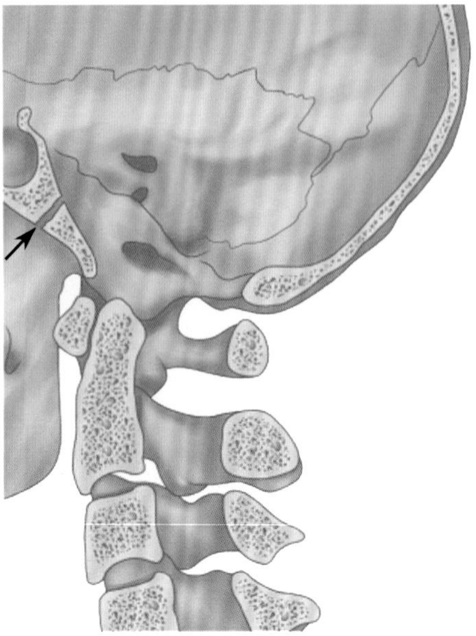

图 1-5-5　儿童斜坡软骨裂隙

三、临床意义

(一) 进钉点

螺钉进钉点可选在颅外斜坡中部即咽结节附近,进钉点偏下,螺钉长度不够;进钉点靠上方,需要更多的解剖暴露、易损伤周围血管等。

(二) 进钉角度

进钉角度最佳选择为垂直于斜坡骨面置钉,与中垂线成130.2°±8.0°(114.4°~147.7°)[5]。

(三) 进钉深度

进钉深度随斜坡部位不同而不同:斜坡中下部置钉,螺钉长度为7.7mm±1.7mm(4.3~11.6mm);斜坡中部置钉,螺钉长度为10.1mm±2.3mm(6.3~16.0mm);斜坡中上部置钉,螺钉长度为15.6mm±3.1mm(10.0~19.7mm)。斜坡颅内毗邻延髓和脑桥,螺钉长度过长易损伤颅内组织结构。儿童斜坡中置钉,螺钉长度不同年龄段有所差别,介于6.0~15.0mm。

(四) 螺钉直径

国内成年人斜坡为颅底面为一梯形,上、下端横径约为12.8mm和32.7mm[5]。目前直径3.5~4.5mm的螺钉均可作为选择行单钉、双钉或三钉固定。

> 螺钉直径:螺钉直径一般为3.5~4.5mm。
> 进钉点:垂直于斜坡骨面置钉,与中垂线成约130.2°±8.0°。
> 进钉角度:垂直于斜坡骨面置钉,与中垂线成约130.2°±8.0°。
> 进钉深度:成人斜坡中部置钉其螺钉长度为10.1mm±2.3mm,儿童斜坡中部置钉螺钉长度不同年龄段有所差别,介于6.0~15.0mm。

四、影像学标准

理想的螺钉位置为侧位片螺钉位于硬腭水平线以上、蝶窦以下(图1-5-6A),螺钉长度不超过斜坡颅内皮质骨;正位片螺钉位于鼻中隔线左右0.5mm内,钉尾朝向颅上方(图1-5-6B)。

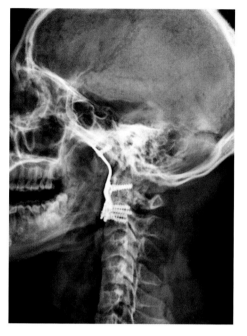 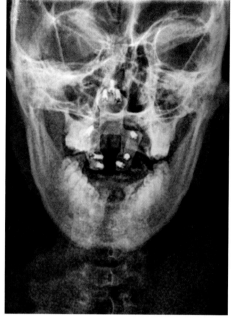

图 1-5-6A　颅骨斜坡螺钉内固定侧位 X 线片　　图 1-5-6B　颅骨斜坡螺钉内固定正位 X 线片

斜坡置钉时,由于位置较高易受颅骨等其他骨性结构的影响。依据正侧位 X 线片螺钉深度不易把握,存在较大进入颅内的风险,因此,建议在 CT 导航下或 O 臂机监测下行颅骨斜坡置钉内固定术,能大大提高手术的安全性。

（季 伟　王圣林　李危石）

参考文献

［1］GOEL A,KARAPURKAR A P. Transoral plate and screw fixation of the craniovertebral region:a preliminary report. Br J Neurosurg,1994,8(6):743-745.

［2］JI W,TONG J,HUANG Z,et al. A clivus plate fixation for reconstruction of ventral defect of the craniovertebral junction:a novel fixation device for craniovertebral instability. Eur Spine J,2015,24(8):1658-1665.

［3］SUCHOMEL P,BUCHVALD P,BARSA P,et al. Single-stage total C-2 intralesional spondylectomy for chordoma with three-column reconstruction. J Neurosurg Spine,2007,6(6):611-618.

［4］韦峰,刘忠军,刘晓光,等. 上颈椎原发肿瘤全脊椎切除术的术中及术后并发症. 中国脊柱脊髓杂志, 2014,24(3):227-233.

［5］JI W,WANG X Y,XU H Z,et al. The anatomic study of clival screw fixation for the craniovertebral region. Eur Spine J,2012,21(8):1483-1491.

［6］丁自海,于春江,田德润,等. 斜坡区断层与显微解剖学研究. 中国临床解剖学杂志,2002,20(6):418-420.

［7］纪荣明,李玉泉,张煜辉,等. 经口咽至斜坡区手术入路的应用解剖学. 中国临床解剖学杂志,2003,21(6):549-551.

［8］季伟,赵浩增,王向阳,等.经前路枕颈融合术斜坡置钉的影像学研究.中国脊柱脊髓杂志,2012,22(9):792-796.

［9］张秋航,李光宇,杨占泉,等.颅底斜坡区外面管的应用解剖.中华耳鼻咽喉科杂志,1997,32(5),317.

［10］JI W,KONG G G,ZHENG M H,et al. Computed tomographic morphometric analysis of pediatric clival screw placement at the craniovertebral junction. Spine,2015,40:E259-E265.

第六节 枕骨髁螺钉内固定术

一、技术简介

枕颈关节失稳可由创伤、先天畸形、炎症及肿瘤等引起,虽是一种临床上少见的损伤,但可危及生命,需行枕颈融合术[1]。传统枕颈融合术将枕骨隆突与颈椎固定,有颅内出血及枕骨钉脱出风险。另外,枕骨固定有严格的区域,且会限制植骨,而一些颅骨切除患者更难以行传统枕颈融合内固定术。因此,近年来有研究提出枕骨髁螺钉内固定术[2-3]。Uribe 等[2-4]首先报道了尸体标本的枕骨髁螺钉内固定,并首次应用于临床,在 X 线透视及舌下神经诱发电位监测下置钉,行枕骨髁螺钉双皮质固定;术后 1 年复查枕颈部坚强融合(图 1-6-1A,图 1-6-1B)。此后文献不断报道该技术的临床应用及生物力学结果,显示该技术融合率高,且能够提供有效的生物力学稳定性[5-9]。另外,Lin 等[10]首次进行儿童枕骨髁测量,证实儿童枕骨髁也有足够空间进行螺钉置入。但是由于枕骨髁形态及体积差异大,周围解剖复杂,术前影像学检查必不可少[11-12],并且术中需应用透视引导或导航辅助[3,9]。

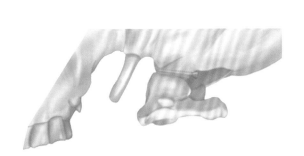

图 1-6-1A　枕骨髁螺钉固定示意图(侧位观透视图)

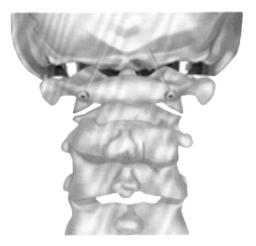

图 1-6-1B　枕骨髁螺钉固定示意图(正位观透视图)

二、解剖学测量及数据

枕骨髁测量指标及结果见图 1-6-2A、图 1-6-2B 和表 1-6-1、表 1-6-2。①枕骨髁宽度(D1):枕骨髁在中轴面上通过枕骨髁中心垂直于长轴的距离;②枕骨髁高度(H1):枕骨髁冠状面及矢状面上舌下神经管下缘到枕骨髁软骨的垂直距离;③枕骨髁长度(D2):枕骨髁轴面上最前缘到最后缘的距离;④枕骨髁内倾角(α):枕骨髁中轴线与正中矢状面的夹角。

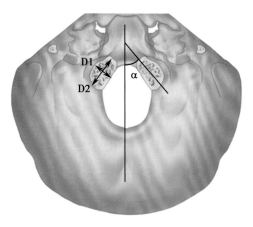

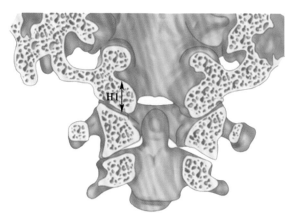

图 1-6-2A 枕骨髁螺钉内固定的示意及相关 参数测量方法（横断截面示意图）

图 1-6-2B 枕骨髁螺钉内固定的示意及相关参数测量 方法（冠状截面示意图）

表 1-6-1 欧美人枕骨髁解剖学参数［均数 ± 标准差（最小值～最大值）］

测量项目	数据来源			
	Naderi 等[11]（干标本，n=202）		Ozer 等[13]（干标本，n=51）	
	左侧	右侧	左侧	右侧
枕骨髁宽度 /mm	10.6±1.4（7.0~15.7）	10.6±1.4（6.5~15.8）	10.7±2.3（5.1~21.8）	11.9±2.3（7.2~19.5）
枕骨髁高度 /mm	9.2±1.3（6.5~18.1）	9.2±1.4（5.8~18.2）	—	—
枕骨髁长度 /mm	23.2±2.4（16.2~30.6）	23.6±2.5（16.7~30.6）	24±3.3（13.7~39.7）	23.9±3.4（16.5~40.1）
枕骨髁内倾角 /（°）	29.2±7.9（11~54）	30.0±7.5（10~54）	38.2±7.3（15.3~58）	32.9±7.6（5.4~87.2）

表 1-6-2 国人枕骨髁解剖学及影像学参数［均数 ± 标准差（最小值～最大值）］

测量项目	数据来源		
	李仕等[14]（干标本，n=165）		Lin 等[10]（影像，3~16 岁，n=69）
	左侧	右侧	
枕骨髁宽度 /mm	12.8±1.6（9.7~19.0）	12.7±1.7（8.9~18.6）	9.8±1.2（7.3~12.6）
枕骨髁高度 /mm	8.9±1.2	8.8±1.3	9.0±2.3（4.9~15.2）
枕骨髁长度 /mm	23.7±2.3（18.1~31.8）	23.8±2.3（17.7~30.5）	21.3±2.3（15.0~27.5）
枕骨髁内倾角 /（°）	29.2±4.6	28.6±5.0	27.2±5.1（15.1~41.0）

三、临床意义

（一）进钉点

螺钉进针点位于枕骨髁与枕骨交界处向下约 2mm、距离髁内侧缘向外 4~5mm 处（图 1-6-3），偏内舌下神经管易损伤，偏外需加大内倾角，易损伤脑干及颈髓，且距髁孔导静脉近，易伤及此结构。

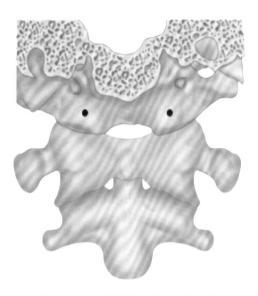

图 1-6-3 枕骨髁螺钉进钉点示意图

（二）进钉角度

螺钉置入的角度与颅底夹角不宜超过 10°，理想角度应与颅底平行。置入内倾角约 20°，以确保螺钉长度。

（三）进钉深度

枕骨髁总长度为 16.2~40.1mm。可推测螺钉长度一般为 16~30mm，建议螺钉长度以 2mm 递增。选择合适长度螺钉，不至于螺钉尾部露出皮质太长。国人枕骨髁长度为 17.7~31.8mm，平均 23.7mm，因此螺钉螺纹部长度为 14~20mm。

（四）螺钉直径

鉴于枕骨髁高度和宽度的测量，螺钉的直径可选用 3.5~4.0mm。

- ➢ 螺钉直径：螺钉的直径一般为 3.5~4.0mm。
- ➢ 进钉点：枕骨髁与枕骨交界处向下约 2mm、距离髁内侧缘向外 4~5mm 处。
- ➢ 进钉角度：与颅底夹角不宜超过 10°，置入内倾角约 20°。
- ➢ 进钉深度：螺钉长度一般为 14~20mm。

四、影像学标准

螺钉理想的位置为通过枕骨髁横截面中心、与枕骨髁长轴平行，可突破前方骨皮质，行双皮质螺钉固定,也可不突破前方骨皮质,行单皮质螺钉固定,需注意避免损伤舌下神经管,且枕骨髁位置较深,手术显露过程中,注意保护椎动脉及周围静脉丛(图 1-6-4)。

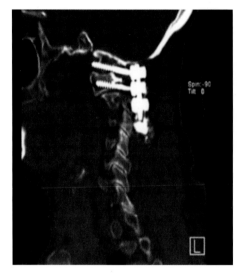 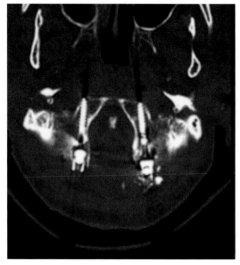

图 1-6-4A 枕骨髁螺钉内固定 CT 矢状面　　　图 1-6-4B 枕骨髁螺钉内固定 CT 横断面

(林胜磊　马晓生)

参考文献

[1] JUNEWICK J J. Pediatric craniocervical junction injuries. AJR,2011,196(5):1003-1010.

[2] URIBE J S,RAMOS E,VALE F. Feasibility of occipital condyle screw placement for occipitocervical fixation:a cadaveric study and description of a novel technique. J Spin Dis Techn,2008,21(8):540-546.

[3] LA MARCA F,ZUBAY G,MORRISON T,et al. Cadaveric study for placement of occipital condyle screws: technique and effects on surrounding anatomic structures. J Neurosurg Spine,2008,9(4):347-353.

[4] URIBE J S,RAMOS E,BAAJ A,et al. Occipital cervical stabilization using occipital condyles for cranial fixation:technical case report. Neurosurgery,2009,65(6):E1216-E1217;discussion E7.

[5] URIBE J S,RAMOS E,YOUSSEF A S,et al. Craniocervical fixation with occipital condyle screws: biomechanical analysis of a novel technique. Spine,2010,35(9):931-938.

[6] HELGESON M D,LEHMAN R A,SASSO R C,et al. Biomechanical analysis of occipitocervical stability afforded by three fixation techniques. Spine J,2011,11(3):245-250.

[7] TAKIGAWA T,SIMON P,ESPINOZA ORIAS A A,et al. Biomechanical comparison of occiput-C1-C2 fixation techniques:C0-C1 transarticular screw and direct occiput condyle screw. Spine,2012,37(12):E696-E701.

[8] FRANKEL B M,HANLEY M,VANDERGRIFT A,et al. Posterior occipitocervical(C0-3)fusion using polyaxial occipital condyle to cervical spine screw and rod fixation:a radiographic and cadaveric analysis. J Neurosurg Spine,2010,12(5):509-516.

[9] LE T V,BURKETT C,RAMOS E,et al. Occipital condyle screw placement and occipitocervical instrumentation using three-dimensional image-guided navigation. J Clin Neur,2012,19(5):757-760.

[10] LIN S L,XIA D D,CHEN W,et al. Computed tomographic morphometric analysis of the pediatric occipital

condyle for occipital condyle screw placement. Spine,2014,39(3):E147-E152.

[11] NADERI S,KORMAN E,CITAK G,et al. Morphometric analysis of human occipital condyle. Clin Neurol Neurosurg,2005,107(3):191-199.

[12] LEE H J,CHOI D Y,SHIN M H,et al. Anatomical feasibility for safe occipital condyle screw fixation. Eur Spine J,2016,25(6):1674-1682.

[13] OZER M A,CELIK S,GOVSA F,et al. Anatomical determination of a safe entry point for occipital condyle screw using three-dimensional landmarks. Eur Spine J,2011,20(9):1510-1517.

[14] 李仕,柴瑜,曾广南,等 . 枕骨髁的分型及其意义 . 中国临床解剖学杂志,2013,31(1):28-31,36.

第七节 后路寰枕关节螺钉固定术

一、技术简介

对于枕寰复合体不稳合并神经压迫的患者主张手术治疗,寰枕固定只融合固定寰枕关节[1],Sponseller 等[2]曾用钢丝固定移植骨块并辅以 Halo-Vest 架外固定完成寰枕融合。Maughan 等[3]应用 C_1 侧块螺钉和 4 枚枕骨螺钉通过杆相连固定,保留了颈部部分屈伸及旋转活动,2001 年 Grob[4]采用后路经寰枕关节突螺钉内固定治疗 1 例寰枕关节脱位患者行钢丝内固定失败后的翻修病例,术后获得融合。Gonzalez 等[5-6]的生物力学实验显示其具有与 Magerl 螺钉相同的力学稳定性。此技术能直接固定寰枕关节,不需要在枕骨上钻孔,避免了枕部固定带来的各种并发症,且螺钉对寰枕关节有加压作用利于融合。

二、解剖学测量及数据

具体的测量参数如下:①置钉方向与矢状面的成角 α(°);②置钉方向与冠状面的成角 β(°);③螺钉长度(mm)(表 1-7-1,图 1-7-1A,图 1-7-1B)。

表 1-7-1 具体测量数据结果[均数 ± 标准差(最小值 ~ 最大值)]

测量项目		数据来源	
		严望军等[7] (干标本,n=20)	Lee 等[8] (CT,n=126)
置钉方向与矢状面的夹角 α/(°)	左侧	53.3±3.4 (48.7~60.2)	—
	右侧	53.3±3.3 (48.7~60.2)	—
置钉方向与冠状面的夹角 β/(°)	左侧	20.0±2.6 (14.5~26.1)	23.7±8.2 (17.9~41.6)
	右侧	20.0±2.7 (14.7~26.4)	
螺钉长度 /mm	左侧	29.29±2.46 (22.89~34.37)	32.6±3.1 (26.0~40.0)
	右侧	29.28±2.46 (24.01~35.40)	

三、临床意义

(一) 进钉点

后路寰枕关节经关节螺钉固定的理想进钉点可选在寰椎后弓与侧块下关节突移行处中点,显露时须紧贴寰椎后弓下缘做骨膜下剥离(图 1-7-2)。

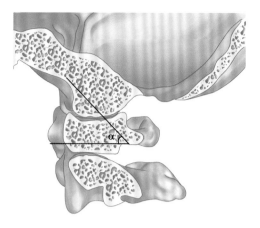 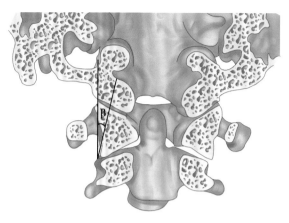

图 1-7-1A　后路寰枕关节螺钉固定测量示意图
角 α 为置钉方向与矢状面的夹角

图 1-7-1B　后路寰枕关节螺钉固定测量示意图
角 β 为置钉方向与冠状面的夹角

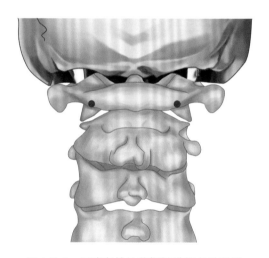

图 1-7-2　后路寰枕关节螺钉进钉点示意图

（二）进钉角度

设定的进钉点经过寰椎侧块上关节面中点，并指向枕骨髁关节面中点，在矢状位上的上倾角约为 50°，在冠状面上的内倾角约为 20°，螺钉固定通道的内倾角越大，所要求的上倾角就越小，否则将偏离寰枕关节的轴线，无法达到理想的固定深度（图 1-7-3A，图 1-7-3B，图 1-7-3C）。

（三）进钉深度

使用直径 3.5mm、长度 22~36mm 的螺钉通过寰椎侧块上关节面中点后继续向上经过枕髁关节面中点，以枕骨髁前端与斜坡移行处小凹为瞄定点的极限，则不会突破枕骨髁进入颅内，也不会进入舌下神经管。

（四）螺钉直径

一般在骨组织中置入一枚直径 3.5mm 的螺钉。骨组织自身直径需在 5mm 以上，既往

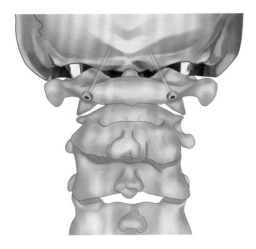

图 1-7-3A　后路寰枕关节螺钉固定测量示意图（正面观效果图）

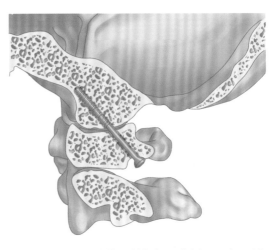

图 1-7-3B　后路寰枕关节螺钉固定测量示意图（矢状面效果图）

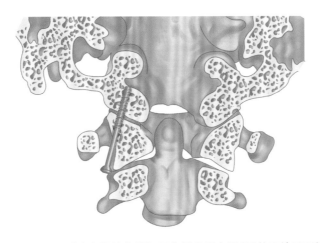

图 1-7-3C　后路寰枕关节螺钉固定测量示意图（冠状面效果图）

干标本的测量数据显示,寰椎后弓与侧块下关节突移行处的侧块高度在 11.04mm±1.64mm,枕骨髁测量结果显示,枕骨髁的横径和矢状径均大于 5mm,均允许置入一枚直径 3.5mm 的螺钉。

- ➢ 螺钉直径:螺钉的直径一般为 3.5mm。
- ➢ 进钉点:螺钉进钉点可选在寰椎后弓与侧块下关节突移行处中点。
- ➢ 进钉角度:在矢状位上的上倾角约为 50°,在冠状面上的内倾角约为 20°。
- ➢ 进钉深度:螺钉长度一般为 22~36mm,以枕骨髁前端与斜坡移行处小凹为锚定点的极限。

四、影像学标准

正侧位 X 线片显示螺钉左右对称,左右 45°斜位 X 线片显示螺钉在舌下神经管下方通过,螺钉出钉点在一个近似三角形的最佳区域内,其内侧边为枕骨髁前内缘纵轴线,外侧边为平舌下神经管上方骨质线,底边为舌下神经管前缘切线。

(窦海成 王善金)

参考文献

[1] HATA T,TODD M M. Cervical spine considerations when anesthetizing patients with Down syndrome. Anesthesiology,2005,102(3):680-685.

[2] SPONSELLER P D,CASS J R. Atlanto-occipital fusion for dislocation in children with neurologic preservation. Spine,1997,22(3):344-347.

[3] MAUGHAN P H,HORN E M,THEODORE N,et al. Avulsion fracture of the foramen magnum treated with occiput-to-c1 fusion:technical case report. Neurosurgery,2005,57(3):E600;discussion E600.

[4] GROB D. Transarticular screw fixation for atlanto-occipital dislocation. Spine,2001,26(6):703-707.

[5] GONZALEZ L F,CRAWFORD N R,CHAMBERLAIN R H,et al. Craniovertebral junction fixation with transarticular screws:biomechanical analysis of a novel technique. J Neurosurg,2003,98(2 Suppl):202-209.

[6] GONZALEZ L F,KLOPFENSTEIN J D,CRAWFORD NR,et al. Use of dual transarticular screws to fixate simultaneous occipitoatlantal and atlantoaxial dislocations. J Neurosurg Spine,2005,3(4):318-323.

[7] 严望军,周许辉,张咏,等. 后路经寰枕关节螺钉内固定的解剖学研究. 中华骨科杂志,2006,26(1):35-38.

[8] LEE K M,YEOM J S,LEE J O,et al. Optimal trajectory for the atlantooccipital transarticular screw. Spine,2010,35(16):1562-1570.

第八节　前路枕寰枢关节螺钉固定术

一、技术简介

枕颈区域解剖结构复杂,周围血管神经等组织丰富,增加了该区域手术的技术难度,也是脊柱外科手术一大挑战。基于钢丝、钉棒及钢板技术的后路枕颈融合技术被广泛应用[1-2],但对于一些特殊的临床患者,后路技术仍然存在一些不足。2003 年 Dvorak 等[3]首次从解剖学证实了前路经寰枢关节螺钉固定枕寰枢关节技术的可行性(图 1-8-1A,图 1-8-1B),同时应用该技术成功治疗 1 例上颈椎不稳、C₁ 后弓发育不全、C₂ 椎弓根发育不良患者。体外生物力学实验研究[4]表明,前路枕寰枢关节螺钉抗旋转和侧屈能力和后路钉板系统相当,且优于后路钢丝内固定技术,抗前屈后伸能力稍差于后路钉板系统。国内章文杰等[5]也从解剖学角度证实了该技术的可行性。Wu 等[6]在经皮器械辅助下行前路枕寰枢关节螺钉内固定治疗寰枕融合畸形与后路减压术后无法行后路内固定患者,取得了良好的效果。Cai 等[7]进一步报道了其设计的前路枕寰枢关节螺钉联合其自行设计前路钢板的生物力学特性。

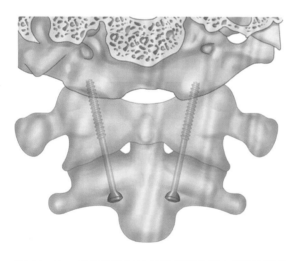

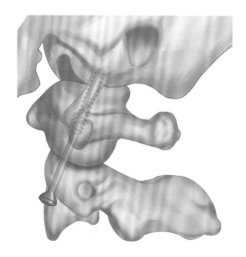

图 1-8-1A　前路经寰枢关节螺钉固定示意图(前面观透视图)

图 1-8-1B　前路经寰枢关节螺钉固定示意图(侧面观透视图)

二、解剖学测量及数据

前路枕寰枢关节螺钉内固定的参数及结果见图 1-8-2A、图 1-8-2B 和表 1-8-1。①钉道侧方角(α):钉道和正中线成角,以不同角度位置分为最小侧方角(α1),最大侧方角(α2)和最佳侧方角(α3);②钉道后倾角(β):钉道和寰枢椎骨性前缘竖直线成角,以不同角度位置分为最小后倾角(β1),最大后倾角(β2)和最佳后倾角(β3);③C₀~C₁ 关节面左右径(D1)和前后径(D2);④C₁~C₂ 关节面左右径(D3)和前后径(D4);⑤钉道长度(D5)。

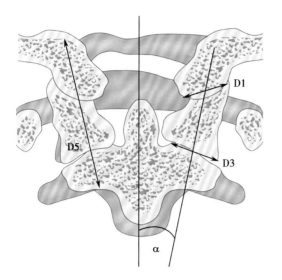

图 1-8-2A 前路枕寰枢关节螺钉内固定的示意及相关参数测量方法（冠状面示意图）

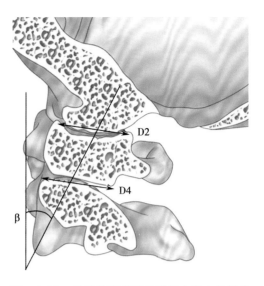

图 1-8-2B 前路枕寰枢关节螺钉内固定的示意及相关参数测量方法（矢状面示意图）

表 1-8-1 前路枕寰枢关节螺钉内固定参数测量结果

测量项目	数据来源				
	章文杰等[5] [CT, n=30, 均数 ± 标准差（最小值 ~ 最大值）]		Wu 等[8] （CT 重建模拟置钉, n=30, 均数 ± 标准差）		Dvorak 等[3] [干标本, n=8, 均数（最小值 ~ 最大值）]
	左侧	右侧	左侧	右侧	
最小侧方角 /(°)	14.18±7.89 （6.29~20.07）	12.64±7.40 （5.24~20.04）	4.99±4.59	4.28±5.45	—
最大侧方角 /(°)	23.30±6.12 （17.18~29.41）	21.80±6.26 （15.53~28.06）	20.22±3.61	19.63±4.94	—
最佳侧方角 /(°)	—	—	12.60±3.73	11.95±4.15	15（10~20）
最小后倾角 /(°)	15.16±7.02 （8.14~22.18）	14.66±7.13 （7.53~21.79）	13.13±4.93	11.82±5.64	—
最大后倾角 /(°)	29.03±7.59 （21.44~36.61）	27.68±7.19 （20.49~34.87）	34.86±6.00	35.01±5.77	—
最佳后倾角 /(°)	—	—	23.86±4.81	23.42±4.89	26（15~36）
C_0~C_1 关节面左右径 /mm	14.22±2.86 （11.36~17.08）	14.11±2.88 （11.23~16.99）	12.43±1.93	12.04±2.17	—
C_0~C_1 关节面前后径 /mm	15.85±4.14 （11.71~19.98）	16.18±4.53 （11.65~20.71）	16.87±1.34	16.88±1.38	—
C_1~C_2 关节面左右径 /mm	14.87±2.13 （12.74~17.00）	14.88±2.08 （12.80~16.96）	15.92±2.26	16.18±2.00	—

续表

测量项目	数据来源				
	章文杰等[5] [CT, n=30, 均数 ± 标准差 (最小值~最大值)]		Wu 等[8] (CT 重建模拟置钉, n=30, 均数 ± 标准差)		Dvorak 等[3] [干标本, n=8, 均数 (最小值~最大值)]
	左侧	右侧	左侧	右侧	
C_1~C_2 关节面前后径 /mm	16.69±2.15 (14.54~18.84)	17.28±2.10 (15.18~19.38)	15.76±1.53	15.94±1.56	—
内侧钉道长度 /mm	35.09±6.03 (29.06~41.12)	36.04±6.58 (29.46~42.62)	—	—	—
外侧钉道长度 /mm	34.35±5.86 (28.49~40.21)	34.92±6.23 (28.69~41.15)	—	—	—

三、临床意义

(一)进钉点

螺钉进钉点选择在枢椎前缘两侧皮质凹陷处(图 1-8-3),与前路寰枢椎侧方关节突螺钉内固定进钉点大致相同,但前路枕寰枢关节螺钉末端可置钉范围小。因此,对进钉点位置要求更加严格。如果进钉点位置偏内或偏外,都会导致突出内外侧皮质,无法实现枕骨髁端置钉。

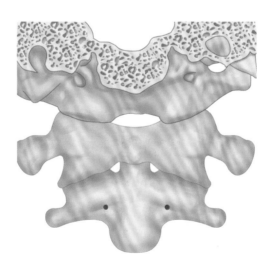

图 1-8-3 螺钉进钉点选择在枢椎前缘两侧皮质凹陷处

(二)进钉角度(图 1-8-4A,图 1-8-4B)

最佳进钉侧方角度为 12°~15°,如果进钉点把握较好,个别患者最小侧方角为 4.28°,最大侧方角 29.41°时仍可以接受。最佳进钉后倾角为 23°~26°,个别患者最小后倾角为 7.53°,最大后倾角 36.61°时仍可以接受。但角度过大或过小都极易穿破皮质,无法实现螺钉远端

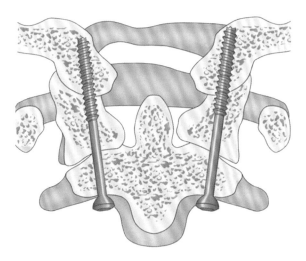

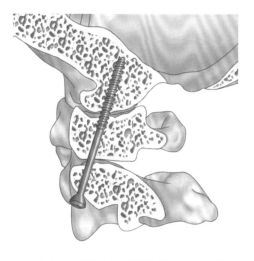

图 1-8-4A 前路枕寰枢关节螺钉角度位置示意图（冠状面示意图）

图 1-8-4B 前路枕寰枢关节螺钉角度位置示意图（矢状面示意图）

抓持皮质，甚至引起周围血管、神经损伤等严重并发症。如果末端螺钉达到枕骨髁前中 1/3 处，容易引起神经损伤[9]；角度偏外易引起椎动脉损伤。因此，如果螺钉同时穿过患者 C_1~C_2 关节面和 C_0~C_1 关节面中点位置最为合适。

（三）进钉深度

螺钉长度选择 28~42mm，平均长度 34~36mm，建议螺钉长度以 2mm 递增选择。同时术中采用两根等长克氏针结合 X 线平片准确测量螺钉长度，可以避免长度选择错误引起的反复置钉。螺钉过短则无法固定枕骨髁，螺钉过长可能会穿破枕骨髁，进入颅底。螺钉尾部露出皮质太长，可能会引起咽部不适。

（四）螺钉直径

C_1~C_2 关节面左右径为 12.74~17.00mm，前后径为 14.54~19.38mm。C_0~C_1 关节面左右径为 11.23~17.08mm，前后径为 11.65~20.71mm。目前临床常用的 3.5~4.5mm 直径螺钉均可作为选择。

> ➢ 螺钉直径：螺钉的直径一般为 3.5~4.5mm。
> ➢ 进钉点：螺钉进钉点选择在枢椎前缘两侧皮质凹陷处。
> ➢ 进钉角度：最佳进钉侧方角度为 12°~15°，后倾角为 23°~26°。
> ➢ 进钉深度：螺钉长度一般为 28~42mm。

四、影像学标准

螺钉理想的位置应是在正位片和侧位片上螺钉同时穿过患者 C_1~C_2 关节面和 C_0~C_1 关节面中点位置，螺钉尾部螺帽在枢椎前缘皮质凹陷内，无明显钉尾外漏（图 1-8-5A，图 1-8-5B）。螺钉末端在枕骨髁后中部，不要在枕骨髁前中 1/3，以免引起舌下神经损伤。本内固定方式非临床常规患者推荐方法，目前仅用于一些特殊病例，不同患者解剖结构有所变异，应做好术后 CT 钉道规划，提高置钉准确性。

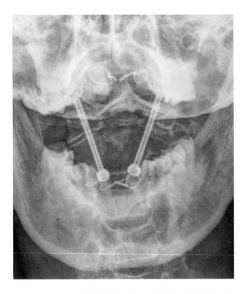 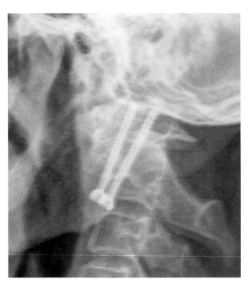

图 1-8-5A　前路枕寰枢关节螺钉内固定正　　图 1-8-5B　前路枕寰枢关节螺钉内固定侧位
位 X 线片　　　　　　　　　　　　　　　　X 线片

（吴爱悯　王新伟）

参考文献

［1］WERTHEIM S B, BOHLMAN H. Occipitocervical fusion. Indications, technique, and long-term results in thirteen patients. J Bone Joint Surg Am, 1987, 69 (6): 833-836.

［2］SASSO R C, JEANNERET B, FISCHER K, et al. Occipitocervical fusion with posterior plate and screw instrumentation: a long-term follow-up study. Spine, 1994, 19 (20): 2364-2368.

［3］DVORAK M F, FISHER C, BOYD M, et al. Anterior occiput-to-axis screw fixation: part Ⅰ: a case report, description of a new technique, and anatomical feasibility analysis. Spine, 2003, 28 (3): E54-E60.

［4］DVORAK M F, SEKERAMAYI F, ZHU Q, et al. Anterior occiput to axis screw fixation: part Ⅱ: a biomechanical comparison with posterior fixation techniques. Spine, 2003, 28 (3): 239-245.

［5］章文杰, 倪斌, 王健, 等. 前路经寰枢关节螺钉内固定行枕颈融合的解剖学研究. 中国脊柱脊髓杂志, 2006, 16 (9): 681-684.

［6］WU A M, CHI Y L, WENG W, et al. Percutaneous anterior occiput-to-axis screw fixation: technique aspects and case series. Spine J, 2013, 13 (11): 1538-1543.

［7］CAI X, YU Y, LIU Z, et al. Three-dimensional finite element analysis of occipitocervical fixation using an anterior occiput-to-axis locking plate system: a pilot study. Spine J, 2014, 14 (8): 1399-1409.

［8］WU A M, WANG S, WENG W Q, et al. The radiological feature of anterior occiput-to-axis screw fixation as it guides the screw trajectory on 3d printed models: a feasibility study on 3d images and 3d printed models. Medicine (Baltimore), 2014, 93 (28): E242.

［9］SOAMES R W. Skeletal system//WILLAMS P L. Gray anatomy. 38th ed. New York: Churchill Livingstone, 1995: 425-736.

第九节 寰椎后弓螺钉固定术

一、技术简介

寰椎作为枕颈部承上启下的关键部分,上与枕骨髁形成寰枕关节支撑头颅,下与枢椎形成寰枢关节和寰齿关节负责颈部 50% 的旋转运动[1]。因此,在治疗枕颈部不稳中,寰椎起到不可忽视的固定支点。国内外关于寰椎固定的方式很多,包括最初后弓下钢丝、椎板夹固定,以及后来出现的经寰枢关节螺钉、寰椎侧块螺钉、椎弓根螺钉等[2-6]。但由于寰椎骨性结构及邻近结构的解剖变异,或创伤、炎症、肿瘤等引起的骨性结构破坏或缺失,可能会使上述单一固定方法技术难度较大或无法使用。Floyd 等[7]于 2000 年首先提出并成功运用寰椎后弓螺钉固定植骨块,取得了良好的临床疗效(图 1-9-1)。后来,在该技术的基础上出现 Donnellan[8]、Carmody[9]、Jin 等[10]的技术。寰椎后弓螺钉固定技术可应用于无法使用传统技术固定的患者,该技术具有进针点暴露相对容易、置钉出血少、手术时间短等优势。

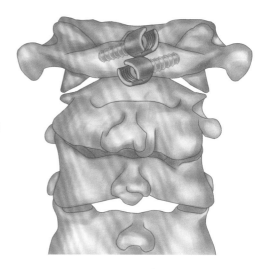

图 1-9-1 C₁后弓螺钉透视图

二、解剖学测量及数据

成人寰椎后弓测量指标及结果见图 1-9-2 和表 1-9-1。①寰椎正中线处后弓高度(H1):寰椎后弓上方皮质骨外缘至下方皮质骨外缘之间的距离;②寰椎正中线处后弓宽度(D1):

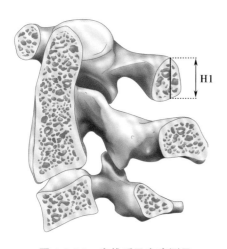

图 1-9-2A 寰椎后弓高度测量

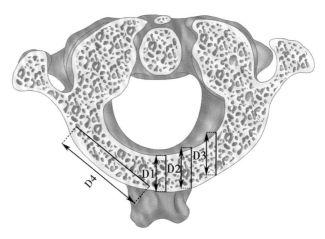

图 1-9-2B 寰椎后弓厚度测量

寰椎正中线处后弓皮质骨内缘至皮质骨外缘之间的距离;③寰椎内侧椎动脉沟处后弓宽度(D2):寰椎内侧椎动脉沟处后弓皮质骨内缘至皮质骨外缘之间的距离;④寰椎后正中线与内侧椎动脉沟之间的后弓宽度(D3):寰椎后弓皮质骨内缘至皮质骨外缘之间的距离;⑤后弓交叉螺钉理想螺钉长度(D4):寰椎后弓正中线处至内侧椎动脉沟之间的距离。

表 1-9-1 寰椎后弓解剖学参数

测量项目	数据来源			
	Doherty 等[11]（干标本,n=88,均数 ± 标准差）	Christensen 等[12]（干标本,n=120,均数 ± 标准差）	金国鑫等[10]（CT,n=100,均数 ± 标准差）	朱海波等[13]（干标本,n=100,均数）
H1/mm	10.0±1.8	9.58±2.26	7.88±0.24	9.6
D1/mm	8.0±2.1	7.82±2.64	6.05±0.71	7.5
D2/mm	—	—	4.70±0.16	—
D3/mm	—	—	4.80±0.72	—
D4/mm	—	—	16.06±0.57	—

三、临床意义

(一) 进钉点

Carmody 技术进针点位于寰椎后弓正中线偏外 1.0cm 处,C_1 后弓交叉螺钉技术进针点为寰椎后结节两侧(图 1-9-3)。若寰椎后弓完整,需要磨除后弓部分骨质且应用 Donnellan 技术时需要避免双侧螺钉尾部互相干扰置钉。

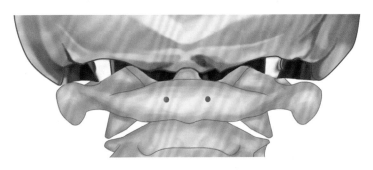

图 1-9-3 寰椎后弓螺钉进钉点示意图

(二) 进钉角度

应用 Carmody 技术置钉时垂直于寰椎后弓即可,C_1 后弓交叉螺钉技术左侧与右侧进针角度分别为偏离后正中线 26.70° 和 26.89°,进针角度过大容易突破寰椎后弓皮质骨进入椎管损伤脊髓,因此进针角度宁小勿大。C_1 后弓螺钉技术进针角度个体差异较大,并且与手术体位有关,置钉时需要小心谨慎(图 1-9-4)。

(三) 进钉深度

C_1 后弓交叉螺钉技术、Donnellan 技术理想螺钉长度约 16.00mm,实际操作中以测深长

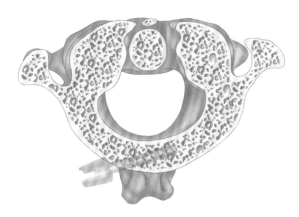

图 1-9-4　寰椎后弓螺钉通道横截面示意图

度为准,内侧壁尽量避免攻破,螺钉长度宁短勿长,避免螺钉过长损伤椎动脉。Carmody 技术进针深度以实际测深长度为准,避免螺钉过长损伤颈髓,术前应精确测量寰后弓宽度。

(四)螺钉直径

寰椎后弓厚度一般能够容纳 3.5mm 的螺钉,因此应用 C_1 后弓螺钉技术时一般选用直径 3.5mm 螺钉。

➤ 螺钉直径:螺钉的直径一般为 3.5mm。

➤ 进针点:Carmody 技术进针点位于寰椎后弓正中线偏外 1.0cm 处,C_1 后弓交叉螺钉技术进针点为寰椎后结节两侧。

➤ 进针角度:Carmody 技术置钉时垂直于寰椎后弓即可,C_1 后弓交叉螺钉技术左侧与右侧进针角度分别为偏离后正中线 26.70° 和 26.89°

➤ 进针深度:C_1 后弓交叉螺钉技术、Donnellan 技术理想螺钉长度约 16.00mm,各种 C_1 后弓螺钉技术实际操作中以测深长度为准,约 5~10mm。

四、影像学标准

颈椎 CT 平扫示寰椎后弓螺钉位于寰椎后弓内,未置入椎管损伤颈髓。若使用 Carmody 技术对寰椎后弓进行双皮质固定时,螺钉宁短勿长(图 1-9-5)。

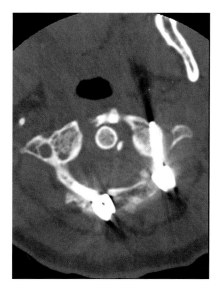

图 1-9-5　寰椎后弓螺钉固定后 CT 横断面观

(宣俊　康南)

参考文献

[1] BIBLE J E, BISWAS D, MILLER C P, et al. Normal functional range of motion of the cervical spine during 15 activities of daily living. J Spinal Disord Tech, 2010, 23 (1): 15-21.

[2] FAREY I D, NADKARNI S, SMITH N. Modified Gallie technique versus transarticular screw fixation in C1-C2

fusion. Clin Orthop Relat Res,1999,(359):126-135.

[3] GOEL A,LAHERI V. Plate and screw fixation for atlanto-axial subluxation. Acta Neurochir(Wien),1994,129 (1-2):47-53.

[4] GUNNARSSON T,MASSICOTTE E M,GOVENDER P V,et al. The use of C1 lateral mass screws in complex cervical spine surgery:indications,techniques,and outcome in a prospective consecutive series of 25 cases. J Spinal Disord Tech,2007,20(4):308-316.

[5] HARMS J,MELCHER R P. Posterior C1-C2 fusion with polyaxial screw and rod fixation. Spine,2001,26(22): 2467-2471.

[6] MAGERL F,SEEMANN P S. Stable posterior fusion of the atlas and axis by transarticular screw fixation// KEHR P,WEIDNER A. Cervical Spine I. Vienna:Springer-Verlag,1987:322-327.

[7] FLOYD T,GROB D. Translaminar screws in the atlas. Spine,2000,25(22):2913-2915.

[8] DONNELLAN M B,SERGIDES I G,SEARS W R. Atlantoaxial stabilization using multiaxial C1 posterior arch screws.J Neurosurg Spine,2008,9(6):522-527.

[9] CARMODY M A,MARTIN M D,WOLFLA C E.Persistent first intersegmental vertebral artery in association with type II odontoid fracture:surgical treatment utilizing a novel C1 posterior arch screw:case report. Neurosurgery,2010,67(1):210-211;discussion 211.

[10] JIN G X,WANG H,LI L,et al. C1 posterior arch crossing screw fixation for atlantoaxial joint instability. Spine,2013,38(22):E1397-1404.

[11] DOHERTY B J,HEGGENESS M H. The quantitative anatomy of the atlas. Spine,1994,Nov 15,19(22): 2497-2500.

[12] CHRISTENSEN D M,EASTLACK R K,LYNCH J J,et al. C1 anatomy and dimensions relative to lateral mass screw placement. Spine,2007,32(8):844-848.

[13] 朱海波,贾连顺,孙启全,等.寰椎测量及临床意义.解剖学杂志,1997,20(6):517-520.

第十节 寰椎侧块螺钉固定术

一、技术简介

明显的寰枢椎不稳应予以及时的复位及有效的融合固定,寰椎内固定常用术式包括 Gallie 钢丝、Halifax 夹、Magerl 经关节突关节螺钉固定等。这些术式都不同程度地存在生物力学的稳定不足,易发生内固定物松动、断裂,植骨不融合[1-3]等问题,甚至有时需加用 Halo-Vest 支具外固定以起稳定作用。1994 年 Goel 等[4]首先提出寰椎钉板固定技术,并应用于治疗寰枢关节不稳。2001 年 Harms 等[1]将此技术进行改良,将钉板系统改为钉棒系统,使寰椎后路侧块螺钉固定技术广泛应用于临床。

二、解剖学测量及数据

以寰椎后弓峡部与侧块中点的交点为进钉点(B 点),测量参数如下:①钉道轴线长度(mm);②寰椎后弓中点下方至下关节突距离(mm);③置钉方向与矢状面的成角(α);④置钉方向与冠状面的成角(β)(表 1-10-1,图 1-10-1)。

表 1-10-1 测量数据结果

测量项目	数据来源			
	夏虹等[5] [干标本,n=50,均数 ± 标准差 (最小值~最大值)]		Simsek 等[6] [干标本,n=40,均数 ± 标准差 (最小值~最大值)]	
	左侧	右侧	左侧	右侧
钉道轴线长度 /mm	22.4±1.6 (19.1~25.9)	22.5±1.5 (19.50~25.9)	19.43±.32 (15.45~24.34)	19.74±.09 (16.00~24.30)
寰椎后弓中点下方至下关节突距离 /mm	4.0±0.70 (3.1~6.2)	4.2±0.70 (3.1~5.8)	3.94±0.70 (2.00~5.45)	3.37±0.90 (1.02~5.57)
置钉方向与矢状面的成角 α/(°)	22.86±2.74 (17.8~28.8)		15.2±2.6 (10~22)	
置钉方向与冠状面的成角 β/(°)	14.7±2.9 (11.6~21.6)	14.7±3.13 (9.8~21.2)	13.4±1.8 (10~17)	13.5±1.90 (10~18)

三、临床意义

(一) 进钉点

暴露寰椎后弓,在保护后弓下缘的血管簇前提下,暴露寰椎侧块,以寰椎侧块中点为进钉点(图 1-10-2)。

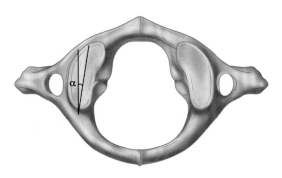
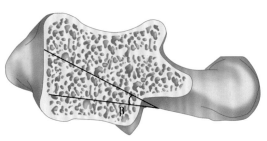

图 1-10-1A 寰椎侧块螺钉固定测量示意图(置钉方向与矢状面的成角 α)　　图 1-10-1B 寰椎侧块螺钉固定测量示意图(置钉方向与冠状面的成角 β)

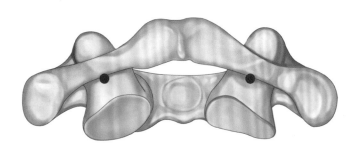

图 1-10-2 寰椎侧块螺钉固定进钉点示意图

(二) 进钉角度

螺钉置入的角度宜与矢状面成角 10°~29°,平均约 20°,与冠状面成角 9.8°~21.6°,平均15°。但具体倾斜角度个体差异较大,应结合具体情况个体化分析。

(三) 进钉深度

进钉的钉道长度测量值为 18~26mm,考虑到后弓厚度,可推测螺钉长度为 24~30mm,建议螺钉长度以 2mm 递增。

(四) 螺钉直径

椎动脉沟最薄处截面冠状面外径大于矢状面外径,截面略呈椭圆形。且测量数据因个体化差异变异较大,椎动脉沟最薄处内径高度 1.86~2.80mm,外径高度 4.58~4.94mm,应个体化测量结果选取合适的螺钉直径。

➢ 螺钉直径:椎动脉沟最薄处内径高度 1.86~2.80mm,外径高度 4.58~4.94mm,应个体化测量结果选取合适的螺钉直径。

➢ 进钉点:可选侧块中点进钉点。

➢ 进钉角度:与矢状面成角 10°~29°,平均约 20°。与冠状面成角 9.8°~21.6°,平均约15°,应个体化。

➢ 进钉深度:螺钉长度为 24~30mm,建议螺钉长度以 2mm 递增(图 1-10-3)。

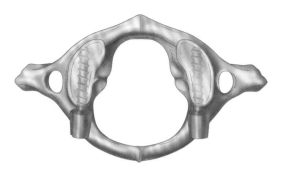

图 1-10-3A　寰椎侧块螺钉固定俯视示意图

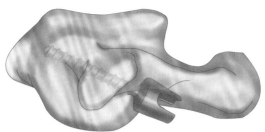

图 1-10-3B　寰椎侧块螺钉固定侧视示意图

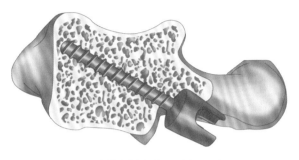

图 1-10-3C　寰椎侧块螺钉固定钉道截面示意图

四、影像学标准

正侧位 X 线平片显示螺钉左右基本对称,置钉时个体化,术前应测量侧位 X 线平片上寰椎前结节至进钉点的最大距离,螺钉置入后,侧位 X 线平片上螺钉前端不能超过寰椎前结节(图 1-10-4)。

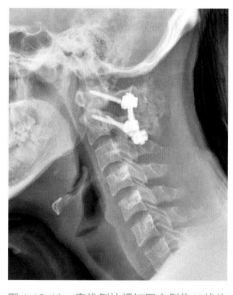

图 1-10-4A　寰椎侧块螺钉固定侧位 X 线片

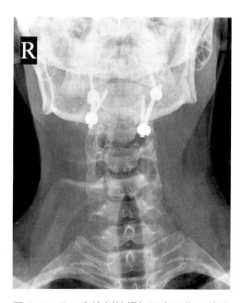

图 1-10-4B　寰椎侧块螺钉固定正位 X 线片

(窦海成　陈华江)

参考文献

［1］HARMS J, MELCHER R P. Posterior C1-C2 fusion with polyaxial screw and rod fixation. Spine, 2001, 26(22): 2467-2471.

［2］HAJEK P D, LIPKA J, HARTLINE P, et al. Biomechanical study of C1-C2 posterior arthrodesis techniques. Spine, 1993, 18(2): 173-177.

［3］MARCOTTE P, DICKMAN C A, SONNTAG V K, et al. Posterior atlantoaxial facet screw fixation. J Neurosurg, 1993, 79(2): 234-237.

［4］GOEL A, LAHERI V. Plate and screw fixation for atlanto-axial subluxation. Acta Neurochir (Wien), 1994, 129 (1-2): 47-53.

［5］夏虹, 钟世镇, 刘景发, 等. 寰椎侧块后路螺钉固定的可行性研究. 中国矫形外科杂志, 2002, 10(9): 888-891.

［6］SIMSEK S, YIGITKANLI K, SEÇKIN H, et al. Ideal screw entry point and projection angles for posterior lateral mass fixation of the atlas: an anatomical study. Eur Spine J, 2009, 18(9): 1321-1325.

第十一节　寰椎部分后弓 - 侧块螺钉内固定术

一、技术简介

寰椎作为人体的第一颈椎,具有独特的解剖结构,缺乏椎体和棘突。当出现寰椎脱位、寰枕连接处不稳、椎体骨折等一系列病理问题时,会严重影响到患者的生命安全。寰椎椎弓根螺钉内固定技术由 Resnick 等[1]于 2002 年首次提出并应用于临床,取得了良好的治疗效果,被广泛应用于寰枢椎不稳,特别是寰枢椎脱位[3]。但是寰椎椎弓根的解剖变异性较大,这种变异还影响到椎弓根螺钉技术的进钉手法和进钉入路[2]。螺钉经后弓进入侧块,毗邻重要的神经血管和颈髓,为了适应椎弓根的解剖变异性,Lee 等[4]率先提出来寰椎部分后弓 - 侧块螺钉内固定技术,简称 Notching 技术。该研究表明,只有很小一部分的螺钉可以直接通过椎弓根置入侧块,因此 Notching 技术的应用有很大的潜力。同时这种术式能在一定程度上避免损伤椎动脉、下方的 C₂ 神经根以及静脉丛。在后续的研究中,谭明生等[5]提出了暴露椎弓根置钉技术,丰富了这一类术式(图 1-11-1)。

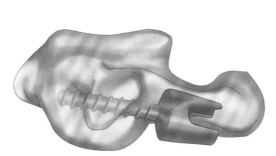

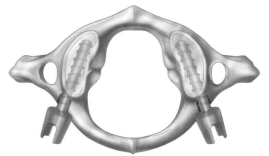

图 1-11-1A　寰椎部分后弓 - 侧块螺钉内固定(侧面观透视图)

图 1-11-1B　寰椎部分后弓 - 侧块螺钉内固定(横截面透视图)

二、解剖学测量及数据

成人寰椎测量指标及结果见图 1-11-2A~ 图 1-11-2C 和表 1-11-1。①椎动脉沟高度(H1):

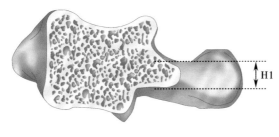

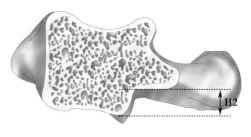

图 1-11-2A　成人寰椎椎动脉沟高度(H1)测量示意图

图 1-11-2B　成人寰椎寰椎后弓下侧块高度(H2)测量示意图

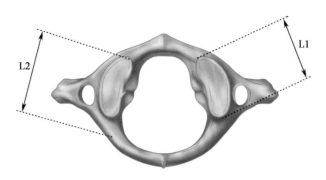

图 1-11-2C 成人寰椎侧块最大长度(L1),进钉点至侧块前缘的距离(L2)测量示意图

表 1-11-1 寰椎解剖学参数[均数±标准差(最小值~最大值)]

测量项目	数据来源			
	陈前芬等[6] (福尔马林标本, n=60)	潭明生等[7] (干标本, n=50)	Hong 等[8] (干标本, n=30)	Lee 等[4] (干标本, n=1 418)
椎动脉沟高度(H1)/mm	4.56±1.12 (3.44~5.68)	4.1±1.2 (2.9~5.3)	4.8±1.0 (3.8~5.8)	3.94±0.96 (2.98~4.90)
寰椎后弓下侧块高度(H2)/mm	—	4.53±0.90 (2.51~6.89)	4.0±0.7 (3.1~6.2)	—
侧块最大长度(L1)/mm	21.33±1.06 (20.2~22.39)	—	—	—
进针点至侧块前缘的距离(L2)/mm	27.98±1.32 (26.66~29.3)	30.07±1.66	—	—
进钉方向与横截面的夹角α/(°)	—	4.93±2.62 (2.31~7.55)	22.9±2.7 (17.8~28.8)	—
侧块上关节面纵轴与矢状面的夹角β/(°)	24.6±1.1 (23.5~25.7)	—	14.7±2.9 (11.6~21.6)	—

椎动脉沟底部后弓最薄处的高度;②寰椎后弓下侧块高度(H2);③侧块最大长度(L1);④进针点至侧块前缘的距离(L2)。

三、临床意义

(一) 进钉点

螺钉进钉点选择:在椎弓根中外 1/3 处椎动脉沟底部下方切除高度约 1.7mm 的部分寰椎后弓后(寰椎后弓下缘与侧块交界处),于卡槽内向侧块内置入螺钉(图 1-11-3),偏上易引起椎动脉损伤,偏下容易损伤静脉丛和 C_2 神经根[9-11]。

(二) 进钉角度

螺钉置入的角度在切面上保持垂直进钉, 水平横截面上头端朝头侧倾斜 10°~20° (α 角), 矢状面上内倾 10°~15° (β), 可基本保持置钉的准确性[6-8,12] (图 1-11-4A、图 1-11-4B)。术前寰椎的侧位 X 线片及 CT 对确定进钉点和进钉方向有一定的意义。

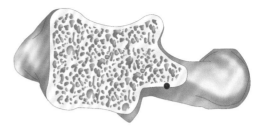

图 1-11-3 寰椎部分后弓 - 侧块螺钉进钉点 (红点处)

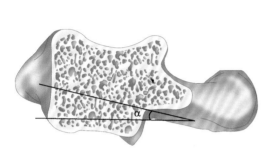

图 1-11-4A 寰椎部分后弓 - 侧块螺钉进钉方向与横截面的夹角 α

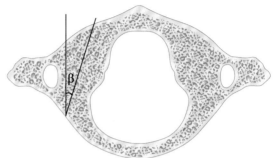

图 1-11-4B 寰椎部分后弓 - 侧块螺钉进钉方向与矢状面的夹角 β

(三) 进钉深度

进钉点距侧块前缘 (L2) 的间距为 27.73~31.31mm, 可推测螺钉长度一般为 24~30mm, 建议螺钉长度以 2mm 递增。选择合适长度螺钉, 不至于螺钉尾部露出皮质太长, 而引起后突不适。国人侧块的长度为 19.58~25.63mm (L1), 平均 17.93mm[6-7], 因此螺钉螺纹部长度至少应为 14mm 或 16mm, 这样固定时螺纹可全部通过侧块, 使固定更稳定。

(四) 螺钉直径

寰椎椎动脉沟高度小于椎动脉沟宽度, 国人椎动脉沟高度 (H1) 平均约为 4.5mm, 宽度平均约为 7.89mm, 宽度足以容纳直径为 3.5mm 的螺钉, 寰椎后弓下侧块高度 (H2) 平均约为 4.5mm[4-6], 鉴于本文介绍的置钉方法介于寰椎侧块螺钉技术和寰椎椎弓根螺钉技术之间, 大部分人的侧块和后弓能容纳一枚约 3.5mm 直径的螺钉, 并且能起到较强的固定作用。螺钉直径太小不利于稳定, 鉴于后弓下侧块高度和椎动脉沟高度, 螺钉的直径可选用 3.5~4.0mm。

- ➢ 螺钉直径: 螺钉的直径一般为 3.0~3.5mm。
- ➢ 进钉点: 切除部分寰椎后弓下部分, 螺钉由切除部位置入侧块内。
- ➢ 进钉角度: 螺钉置入的角度以与切面垂直, 向头侧倾斜 10°~20°, 内倾 10°~15°。
- ➢ 进钉深度: 螺钉长度一般为 24~30mm。

四、影像学标准

螺钉理想的位置应正位居齿状突两侧, 侧位上螺钉向头侧倾斜约 5°, 颈椎生理曲度存在。螺钉头部接触到侧块前缘但未突破骨皮质,螺钉尾部螺帽接触到寰椎椎体后弓下缘的骨皮质,螺钉螺纹全部通过侧块与部分后弓,增加螺钉固定的长度,获得更加稳定的状态(图 1-11-5)。

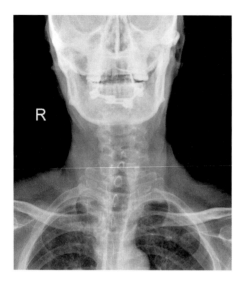 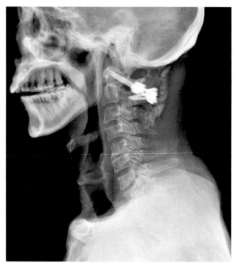

图 1-11-5A　寰椎部分后弓 - 侧块螺钉固定后 X 线正位片　　　图 1-11-5B　寰椎部分后弓 - 侧块螺钉固定后 X 线侧位片

(章增杰　汤呈宣)

参考文献

［1］RESNICK D K,LAPSIWALA S,TROST G R. Anatomic suitability of the C1-C2 complex for pedicle screw fixation. Spine,2002,27(14):1494-1498.

［2］TAN M,DOND L,WANG W,et al. Clinical application of the "pedicle exposure technique" for atlantoaxial instability patients with a narrow C1 posterior arch. J Spin Dis Techn,2015,28(1):25-30.

［3］陈敬煌,徐杰. 寰枢椎椎弓根螺钉内固定技术研究进展. 国际骨科学杂志,2012,33(3):184-185.

［4］LEE M J,CASSINELLI E,RIEW K D. The feasibility of inserting atlas lateral mass screws via the posterior arch. Spine,2006,31(24):2798-2801.

［5］谭明生,唐向盛,移平,等. 寰椎椎弓根显露置钉法的临床应用. 脊柱外科杂志,2011,09(3):148-152.

［6］陈前芬,肖增明,张忠民,等. 寰椎椎弓根螺钉技术的剖面解剖和三维 CT 应用研究. 中国临床解剖学杂志,2009,27(2):166-169.

［7］谭明生,张光铂,李子荣,等. 寰椎测量及其经后弓侧块螺钉固定通道的研究. 中国脊柱脊髓杂志,2002,12(1):5-8.

［8］HONG X,DONG Y,YUNBING C,et al. Posterior screw placement on the lateral mass of atlas:an anatomic study. Spine,2004,29(5):500-503.

［9］MUMMANENI P V,LU D C,DHALL S S,et al. C1 lateral mass fixation:a comparison of constructs. Neurosurgery,2010,66(3 Suppl):153-160.

［10］陈其昕.寰椎后弓变异患者寰椎椎弓根螺钉的置钉策略.中国脊柱脊髓杂志,2013,23(5):426-430.

［11］LIN J M,HIPP J A,REITMAN C A. C1 lateral mass screw placement via the posterior arch:a technique comparison and anatomic analysis. Spine J,2013,13(11):1549-1555.

［12］TAN M,WANG H,WANG Y,et al. Morphometric evaluation of screw fixation in atlas via posterior arch and lateral mass. Spine,2003,28(9):888-895.

第十二节 寰椎后弓 - 侧块(椎弓根)螺钉固定术

一、技术简介

寰椎是头部旋转活动的重要结构,与脊髓、椎动脉和神经等重要组织相邻。如果畸形、外伤等因素发生寰枢椎脱位或寰枕部不稳,可导致颈髓损伤甚至危及生命,一些患者需要手术减压内固定治疗。Goel 等[1]首先报道了"钉板系统"的概念,即将寰椎侧块与枢椎椎弓根分别以螺钉固定,再以连接板固定。随后 Harms 等[2]于 2001 年报道了经后路寰椎侧块和枢椎椎弓根钉棒固定技术并将此技术推广,"钉棒技术"逐渐成为寰枢椎后路融合的常用手术方式。然而,术中暴露寰椎侧块容易加重周围软组织损伤以及造成邻近血管破裂出血。寰椎后弓 - 侧块(椎弓根)螺钉固定术(图 1-12-1A、图 1-12-1B)最早由谭明生等[3]于 2002 年首次提出,并在临床上获得了良好的治疗效果。马向阳等[4]通过一系列影像学以及干标本测量,进一步改良其置钉方式。因此,本章着重介绍马向阳提出的改良寰椎椎弓根螺钉技术。

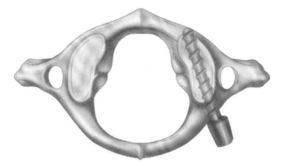 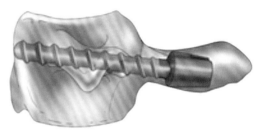

图 1-12-1A 寰椎后弓 - 侧块(椎弓根)螺钉俯视示意图

图 1-12-1B 寰椎后弓 - 侧块(椎弓根)螺钉侧视示意图

二、解剖学测量及数据

成人寰椎后弓 - 侧块(椎弓根)的常用测量指标及结果见图 1-12-2A~ 图 1-12-2D 与表 1-12-1。①侧块宽度(D1):寰椎侧块最左侧与最右侧之间的距离;②后弓外径宽(D2):后弓前端与后端之间的距离;③后弓宽(D3):椎动脉沟底部骨质最薄处的后弓最左侧与最右侧之间的距离;④侧块高度(H1):侧块上、下关节面外缘与内缘连线的中点之间的垂直距离;⑤后弓外径高(H2):椎动脉沟底部骨质最薄处的后弓上端与下端之间的距离;⑥后弓高(H3):进钉点处后弓上端与下端之间的距离;⑦进钉向内倾斜角度(°):在横断面上,进钉点方向与寰椎中线之间的夹角(α);⑧进钉向上倾斜角度(°):在矢状面上,进钉点方向与水平线之间的夹角(β);⑨进钉点与侧块前缘间距(L1):沿进钉点方向上,进钉点与寰椎前缘的距离。

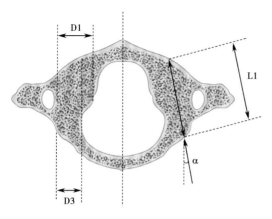

图 1-12-2A 寰椎后弓 - 侧块相关测量俯视示意图

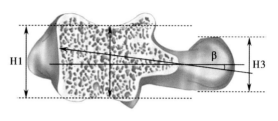

图 1-12-2B 寰椎后弓 - 侧块相关测量侧视示意图

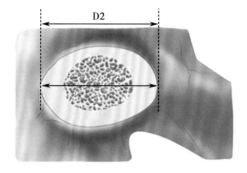

图 1-12-2C 寰椎后弓 - 侧块后弓外径宽测量横截面示意图

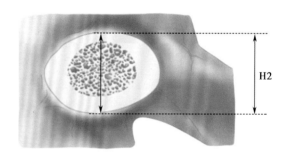

图 1-12-2D 寰椎后弓 - 侧块后弓外径高测量横截面示意图

表 1-12-1 寰椎解剖参数

测量项目	数据来源			
	谭明生等[3]（干标本，$n=50$，均数 ± 标准差）	马向阳等[4]（干标本，$n=40$，均数 ± 标准差）	Currier 等[5]（干标本，$n=50$，均数）	Dawes 等[6]（X 线片，$n=150$，均数 ± 标准差）
侧块宽度 /mm	左 11.52±2.97 右 11.76±2.97	12.76±1.16	—	—
侧块高度 /mm	左 13.02±1.18 右 13.11±1.23	12.94±0.91	12.06	—
后弓外径高 /mm	左 4.58±0.65 右 4.72±0.68	4.58±0.91	4.65	左 5.0±1.0 右 5.2±0.9
后弓外径宽 /mm	左 9.51±1.20 右 9.32±1.10	—	8.42	—
后弓宽 /mm	左 8.04±1.65 右 7.38±1.00	—	—	—

续表

测量项目	数据来源			
	谭明生等[3]（干标本，n=50,均数±标准差）	马向阳等[4]（干标本，n=40,均数±标准差）	Currier 等[5]（干标本，n=50,均数）	Dawes 等[6]（X 线片，n=150,均数±标准差）
后弓高 /mm	左 5.39±1.58 右 5.64±1.33	—	5.52	—
进钉向内倾斜角度 α/(°)	—	9.1±0.60	—	—
进钉向上倾斜角度 β/(°)	—	4.7±0.48	—	—
进钉点与侧块前缘间距 /mm	—	28.50±1.51	—	左 27.1±2.4 右 27.6±2.3

三、临床意义

（一）进钉点

以经寰椎后弓中点外侧 2.0mm 处的纵向垂线与垂线经过处的寰椎后弓上缘下方 3.0mm 的水平线的交点作为螺钉的进钉点（图 1-12-3A、图 1-12-3B）。对于进钉处后弓高度不足 4mm 者,应至少保证进钉点与椎动脉沟基底部的距离大于 3mm,以免在进钉时伤及椎动脉。

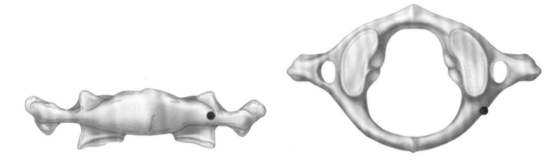

图 1-12-3A 寰椎椎弓根螺钉进钉点（后面观）　　图 1-12-3B 寰椎椎弓根螺钉进钉点（上面观）

（二）进钉角度

由于进钉点为寰椎后弓中点偏外侧,因此需要 10°的内斜角度,避免损伤螺钉外侧横突孔内的椎动脉,同时这也符合寰椎侧块本身中线内斜的特点;由于寰椎椎弓根的根部高度大于进钉点处寰椎后弓高度,因此,在矢状面上,螺钉需要 5°的上斜角。

（三）进钉深度

进钉点与寰椎侧块前缘的平均距离为约为 28.5mm,为了保证在内固定术后寰椎可以获得足够的固定强度,椎弓根螺钉应达钉道全长的 80%,即螺钉的进钉深度应至少约为 23mm。

（四）螺钉直径

寰椎椎弓根宽度为 7.75mm±0.95mm,高度 5.87mm±0.74mm,椎动脉沟底的后弓高度

4.57mm±0.53mm,椎动脉沟底的后弓宽度8.05mm±1.53mm。临床上寰椎后弓 - 侧块螺钉固定常用直径为 3.5mm 的螺钉,其直径长度小于后弓的最小内径 4.04mm,能保证螺钉在后弓内安全通过。而在临床运用中,部分患者寰椎椎弓根高度或寰椎椎动脉沟下方的寰椎后弓外侧 1/3 的高度两个数值中任意一个会出现小于 4.0mm,不宜置入直径 3.5mm 椎弓根螺钉。在这种情况下,可以选择更细的螺钉或改变术式。

> 螺钉直径:螺钉直径大多为 3.5mm。
> 进钉点:经寰椎后弓中点外侧 2.0mm 处的纵向垂线与垂线经过处的寰椎后弓上缘下方 3.0mm 的水平线的交点。
> 进钉角度:螺钉在水平面上呈 10°的内斜角;在矢状面上呈 5°的上斜角。
> 进钉深度:螺钉置钉深度至少为 24mm,但不宜超过侧块前缘,即少于 30mm。

四、影像学标准

螺钉理想的位置:术后 X 线正位片示寰枢椎钢板螺钉固定良好,左右寰枢间隙对称,螺钉尖端不超过相应一侧的侧块内缘骨皮质。侧位 X 线片示螺钉沿着椎弓插入椎体,螺钉尖端位于寰椎前弓前下部位,这样可以有效保护螺钉损伤邻近结构(图 1-12-4A、图 1-12-4B)。

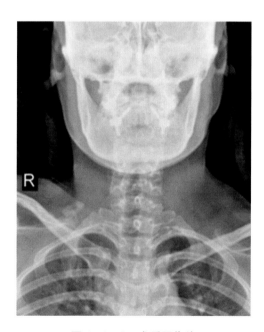

图 1-12-4A 术后正位片

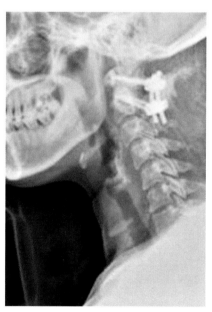

图 1-12-4B 术后侧位片

(王建乐 滕红林)

参考文献

[1] GOEL A,LAHERI V. Plate and screw fixation for atlanto-axial subluxation. Acta Neurochirurgica,1994,129 (1-2):47-53.

［2］HARMS J, MELCHER R P. Posterior C1-C2 fusion with polyaxial screw and rod fixation. Spine, 2001, 26(22): 2467-2471.

［3］谭明生,张光铂,李子荣,等. 寰椎测量及其经后弓侧块螺钉固定通道的研究. 中国脊柱脊髓杂志, 2002, 12(1): 5-8.

［4］马向阳,钟世镇,刘景发,等. 寰椎后弓侧块螺钉固定的解剖学测量. 中国脊柱脊髓杂志, 2004, 14(1): 23-25.

［5］CURRIER B L, YASZEMSKI M J. The use of C1 lateral mass fixation in the cervical spine. Curr Opin Orthop, 2004, 15(3): 184-191.

［6］DAWES B, PERCHYONOK Y, GONZALVO A. Radiological evaluation of C1 pedicle screw anatomic feasibility. J Clin Neurosci, 2018, 51: 18-21.

第十三节 寰椎前路钉板系统固定术

一、技术简介

20 世纪初,随着对上颈椎病理生理认识的加深和内固定器材的发展,出现了经口咽钢板固定术。1917 年 Kanavel[1]首次应用经口咽入路治疗颅颈交界区腹侧病变,该入路作为上颈椎的前路术式,为临床提供了一种直接显露、处理颅颈交界区腹侧病变的术式。经口咽寰枢椎钢板的出现始于 1987 年的第十七届国际矫形与创伤外科协会世界骨科大会(SICOT),由德国的 Harms 等报道[2],并被命名为 Harms 钢板。寰椎前路螺钉固定如图 1-13-1A、图 1-13-1B、1-13-1C 所示。德国的 Kandziora 和 Kerschbaumer 等[3]于 1998 年应用经口咽 Harms 钢板治疗类风湿关节炎所致的难复型寰枢椎前脱位,之后又应用前路 Harms 钢板联合后路 Brooks 钢丝治疗该类疾病,均获得了满意疗效。随后,Kandziora 等[4]于 2002 年首次提出了经口咽寰枢外侧关节下方进钉带锁钢板概念,该钢板是其在 2001 年提出的经口咽前路寰枢椎带锁钢板的改进型。2004 年尹庆水等[5]通过经口咽前路对脱位寰枢椎进行松解、复位同时进行前路寰枢椎钢板内固定(transoral pharyngeal atlantoaxial reduction plate, TARP),达到松解、复位、内固定同时完成,避免了松解减压后脊柱不稳。虽然 TARP-I、TARP-II代系统获得了良好的生物力学性能,但其螺钉松动和脱钉的现象依然存在[5-6],因此改良型TARP-III代系统通过固定于枢椎椎弓根和关节突获得了良好的固定性能[7]。

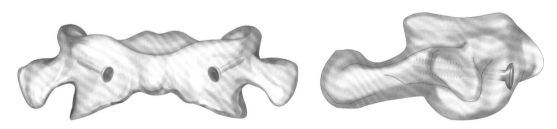

图 1-13-1A 寰椎前路螺钉固定前面观　　　　图 1-13-1B 寰椎前路螺钉固定侧面观

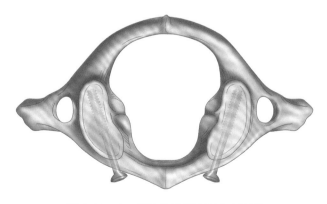

图 1-13-1C 寰椎前路螺钉固定上面观

二、解剖学测量及数据

成人寰椎前路钉板系统测量指标及结果见图 1-13-2、图 1-13-3 和表 1-13-1：①寰椎正中线处前环高度（H1）；②寰椎侧块外缘处高度（H3）；③寰椎侧块内缘处高度（H2）；④寰椎上关节面倾斜角度（α1）；⑤寰椎下关节面倾斜角度（α2）；⑥螺钉外偏角度（β1）；⑦螺钉上倾角度（β2）；⑧螺钉长度（D1）。

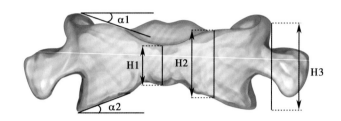

图 1-13-2 寰椎前弓解剖参数测量

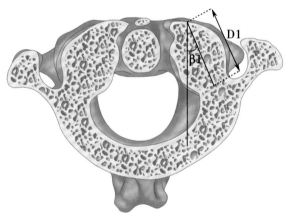

图 1-13-3A 寰椎前路置钉外偏角度、螺钉长度

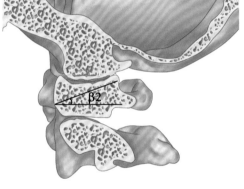

图 1-13-3B 寰椎前路置钉上倾角度

表 1-13-1 寰椎前路钉板系统测量参数

测量项目	数据来源			
	王建华等[8]（成人 CT 资料，n=48，均数 ± 标准差）	夏虹等[9]（成人 CT 资料，n=120，均数 ± 标准差）	Christensen 等[10]［干标本，n=50，均数 ± 标准差（最小值～最大值）］	Kandziora 等[11]［干标本，n=120，均数 ± 标准差（最小值～最大值）］
H1/mm	—	—	10.8±1.21（7.4～13.9）	12.39±2.68（8.10～20.27）
H3/mm	—	—	22.0±1.89（17.5～28.5）	18.01±2.33（12.32～25.24）
H2/mm	—	—	11.0±1.21（8.2～14.6）	8.81±1.46（5.25～13.09）

续表

测量项目	数据来源			
	王建华等[8]（成人CT资料，n=48，均数 ± 标准差）	夏虹等[9]（成人CT资料，n=120，均数 ± 标准差）	Christensen 等[10]［干标本，n=50，均数 ± 标准差（最小值 ~ 最大值）］	Kandziora 等[11]［干标本，n=120，均数 ± 标准差（最小值 ~ 最大值）］
$\alpha 1/(°)$	—		22.4±1.52（16.5~29.2）	—
$\beta 1/(°)$	18.00±3.00	—	—	—
$\beta 2/(°)$	16.00±2.00	—	—	—
D1/mm	17.10±3.00	17.54±1.62 15.99±1.21	—	—

三、临床意义

（一）进钉点

寰椎前路侧块螺钉进钉点位于寰椎侧块中下 1/3 的水平线与中内 1/3 垂线的交点（图 1-13-4）。若采用上、下位寰椎侧块螺钉固定，上位螺钉进钉点位于寰椎侧块外 1/3 平分线与上、下关节面交点间的中点(a)，其垂直向下 5.68mm 处即为下位螺钉的进钉点(b)（图 1-13-5）。

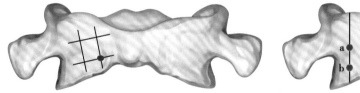

图 1-13-4 寰椎前路单枚侧块螺钉进钉点

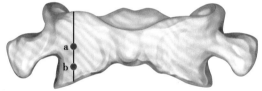

图 1-13-5 寰椎前路双枚侧块螺钉进针点

（二）进钉角度

寰椎前路侧块螺钉外偏角度约 18°，在矢状面上位螺钉与寰椎前缘成角约 91.98°，但具体角度个体差异较大，并且与手术体位有关（图 1-13-6）。

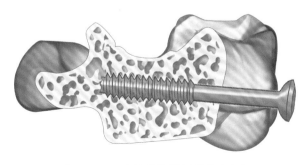

图 1-13-6 寰椎前路螺钉通道示意图

（三）进钉深度

寰椎前路侧块螺钉进钉深度为 16~20mm，置钉时宁短勿长，减小损伤颈髓的风险。

（四）螺钉直径

寰椎前路侧块螺钉，一般选用 3.0~3.5mm 的螺钉。

- ➢ 螺钉直径：螺钉的直径一般为 3.0~3.5mm。
- ➢ 进钉点：寰椎侧块中下 1/3 的水平线与中内 1/3 垂线的交点。
- ➢ 进钉角度：寰椎前路侧块螺钉外偏角度约 18°。
- ➢ 进钉深度：螺钉长度一般为 16~20mm。

四、影像学标准

颈椎 CT 平扫示寰椎前路侧块螺钉位于寰椎侧块内，未置入椎管损伤颈髓（图 1-13-7）。

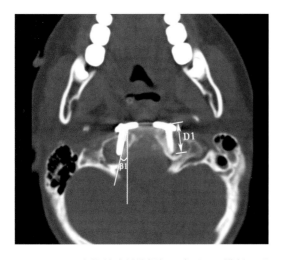
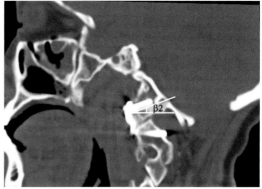

图 1-13-7A 寰椎前路侧块螺钉固定后 CT 横断面观　图 1-13-7B 寰椎前路侧块螺钉固定后 CT 矢状面观

（宣 俊 马向阳）

参考文献

［1］KANAVEL A B. Bullet located between the atlas and the base of the skull：technique of removal through the mouth. Surg Clin Chicago，1917，1（361-366）：9.

［2］SCHMELZLE R，HARMS J，STOLTZE D. Osteosynthesen im occipito-cervicalemübergang vom transoralen Zugang aus//XVII SICOT World Congress Abstracts. Munich：Demeter-Verlag，1987：27-28.

［3］KERSCHBAUMER F，KANDZIORA F，KLEIN C，et al. Transoral decompression，anterior plate fixation，and posterior wire fusion for irreducible atlantoaxial kyphosis in rheumatoid arthritis. Spine，2000，25（20）：2708-2715.

［4］KANDZIORA F，PFLUGMACHER R，LUDWIG K，et al. Biomechanical comparison of four anterior atlantoaxial plate system. J Neurosurg，2002，96（3）：313-320.

［5］尹庆水,夏虹,吴增晖,等.经口咽Ⅱ代解剖型寰枢椎复位钢板内固定植骨融合治疗难复性寰枢椎脱位.中华创伤骨科杂志,2007,9(1):246-249.

［6］尹庆水,艾福志,章凯,等.经口咽前路寰枢椎复位钢板系统的研制与初步临床应用.中华外科杂志,2004,42(6):325-329.

［7］尹庆水,夏虹,吴增晖,等.经口寰枢椎复位内固定钢板-Ⅲ系统在复杂寰枢椎脱位中的应用.中华创伤杂志,2011,27(2):106-109.

［8］王建华,夏虹,尹庆水,等.经口咽前路寰椎侧块置钉固定治疗合并寰枕融合畸形颅底凹陷症的临床疗效.中国脊柱脊髓杂志,2012,22(6):489-494.

［9］夏虹,尹庆水,林宏衡,等.Jefferson 骨折复位钢板的设计,改良及初步临床应用.中华骨科杂志,2015,35(5):527-535.

［10］CHRISTENSEN D M,EASTLACK R K,LYNCH J J,et al. C1 anatomy and dimensions relative to lateral mass screw placement. Spine,2007,32(8):844-848.

［11］KANDZIORA F,SCHULZE-STAHL N,KHODADADYAN-KLOSTERMANN C,et al. Screw placement in transoral atlantoaxial plating systems:an anatomical study. J Neurosurg,2001,95(1):80-87.

第十四节　前路枢椎齿状突螺钉内固定术

一、技术简介

枢椎齿状突骨折是一种常见损伤,占颈椎骨折的 18%~20%,其中 65%~74% 属于 Anderson-D Alonzo Ⅱ型骨折[1-2]。对于Ⅱ型或浅Ⅲ型齿状突骨折,由于不愈合率高,多数学者主张早期手术治疗。手术可分为寰枢关节融合术和前路齿状突螺钉内固定术。由于寰枢关节融合术导致寰枢关节的旋转减少约 47°,伸屈减少约 10°,为保留寰枢关节活动度,Nakanishi 等[3]首先报道了前路齿状突螺钉内固定术,12 例病例中 10 例获得骨性愈合。此后文献不断报道该技术的临床应用结果,显示该技术融合率高,并发症少。为减少手术入路创伤,Hashizume 等[4]报道 1 例采用内镜辅助下行前路齿状突螺钉内固定术,获得成功。Kazan 等[5]首次在尸体标本上进行经皮齿状突螺钉内固定术并获得成功。池永龙等[6-8]首次将经皮齿状突螺钉内固定技术应用于临床,结果表明该经皮内固定技术具有创伤小、出血少、疼痛轻、功能恢复快之特点。

二、解剖学测量及数据

成人枢椎齿状突测量指标及结果见图 1-14-1A~ 图 1-14-1D 和表 1-14-1。①枢椎总高度(H1):齿突尖到枢椎体前下缘距离;②齿突高度(H2):齿突尖到齿突基底的垂直距离;③钉道后倾角(α):从齿突唇部致尖部中央的连线与枢椎冠状面之间的夹角;④齿状突基底部矢状内径(D1)和冠状内径(D2);⑤齿状突基底部矢状外径(D3)和冠状外径(D4)。

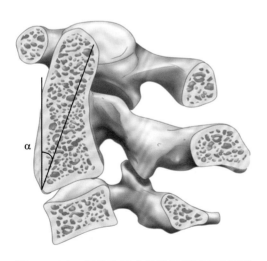

图 1-14-1A　枢椎齿状突钉道后倾角(α)测量示意图

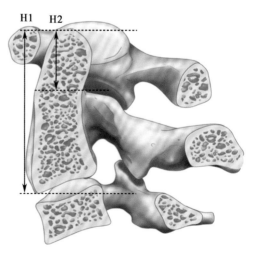

图 1-14-1B　枢椎齿状突高度测量示意图
H1 为枢椎总高度,H2 为齿突高度

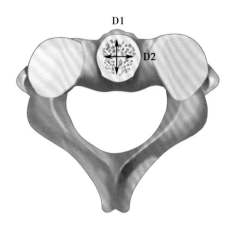

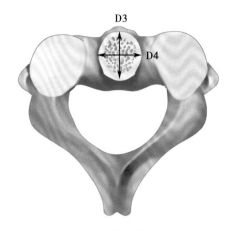

图 1-14-1C　枢椎齿状突基底部内径测量示意图
D1 为齿状突基底部矢状内径,D2 为冠状内径

图 1-14-1D　枢椎齿状突基底部外径测量示意图
D3 为齿状突基底部矢状外径,D4 为冠状外径

表 1-14-1　枢椎解剖学参数

测量项目	数据来源		
	瞿东滨等[9] ［干标本,n=60, 均数 ± 标准差 （最小值 ~ 最大值）］	黄卫兵等[10] ［干标本,n=100, 均数 ± 标准差 （最小值 ~ 最大值）］	Doherty 等[11] （干标本,n=51, 均数 ± 标准差）
枢椎总高度 /mm	36.8±2.4 （30.3~42.1）	37.7±2.7 （32.6~44.4）	39.9±3.0
齿突高度 /mm	14.0±1.2 （11.6~16.8）	14.6±1.2 （11.9~17.9）	15.5±2.6
钉道后倾角 /(°)	16±3 （12~22）	17.2±4.8 （11.5~24.0）	—
基底部矢状外径 /mm	10.8±0.8 （8.5~12.9）	10.5±1.0 （8.3~12.7）	—
基底部冠状外径 /mm	8.9±1.0 （7.1~12.3）	9.1±0.9 （6.8~10.9）	—
基底部矢状内径 /mm	6.1±0.5 （4.8~7.5）	—	—
基底部冠状内径 /mm	7.3±0.7 （4.8~9.2）	—	—

三、临床意义

（一）进钉点

螺钉进钉点选择在枢椎椎体底距枢椎椎体前下缘中点约 1mm 的部位（图 1-14-2）,偏前易引起枢椎椎体前部皮质劈裂,偏后不能获得满意的导针位置。

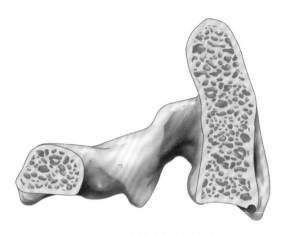

图 1-14-2 齿状突螺钉进钉点

（二）进钉角度

螺钉置入的角度以与冠状面成角 11.5°~24.0°,平均约 16.5°。枢椎齿状突稍向后倾斜,但倾斜角度个体差异较大,并且与手术体位有关。

（三）进钉深度

枢椎总高度为 30.3~44.4mm,可推测螺钉长度一般为 30~44mm,建议螺钉长度以 2mm 递增。选择合适长度螺钉,不至于螺钉尾部露出皮质太长,而引起咽部不适。国人齿突的长度为 11.6~17.9mm,平均 14.3mm,因此螺钉螺纹部长度应为 10mm 或 12mm,这样固定时螺纹可全部通过骨折线,在骨折部产生加压作用。

（四）螺钉直径

枢椎基底部矢状径稍大于冠状径,截面略呈椭圆形。国人齿突基底部冠状内径为 6.1mm±0.5mm,矢状内径为 7.3mm±0.7mm,而一般认为两枚直径为 3.5cm 的齿突螺钉的置入至少需要 8.0mm 的内径(图 1-14-3),绝大多数齿突没有宽敞的空间以容纳两枚 3.5mm 螺钉固定。鉴于齿突基底部冠状内径和矢状内径的测量,螺钉的直径可选用 3.5~4.5mm。

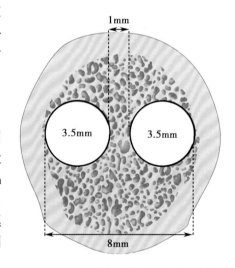

图 1-14-3 齿状突容纳双枚螺钉后基底部截面

> 螺钉直径:螺钉的直径一般为 3.5~4.5mm。
> 进钉点:枢椎椎体底距枢椎椎体前下缘中点约 1mm 的部位。
> 进钉角度:螺钉置入的角度以与冠状面成角 16°。
> 进钉深度:螺钉长度一般为 30~44mm。

四、影像学标准

螺钉理想的位置应正位居齿状突正中,侧位在齿状突轴心线上。螺钉尾部螺帽接触到枢椎椎体前下缘的骨皮质,单皮质固定时螺钉尖部应位于齿状突顶部的骨皮质下,双皮质固定时螺钉尖部应突破齿状突顶部的骨皮质,螺钉螺纹全部通过骨折线,使骨折端产生加压作用(图 1-14-4A、图 1-14-4B)。

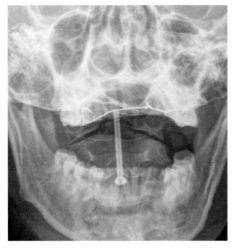
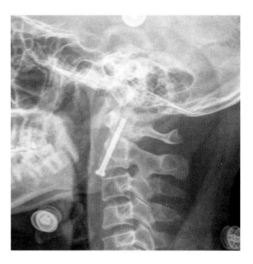

图 1-14-4A 齿状突螺钉固定后正位 X 线片　　图 1-14-4B 齿状突螺钉固定后侧位 X 线片

(王向阳)

参考文献

[1] CLARK C R,WHITE A A 3RD. Fractures of the dens. A multicenter study. J Bone Joint Surg,1985,67(9):1340-1348.

[2] CROCKARD H A,HEILMAN A E,STEVENS J M. Progressive myelopathy secondary to odontoid fractures:Clinical,radiological,and surgical features. J Neurosurg,1993,78(4):579-586.

[3] NAKANISHI T,SASAKI T,TOKITA N. Internal fixation for the odontoid fracture. Orthop Trans,1982,6(2):176-179.

[4] HASHIZUME H,KAWAKAMI M,KAWAI M,et al. A clinical case of endoscopically assisted anterior screw fixation for the type Ⅱ odontoid fracture. Spine,2003,28(5):E102-E105.

[5] KAZAN S,TUNCER R,SINDEL M. Percutaneous anterior odontoid screw fixation technique. A new instrument and a cadaveric study. Acta Neurochir(Wien),1999,141(5):521-524.

[6] 池永龙,王向阳,毛方敏,等.经皮颈前路螺钉内固定治疗齿突骨折.中华骨科杂志,2004,24(2):91-94.

[7] CHI Y L,WANG X Y,XU H Z,et al. Management of odontoid fractures with percutaneous anterior odontoid screw fixation. Eur Spine J,2007,16(8):1157-1164.

[8] 吴爱悯,池永龙,徐华梓,等.齿状突骨折的经皮微创治疗策略.中国脊柱脊髓杂志,2014,24(1):36-40.

[9] 瞿东滨,金大地.齿突形态的测量及临床意义.中国临床解剖学杂志,1999,17(4):338-339.

[10] 黄卫兵,陈庄洪,黄继锋,等.前入路空心螺钉内固定治疗齿状突骨折的解剖学测量及临床应用.解剖学研究,2006,28(3):199-202.

[11] DOHERTY B J,HEGGENESS H M. Quantitative anatomy of the second cervical vertebra. Spine,1995,20(5):513-517.

第十五节 枢椎椎弓根螺钉内固定术

一、技术简介

枢椎椎弓根螺钉技术是临床常用的上颈椎内固定技术,最早由 Leconte[1] 于 1964 年首先报道用于治疗枢椎创伤性滑脱。之后有学者相继对其进行深入的研究并表明该技术安全、可行。生物力学研究表明,枢椎椎弓根螺钉的拔出强度要明显高于枢椎侧块螺钉、椎板螺钉和棘突螺钉等其他内固定方式,是临床枢椎后路内固定的首要选择[2-3]。目前主要应用于枕颈内固定融合术、寰枢椎后路内固定术以及 Hangman 骨折的后路内固定术等[4-5]。

二、解剖学测量及参数

影响枢椎椎弓根螺钉置入的主要参数(图 1-15-1A、图 1-15-1B)包括:椎弓根的高度、宽度以及椎弓根在横断面上的内倾角和在矢状面上的上倾角。成人枢椎椎弓根的测量指标及结果见表 1-15-1。儿童枢椎椎弓根的解剖参数结果见表 1-15-2。不同的研究测量参数存在一定的差别,这可能是由于人种以及测量方法的不同。

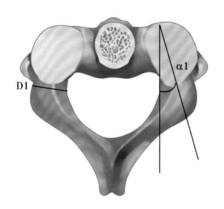

图 1-15-1A 枢椎椎弓根测量示意图(上面观)
α1 为椎弓内倾角,D1 为椎弓根宽度

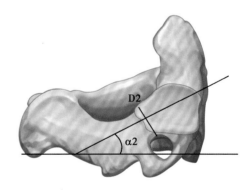

图 1-15-1B 枢椎椎弓根测量示意图(侧面观)
α2 为椎弓根上倾角,D2 为椎弓根高度

此外,枢椎椎动脉的走行存在解剖变异,之前有研究表明[6,12],约 20% 的枢椎不适于椎弓根螺钉的置入。因此,术前薄层螺旋 CT 扫描获取解剖参数,个体化评估枢椎椎弓根螺钉置钉的可行性非常重要。

三、螺钉置入技术

(一)进针点

枢椎椎弓根螺钉的置入方法较多,不同方法采取的进针点也各不相同。Xu 等[7]以枢椎椎板上缘下部 5mm 与椎管外侧 7mm 的交点处为进钉点(图 1-15-2)。Ebraheim 等[13]通过显露枢椎椎弓根的内缘和上缘,直视下选择合适的进钉点,并与 Xu 的进针方法进行比较后

表 1-15-1 成人枢椎椎弓根解剖参数

测量项目	数据来源				
	瞿东滨等[6] [干标本,n=100, 均数 ± 标准差 (最小值~最大值)]	Xu 等[7] (干标本,均数 ± 标准差)		孙宇等[8] (干标本, n=50,均 数 ± 标准差)	Howington 等[9] (福尔马林标本, n=10,均数,最 小值~最大值)
		男性 (n=30)	女性 (n=20)		
椎弓根高度 /mm	8.3±0.9(6.1~11.1)	7.7±1.2	6.9±1.4	8.1±1.3	9.1(7.4~11)
椎弓根宽度 /mm 上	7.9±1.7(3.0~12.4)	—	—	—	—
中	6.0±1.6(1.7~10.2)	8.6±1.4	7.9±1.1	2.5±0.6	7.9(6.4~9)
下	4.1±1.1(1.4~8.3)				
内倾角 /(°)	—	33.3±2.9	32.7±3.4	33.6±7.8	35.2
上倾角 /(°)	—	20.4±4	20.0±3.8	34.6±1.8	38.8(22~52)
长度 /mm	—	25.6±1.8	25.5±1.4	25.2±1.77	16.6(15.9~17)

表 1-15-2 儿童枢椎椎弓根解剖参数

测量项目	数据来源		
	Deng 等[10] (CT 影像,n=20, 均数 ± 标准差)	王建华等[11] (CT 影像,n=16,均数 ± 标准差)	
年龄	6~8 岁	2~5 岁	5~10 岁
椎弓根高度 /mm	6.59±0.51	18.5±1.9	22.3±1.7
椎弓根宽度 /mm	5.13±0.42	3.6±0.4	4.5±0.4
内倾角 /(°)	27.8±2.2	19.1±2.9	19.8±2.6
上倾角 /(°)	—	—	—

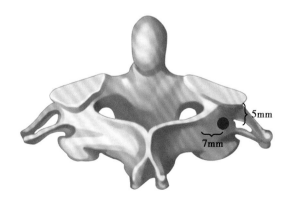

图 1-15-2A Xu 等[7]置钉方法的枢椎椎弓根螺钉进钉点

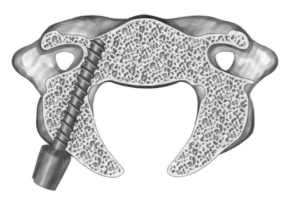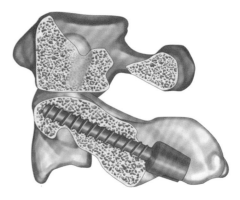

图 1-15-2B　Xu 等[7]置钉方法的椎弓根螺钉通道横断面示意图

图 1-15-2C　Xu 等[7]置钉方法的椎弓根螺钉通道矢状面示意图

发现后者的置钉方法更为安全。Howington 等[9]采用的进钉点是枢椎下关节突最低点向上9mm 与棘突正中轴线向外 26mm 处（图 1-15-3）。国内马向阳等[14]研究发现,以枢椎下关节突中点内上 2mm（图 1-15-4）或枢椎下关节突内缘的纵垂线与枢椎下关节突中上 1/4 水平线的交点作为进针点更为简便。临床上常选择枢椎下关节突中点或中点偏上、偏内为进针点。

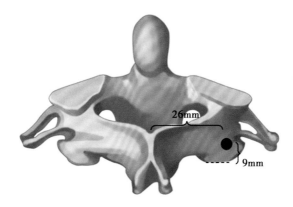

图 1-15-3A　Howington 等[9]置钉方法的枢椎椎弓根螺钉进钉点

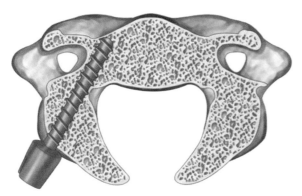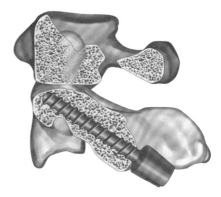

图 1-15-3B　Howington 等[9]置钉方法的椎弓根螺钉通道横断面示意图

图 1-15-3C　Howington 等[9]置钉方法的椎弓根螺钉通道矢状面示意图

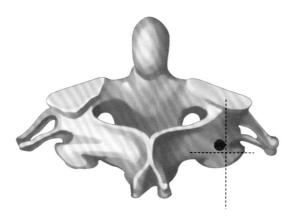

图 1-15-4A　马向阳等[14]置钉方法的枢椎椎弓根螺钉进钉点

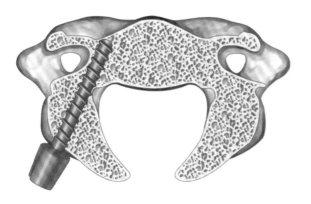

图 1-15-4B　马向阳等[14]置钉方法的椎弓根螺钉通道横断面示意图

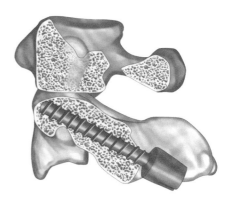

图 1-15-4C　马向阳等[14]置钉方法的椎弓根螺钉通道矢状面示意图

（二）进钉角度

椎弓根是一柱状结构,当采取的进钉点不同时进钉的角度也存在一定差别。Xu 等方法的螺钉内倾角度为 30°,上倾角度为 20°。Howington 等[9]通过显露椎弓根的内壁和上壁,置钉后再回顾性测量螺钉置入角度发现其内倾角为 35.2°,上倾角度为 38.8°。马向阳等[14]采用前种进钉点的内倾角为 32.1°,上倾角为 28.3°,后种进钉方法螺钉的内倾角为 16.5°,上倾角为 18.6°。

（三）进钉长度

根据枢椎椎弓根的长度一般可使用螺钉的长度为 24~28mm。生物力学研究显示,椎弓根螺钉长度达到标准长度 80% 以上其稳定性并无明显差别,但双皮质固定要明显优于单皮质螺钉[15]。

（四）螺钉直径

枢椎椎弓根的高度大于宽度,宽度以下缘宽度为最小,而螺钉置入一般都在椎弓根的中上部分,其整体宽度一般均大于 5mm,故置入直径 3.5mm 的螺钉并无困难。

➢ 螺钉直径：螺钉直径一般为 3.5mm。

➢ 进针点：临床上常选择枢椎下关节突中点或中点偏上偏内为进针点。

➢ 进针角度：内倾角约 30°~35°，上倾角约 20°~35°。

➢ 进针深度：螺钉长度一般为 24~28mm。

四、影像学标准

螺钉理想的位置侧位在枢椎椎弓根的轴心线上，螺钉尖部不应超过枢椎前缘的骨皮质（图 1-15-5）。由于在透视下无法观测到螺钉的内斜角度，根据我们研究经验，螺钉内固定完成后，在正位透视像上，螺钉尖至上关节面垂线的交点应位于上关节面内侧 1/3 内。如果交点位于上关节面外侧 1/2 内，则很可能螺钉内斜角度不够，有损伤椎动脉的危险。如果交点位于上关节面内侧内缘，则螺钉内斜角度过大，有穿破椎弓根内侧壁损伤颈髓的危险，但要判定螺钉置入的准确性最终还需行 CT 扫描。

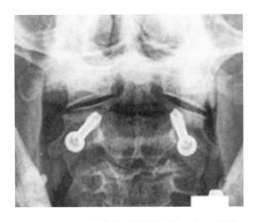 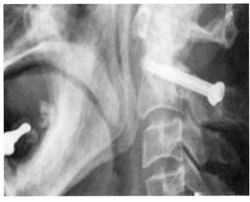

图 1-15-5A　枢椎椎弓根螺钉张口位 X 线片　　　图 1-15-5B　枢椎椎弓根螺钉侧位 X 线片

（武垚森　陈雄生）

参考文献

［1］LECONTE P. Fracture et luxation des deux premieres vertebres cervicales//Judet R，ed. Luxation Congenitale de la Hanche. Fractures du Cou-de-pied Rachis Cervical. Actualites de Chirurgie Orthopedique de l'Hopital Raymond-Poincare，Vol 3. Paris：Masson et Cie，1964：147-166.

［2］LIU G Y，MAO L，XU R M，et al. Biomechanical comparison of pedicle screws versus spinous process screws in C2 vertebra：a cadaveric study. Indian J Orthop，2014，48（6）：550-554.

［3］JONES E L，HELLER J G，SILCOX D H，et al. Cervical pedicle screws versus lateral mass screws. Spine，1997，22（9）：977-982.

［4］HUANG D G，HAO D J，HE B R，et al. Posterior atlantoaxial fixation：a review of all techniques. Spine，2015，15（10）：2271-2281.

［5］WU Y S，LIN Y，ZHANG X L，et al. Management of hangman fracture with percutaneous transpedicular screw fixation. Eur Spine J，2013，22（1）：79-86.

［6］瞿东滨,钟世镇,徐达传.枢椎椎弓根及其内固定的临床应用解剖.中国临床解剖学杂志,1999,17(2):153-154.

［7］XU R,NADAUD M C,EBRAHEIM N A,et al. Morphology of the second cervical vertebra and the posterior projection of the C2 pedicle axis. Spine,1995,20(3):259-263.

［8］孙宇,王志国,党耕町,等.颈椎椎弓根的观测及其临床意义.北京医科大学学报,1993,25:279-280.

［9］HOWINGTON J U,KRUSE J J,AWASTHI D. Surgical anatomy of the C2 pedicle. J Neurosurg,2001,95(1 Suppl):88-92.

［10］DENG X W,MIN Z H,LIN B,et al. Anatomic and radiological study on the posterior pedicle screw fixation in the atlantoaxialvertebrace of children. Chin J Traumatol,2010,13(4):229-233.

［11］王建华,夏虹,尹庆水,等.儿童枢椎椎弓根及椎板螺钉内固定的解剖学研究.中国骨科临床与基础研究杂志,2013,5(6):331-334.

［12］ABOU MADAWI A,SOLANKI G,CASEY A T,et al. Variation of the groove in the axis vertebra for the vertebral artery.Implications for instrumentation .J Bone Joint Surg Br,1997,79(5):820-823.

［13］EBRAHEIM N,ROLLINS J R Jr,XU R,et al. Anatomic consideration of C2 pedicle screw placement. Spine,1996,21(6):691-695.

［14］马向阳,尹庆水,吴增晖,等.枢椎椎弓根螺钉进钉点的解剖定位研究.中华外科杂志,2006,44(8):562-564.

［15］BRANTLEY A G,MAYFIELD J K,KOENEMAN J B,et al. The effects of pedicle screw fit. An in vitro study. Spine,1994,19(15):1752-1758.

第十六节 枢椎椎板螺钉固定术

一、技术简介

从最初的后路钢丝内固定技术到后来的螺钉固定技术,枢椎固定作为寰枢关节固定的重要部分,在上颈椎内固定系统中起着非常关键的作用。现有的枢椎螺钉固定技术包括枢椎椎弓根螺钉、Magerl 螺钉（C_1/C_2 经关节螺钉）、枢椎侧块螺钉等[1]。这些枢椎螺钉固定技术大大提高了术后稳定性和融合率,但因为枢椎本身的解剖学特点,这些螺钉固定技术并不适用于所有的病例。例如有些病例存在枢椎横突孔过大、枢椎峡部细小和椎动脉高跨等情况,上述螺钉的置入会导致椎动脉损伤;或有些病例存在短颈后凸畸形、头枕部遮挡等解剖因素,使以上技术无法在枢椎提供螺钉固定点。2004 年,Wright[2] 首先提出椎板螺钉技术,经由棘突椎板交界处进钉,双侧螺钉交叉置入对侧椎板内。由于枢椎椎板具有粗大的解剖学特点,所以不仅可以应用于成人,还可以在儿童病例中使用。为避免椎板螺钉置入椎管,Kabir 等[3-5]陆续对 Wright 椎板螺钉技术进行改良,大大降低了椎板螺钉置入过程中存在的风险。

二、解剖学测量及数据

成人枢椎解剖数据的测量:

成人枢椎椎板螺钉技术中常用的解剖测量指标为枢椎的椎板高度（H1）、棘突高度（H2）、椎板宽度（W）、椎板长度（L）及螺钉的角度（α）（图 1-16-1A、图 1-16-1B）。

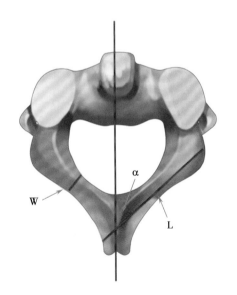

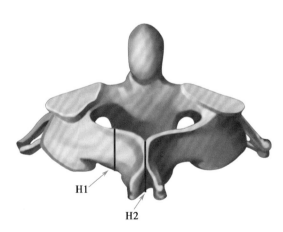

图 1-16-1A 枢椎椎板宽度（W）、椎板长度（L）及螺钉的角度（α）测量方法

图 1-16-1B 枢椎椎板高度（H1）、棘突高度（H2）测量方法

我国成年人枢椎椎板螺钉的相关解剖学研究数据见表 1-16-1。

表 1-16-1 成年枢椎椎板螺钉解剖参数(均数 ± 标准差)

测量项目	数据来源		
	刘新宇等[6] (干标本,n=96)	马向阳等[7] (干标本,n=30)	张丙磊等[8] (干标本,n=50)
椎板高度(H)/mm	12.1±1.6	12.95±1.12	12.30±1.50
枢椎棘突高度(H2)/mm	14.1±4.3	12.40±1.57	—
椎板宽度(W)/mm	6.2±0.52	5.91±0.91	6.16±1.12
椎板长度(L)/mm	25.5±15.6	上位椎板:25.41±1.48 下位椎板:27.39±1.49	28.23±2.47
螺钉的角度(α)/(°)	45±5	上位椎板:64.6±3.4 下位椎板:59.9±3.9	43.78±3.36

除了对成人的枢椎椎板螺钉的相关解剖学研究外,Xia 等[9]还对我国儿童不同方法的枢椎椎板螺钉置入的可行性进行了分年龄段 CT 解剖学研究(图 1-16-2A、图 1-16-2B),详细数据见表 1-16-2。

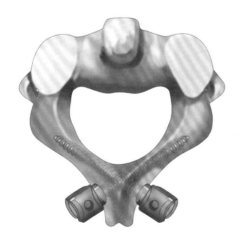

图 1-16-2A 传统螺钉技术

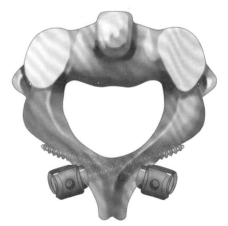

图 1-16-2B 改良螺钉技术

表 1-16-2 儿童枢椎椎板螺钉解剖参数(均数 ± 标准差)

年龄 (岁)	性别	棘突 高度 /mm	椎板 宽度 /mm	椎板 长度 /mm	改良螺钉 长度 /mm	传统螺钉 角度 /(°)	改良螺钉 角度 /(°)
1~3	女	6.84±0.26	5.00±0.37	25.82±2.21	21.57±2.36	54.11±7.52	67.63±1.80
	男	6.75±0.43	4.55±0.39	23.76±1.50	18.98±2.51	59.19±4.32	68.11±1.92
	总	6.79±0.35	4.75±0.43	24.71±2.07	20.18±2.69	56.85±6.32	67.89±1.81

续表

年龄 （岁）	性别	棘突 高度 /mm	椎板 宽度 /mm	椎板 长度 /mm	改良螺钉 长度 /mm	传统螺钉 角度 /(°)	改良螺钉 角度 /(°)
4~6	女	8.11±1.04	5.26±0.40	28.25±1.72	21.90±0.86	57.30±1.50	64.81±1.88
	男	7.91±1.19	5.21±0.51	29.15±1.76	21.55±2.21	56.91±2.66	67.50±3.10
	总	7.99±1.10	5.23±0.46	28.77±1.75	21.70±1.68	57.08±2.20	66.36±2.93
7~9	女	9.64±2.68	6.02±0.61	27.86±1.30	19.75±1.46	58.10±1.89	69.69±3.31
	男	10.41±2.27	6.01±0.89	30.63±2.86	22.10±2.43	56.55±2.62	67.22±3.97
	总	10.09±2.40	6.02±0.77	29.48±2.68	21.13±2.35	57.18±2.41	68.24±3.81
10~12	女	11.96±1.39	6.67±0.33	31.34±2.30	22.98±1.64	57.34±2.09	68.69±1.82
	男	11.74±1.03	6.26±0.72	31.89±2.55	23.41±2.56	56.64±2.22	68.93±2.95
	总	11.83±1.16	6.43±0.61	31.66±2.40	23.23±2.18	56.93±2.13	68.83±2.48
13~15	女	12.56±1.29	6.04±0.42	32.79±3.65	22.92±2.01	53.76±3.66	64.84±4.16
	男	12.74±1.13	6.29±0.76	32.80±3.62	22.62±2.82	53.24±3.43	66.38±3.99
	总	12.67±1.15	6.21±0.66	32.80±3.52	22.72±2.52	53.42±3.41	65.86±3.99
16~18	女	13.52±1.18	6.62±0.58	33.01±2.31	22.14±2.00	54.11±4.02	66.97±3.90
	男	14.01±1.01	6.82±0.68	33.74±2.46	22.86±2.13	56.05±2.98	67.64±3.72
	总	13.81±1.09	6.74±0.64	33.45±2.38	22.56±2.07	55.26±3.51	67.37±3.74

三、临床意义

（一）进钉点

从解剖数据可以发现，后路双侧交叉的椎板螺钉或者是单侧的椎板螺钉（以螺钉直径3.5mm为例）均可以广泛应用于成人和儿童的枢椎。以双侧交叉的枢椎椎板螺钉为例，一般上位螺钉进钉点选择在椎板和棘突交界处偏上位置，下位螺钉选择在椎板和棘突交接处偏下位置。在部分棘突高度偏小的病例，如果其高度大于9mm，仍可以选择双侧交叉椎板螺钉置入，此时上位螺钉进钉点在不突破皮质的基础上尽量靠上，下位螺钉尽量偏下（图1-16-3）。

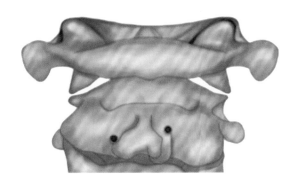

图 1-16-3　枢椎椎板螺钉进针点示意图

(二) 进钉角度

枢椎椎板螺钉最大的并发症为螺钉进入椎管。为了避免螺钉进入椎管,当采用 Wright 技术时螺钉应尽量平行于椎板,一般进钉角度为 45°~50°(与椎体水平中线的交角)。当采用改良型技术时,需约增加 10° 的进钉角度直至螺钉突破一侧皮质(图 1-16-4A、图 1-16-4B、图 1-16-4C)。

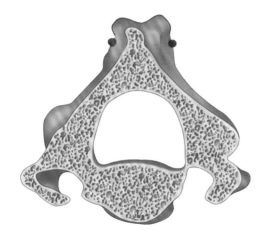 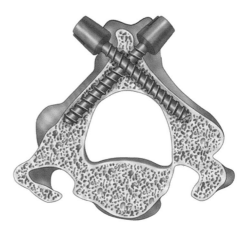

图 1-16-4A　两种螺钉的进针点　　　　　图 1-16-4B　枢椎椎板螺钉 Wright 技术

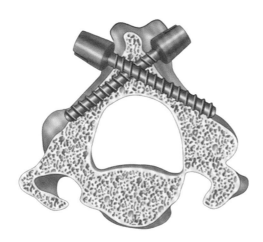

图 1-16-4C　枢椎椎板螺钉改良技术

(三) 进钉深度

采用 Wright 技术时,根据解剖数据在成人应用枢椎椎板螺钉时螺钉长度可达 22~30mm(Riesenburger 等[10]提出椎板螺钉过长将会损伤椎动脉,应尽量选用长度在 28mm 以下的椎板螺钉,以避免损伤椎动脉),对于青少年及儿童病例应在术前参考 CT 等影像学数据。当采用改良技术时因螺钉需要突破皮质,故螺钉长度应依据手术时钉道的长度而定。

(四) 螺钉直径

根据前期解剖学的研究,直径 3.5mm 的螺钉可以在枢椎普遍应用。

➢ 螺钉直径:螺钉的直径一般为 3.5mm。

➢ 进钉点:螺钉进钉点选择在椎板和棘突交叉处。

➢ 进钉角度:当采用 Wright 技术时螺钉应尽量平行于椎板,一般进钉角度为 45°~50°,当采用改良型技术时,需约增加 10°。

➢ 进钉深度:螺钉长度一般为 22~30mm。

四、影像学标准

螺钉理想的位置:采用 Wright 技术时,螺钉应在椎板内,与椎板保持一致方向,无突破椎板内壁(图 1-16-5A、图 1-16-5B)。采用改良技术时,螺钉应突破椎板外侧皮质,但螺钉顶端不宜过多外露。

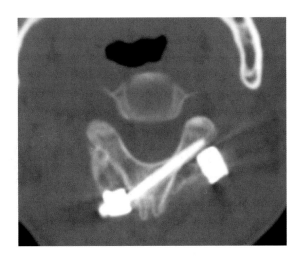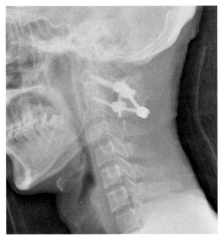

图 1-16-5A CT 枢椎椎板平面,椎板螺钉示意图　　图 1-16-5B X 线枢椎椎板螺钉示意图

(夏冬冬　蒋雷生)

参考文献

[1] MENENDEZ J A, WRIGHT N M. Techniques of posterior C1-C2 stabilization. Neurosurg, 2007, 60: S103-S111.

[2] WRIGHT N M. Posterior C2 fixation using bilateral, crossing C2 laminar screws: case series and technical note. J Spinal Disord Tech, 2004, 17(2): 158-162.

[3] KABIR S M, CASEY A T. Modification of Wright's technique for C2 translaminar screw fixation: technical note. Acta Neurochirurgica, 2009, 151(11): 1543-1547.

[4] JEA A, SHETH R N, VANNI S, et al. Modification of Wright's technique for placement of bilateral crossing C2 translaminar screws: technical note. Spine J, 2008, 8(4): 656-660.

[5] 王向阳, 徐华梓, 池永龙, 等. 改良枢椎椎板螺钉置钉方法的临床应用. 脊柱外科杂志, 2016, 14(4): 216-219.

[6] 刘新宇, 张凯, 郑燕平, 等. 枢椎椎板螺钉固定的解剖学与影像学测量比较. 解剖学报, 2011, 42(6):

810-814.

[7] 马向阳,尹庆水,吴增晖,等.枢椎椎板螺钉固定的解剖可行性研究.中国脊柱脊髓杂志,2006,16(1): 48-51.

[8] 张丙磊,张强,余枫,等.枢椎椎板螺钉固定的解剖学研究.中国脊柱脊髓杂志,2006,16(1):45-47.

[9] XIA D D,LIN S L,CHEN W,et al. Computed tomography morphometric analysis of C2 translaminar screw fixation of Wright's technique and a modified technique in the pediatric cervical spine. Eur Spine J,2014,23(3): 606-612.

[10] RIESENBURGER R I,JONES G A,ROGUSKI M,et al. Risk to the vertebral artery during C2 translaminar screw placement:a thin-cut computerized tomography angiogram-based morphometric analysis. J Neurosurg Spine,2013,19(2):217-221.

第十七节 前路寰枢关节螺钉固定术

一、技术简介

1987 年 Magerl 等[1]报道后路关节突螺钉固定 C_1~C_2 不稳定以来,被许多学者不断采用,但由于相当一部分病例寰枢椎向下方移位时间较长,下颈椎代偿性前凸,颈椎后方软组织(项韧带、棘上韧带及黄韧带)挛缩,使下颈椎不能屈曲,手术野不能显露,给后路内固定操作带来极大困难,甚至失败。1971 年 Barbour[2]曾报道了前路经关节突螺钉固定寰枢椎关节的方式(图 1-17-1A、图 1-17-1B),1998 年 Lu 等[3]对其解剖学可行性进行了研究,国内王超等[4]在 1999 年首先进行了前路暴露关节突螺钉内固定术、二期后路寰椎后部结构植骨融合。池永龙等[5]通过自行设计器械将经皮寰枢椎侧块螺钉内固定术应用于临床,结果表明该术式具有出血少、创伤小、恢复快、可一期行侧块关节固定植骨融合等优点。

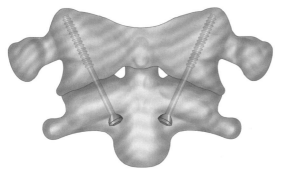
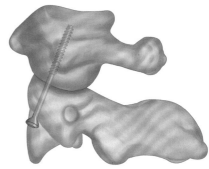

图 1-17-1A 前路经关节突螺钉示意图(前方透视图)　　图 1-17-1B 前路经关节突螺钉示意图(侧方透视图)

二、解剖学测量及数据

成人寰枢椎相关测量指标及结果见图 1-17-2A、图 1-17-2B 和表 1-17-1。①寰椎上关节内倾角(α):寰椎上关节面与水平面之间的夹角;②寰椎侧块左右径(W1):寰椎侧块最左侧与右侧之间的距离;③寰椎侧块前后径(W2):寰椎侧块前端与后端之间的距离;④钉道冠状面最小外偏角(β1):冠状面上进钉点至寰椎关节面内缘的角度;⑤钉道冠状面最大外偏角(β2):冠状面上进钉点至寰椎关节面外缘的角度;⑥钉道矢状面最小后倾角(γ1):矢状面上进钉点与寰枢关节面前缘的角度;⑦钉道矢状面最大后倾角(γ2):矢状面上进钉点与寰椎侧块后上缘的角度;⑧内侧钉道长度:进钉点至寰椎上关节面内侧缘中点的距离;⑨外侧钉道长度:进钉点至寰椎上关节面外侧缘中点的距离。

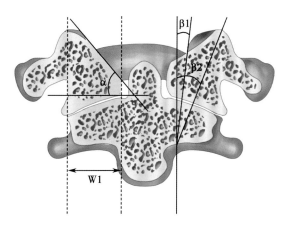

图 1-17-2A　前路经关节突螺钉固定及相关测量指标正位示意图

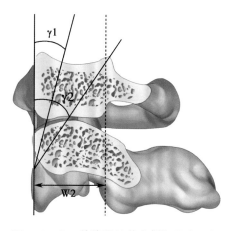

图 1-17-2B　前路经关节突螺钉固定及相关测量指标侧位示意图

表 1-17-1　前路经关节突螺钉固定相关解剖学参数[均数 ± 标准差(最小值 ~ 最大值)]

测量项目	数据来源		
	黄卫兵等[6] (干标本,n=100)	蔡贤华等[7] (干标本,n=50)	Lu 等[3] (干标本,n=30)
寰椎上关节内倾角 /(°)	32.6±5.1 (20.5~45.0)	—	28.4±5.2 (18.0~38.0)
寰椎侧块前后径 /mm	24.14±2.65 (18.75~30.50)	24.48±1.67 (20.57~30.21)	—
寰椎侧块左右径 /mm	17.42±1.74 (11.72~21.48)	17.31±1.29 (13.94~20.75)	18.9±2.3 (14.2~25.9)
钉道最小外偏角 /(°)	5.5±2.0 (0~13.0)	10.80±2.10 (5.50~16.50)	4.8±1.8 (0.0~10.0)
钉道最大外偏角 /(°)	23.6±2.1 (17.5~32.5)	25.13±3.12 (17.00~32.00)	25.3±2.6 (16.0~30.0)
钉道最小后倾角 /(°)	14.9±2.6 (9.00~27.0)	8.85±2.12 (4.00~18.50)	12.8±3.1 (10.0~21.0)
钉道最大后倾角 /(°)	25.6±2.5 (17.5~33.5)	26.96±3.09 (21.00~36.00)	22.6±3.2 (15.0~30.0)
内侧钉道长度 /mm	16.58±1.49 (13.78~21.86)	17.48±2.10 (14.01~25.53)	11.3±20.0 (14.01~25.53)
外侧钉道长度 /mm	26.44±1.75 (21.81~33.78)	25.41±2.59 (20.05~33.60)	25.4±2.8 (21.0~30.0)

三、临床意义

(一) 进钉点

螺钉进钉点选择在枢椎前弓下方的骨性凹陷处,骨性标志明显,位于枢椎前弓下缘与枢椎椎体侧缘交界处上方约 4mm 处(图 1-17-3)。

(二) 进钉角度

置入螺钉的理想钉道角度为外偏 5°~25°,后倾 9°~27°(图 1-17-4)。外偏角过大容易损伤椎动脉,外角过小容易穿破椎弓根内侧皮质损伤脊髓。

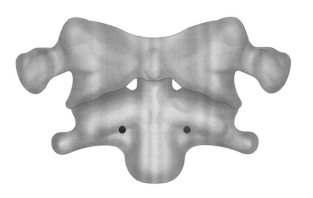

图 1-17-3　前路经关节突螺钉进钉点示意图

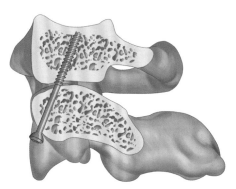

图 1-17-4　前路经关节突螺钉钉道截面示意图

(三) 进钉深度

理想的进钉深度为 16~26mm,但由于上关节内倾角的存在,钉道长度随着外偏角与后倾角的减小而减小,故在术中根据置入螺钉的角度,应对进钉深度进行相应的调整。

(四) 螺钉直径

螺钉直径选择为 3.5~4.0mm。一般在骨组织中置入直径 3.5mm 的螺钉需要骨组织本身的直径在 5mm 以上,寰椎侧块的横截面宽度 >11mm,故可以置入一枚直径 3.5mm 的 Margerl 螺钉或更大直径的拉力螺钉。

- ➢ 螺钉直径:螺钉的直径一般为 3.5~4.0mm。
- ➢ 进钉点:枢椎前弓下缘与枢椎椎体侧缘交界处上方约 4mm 处。
- ➢ 进钉角度:螺钉置入的角度为外偏 5°~25°,后倾 9°~27°。
- ➢ 螺钉深度:螺钉长度一般为 16~26mm。

四、影像学标准

理想的螺钉位置应在正侧位片上均显示通过 C_1~C_2 侧块中心,且未突破枕颈关节。螺钉尾部螺帽应接触到枢椎前弓下方的骨性凹陷,由于寰椎上关节凹向内侧、向前倾斜,故螺钉尖部应根据其正侧位片上所示对应位置关系,判断有无枕颈关节破坏(图 1-17-5)。患者寰椎侧块在正位片和侧位片上的投影可分别划分为内、中、外(1、2、3)和下、中、上(Ⅰ、Ⅱ、Ⅲ)6 个区域,用于评价螺钉尖部相对于寰椎侧块的位置(图 1-17-6)。Jin 等[8]通过回顾分析 32 例患者的术后 X 线片与 CT 片发现:当螺钉尖部处于区域Ⅰ时,螺钉均未破坏枕颈关节。当螺钉尖部处于区域 3 时,只有一枚螺钉破坏了枕颈关节,且位置为区域 3-Ⅲ。螺钉尖部位置为区域 1-Ⅱ、1-Ⅲ、2-Ⅲ时枕颈关节破坏率均为 100%,区域 2-Ⅱ与 3-Ⅲ的破坏率分别为10.5% 和 10%。由此得出,保证螺钉尖部位置在正位片上处于寰椎侧块投影外侧区域时,可较少出现枕颈关节破坏,而处于内侧区域时极有可能破坏枕颈关节。若处于中间区域时,术者应保证侧位片上其位置处于侧块投影上方区域以下以预防枕颈关节破坏。

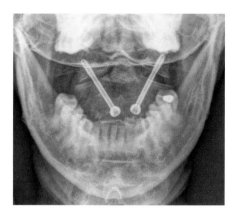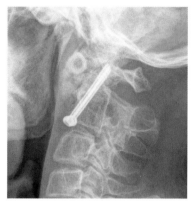

图 1-17-5A　前路经关节突螺钉固定后正位 X 线片　　图 1-17-5B　前路经关节突螺钉固定后侧位 X 线片

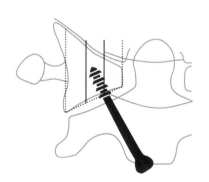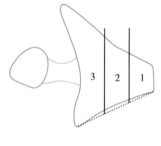

图 1-17-6A　寰椎侧块正位片投影分区

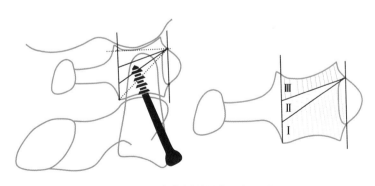

图 1-17-6B　寰椎侧块侧位片投影分区

（金海明　鲁世保）

参考文献

［1］MAGERL F, SEEMAN P S. Stable posterior fusion of the atlas and axis by transarticular screw fixation. Cervical Spine Ⅰ, 1987, 322-327.

［2］BARBOUR J R. Screw fixation and fractures of the odontoid process. S Aust Clin, 1971, 5: 20-24.

［3］LU J, EBRAHEIM N A, YANG H, et al. Anatomic considerations of anterior transarticular screw fixation for atlantoaxial instability. Spine, 1998, 23 (11): 1229-1235.

［4］王超, 党耕町, 刘忠军, 等. 前路经枢椎体寰椎侧块螺钉固定术. 中华骨科杂志, 1999, 19 (8): 457-459.

［5］池永龙, 徐华梓, 林炎, 等. 经皮前路侧块螺钉内固定植骨融合治疗 $C_{1,2}$ 不稳. 中华外科杂志, 2004, 42 (8): 469-473.

［6］黄卫兵, 陈庄洪, 黄继锋, 等. 前路经寰枢关节螺钉内固定术的临床解剖学研究. 中国临床解剖学杂志, 2006, 24 (4): 364-367.

［7］蔡贤华, 万文兵, 陈庄洪, 等. 前路经寰枢关节螺钉内固定术的解剖学测量及其临床意义. 中国矫形外科杂志, 2008, 16 (10): 768-770.

［8］JIN H M, XU D L, XUAN J, et al. A method to prevent occipitocervical joint violation using plain radiography during percutaneous anterior transarticular screw fixation. Spine, 2016, 41 (17): 1394-1399.

第十八节　后路寰枢经关节螺钉固定术

一、技术简介

寰枢椎不稳和脱位在临床上较为常见,占颈椎损伤的50%,占上颈椎损伤的70%,易致上颈髓受压,往往需要手术治疗,以恢复寰枢椎的解剖关系,重建寰枢椎的稳定性,解除脊髓压迫。总的来说,寰枢椎固定和融合技术依手术入路不同可分为后路技术和前路技术。Gallie[1]于1939年最早报道寰枢椎后路经椎板钢丝捆绑内固定术,但固定强度不佳,特别是抗旋转能力差,有较高的不融合率,随后一些改良方法被用于治疗寰枢椎不稳。Magerl等[2]于1979年首先介绍了后路经关节螺钉固定技术(图1-18-1A、图1-18-1B),又称Magerl技术,该技术能坚强3点固定寰枢椎,显著降低旋转活动,可获得足够的生物力学稳定性[3],术后融合率高,同时该技术可用于后部结构不完整的患者,目前已得到广泛应用并获得良好的疗效,是目前较为常用的在治疗寰枢椎脱位及不稳方面的有效方法。理想的螺钉钉道要穿过枢椎峡部、寰枢关节面及寰椎侧块,且要求螺钉要刚好穿透寰椎侧块前方骨皮质,以达到更好的固定强度。当然,该技术也有一定局限,首先要求寰枢椎必须获得良好复位,其次横突孔的变异及椎动脉高骑跨等解剖学异常会影响螺钉的置入,同时该技术要求较高、较难掌握,还存在损伤椎动脉、脊髓、舌下神经等结构的风险。

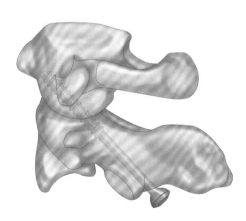

图1-18-1A　后路经关节突螺钉示意图(侧方透视图)

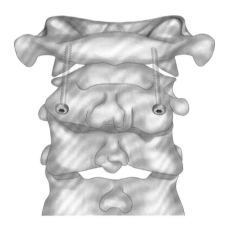

图1-18-1B　后路经关节突螺钉示意图(后方透视图)

二、解剖学测量及数据

成人寰枢椎相关测量指标及结果见图1-18-2A、图1-18-2B和表1-18-1。①枢椎椎弓根宽度(D):枢椎横突孔上口的内侧缘至椎弓根内侧缘的距离;②枢椎椎弓根高度(H):椎弓根峡部的高度;③螺钉内倾角(α):枢椎上关节面正中矢状轴后1/3处与进钉点的连线和矢状面的夹角;④螺钉上倾角(β):枢椎上关节面正中矢状轴后1/3处与进钉点的连线和水平面的夹角;⑤钉道长度:进钉点与寰椎前结节后正中骨皮质骨投照点的距离。

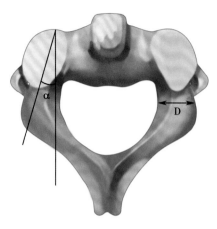

图 1-18-2A　后路寰枢关节螺钉固定及相关测量指标俯视示意图

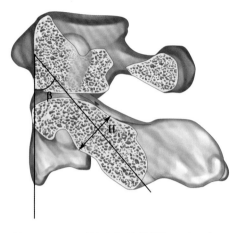

图 1-18-2B　后路寰枢关节螺钉固定及相关测量指标侧位示意图

表 1-18-1　寰枢椎解剖学参数[均数 ± 标准差(最小值 ~ 最大值)]

测量项目	数据来源			
	孔庆毅等[4]（尸体,n=20）	沙勇等[5]（干标本,n=100）	Nogueira-Barbosa 等[6]（CT,n=100）	
			左侧	右侧
枢椎椎弓根宽度 /mm	—	7.65±1.79（3.44~12.46）	7.73±1.75（1.89~9.44）	7.75±1.23（4.70~10.61）
枢椎椎弓根高度 /mm	—	9.01±1.26（6.24~11.44）	7.73±1.75（1.89~9.44）	8.23±1.72（3.32~11.96）
螺钉内倾角 /(°)	—	6.17±2.58（1.4~13.5）	8.20±4.15（−2.61~18.08）	7.53±3.88（−2.87~18.69）
螺钉最大上倾角 /(°)	53.78±4.29（52.79~54.78）	—	—	—
螺钉最小上倾角 /(°)	26.09±1.51（25.74~26.44）	—	—	—
螺钉标准上倾角 /(°)	42.84±2.42（42.28~43.41）	39.23±5.79（20.6~55.4）	57.05±5.41（44.09~68.13）	58.12±5.22（44.95~71.26）
钉道长度 /mm	38.81±0.85（38.61~39.01）	—	39.51±2.52（34.33~47.43）	38.74±3.04（26.90~46.94）

三、临床意义

（一）进钉点

螺钉进钉点应选择在 C_2 下关节突内下缘上、外各 2~3mm 处。根据国人枢椎解剖学观察，将进钉点确定在枢椎椎板与下关节突的交界部，即枢椎下关节突与枢椎椎板下缘的移行部，该部位在骨性解剖上有明显优势，恰好位于枢椎椎弓根的轴向平分线上（图 1-18-3）。

（二）进钉角度

置入螺钉的钉道角度为内偏 2°~18°，平均 7°，上倾 21°~71°，平均 50°，上倾角可在侧位透视下瞄准寰椎前结节进行调整（图 1-18-4）。在寰枢关节复位不理想的情况下，最好直接暴露寰枢关节，直视下置入螺钉，这比影像学资料更为可靠，但需要处理丰富的静脉丛。椎动脉行经枢椎的上关节面下方时向内形成压痕而使上关节面外侧 1/3 呈悬空状，因而进钉时方向最好经过寰枢椎侧块关节的内侧 2/3（图 1-18-4）。

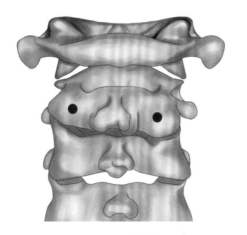

图 1-18-3　后路经关节突螺钉进钉点示意图

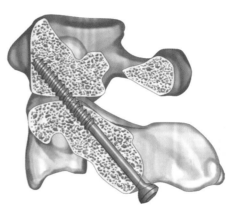

图 1-18-4　后路经关节突螺钉钉道截面示意图

（三）进钉深度

理想的螺钉长度为 35~38mm。螺钉应以恰好穿出寰椎前方皮质骨为宜，过短影响固定强度，过长则可能损伤前方的舌下神经。

（四）螺钉直径

一般选择的螺钉直径为 3.5mm。国人的解剖数据显示，枢椎椎弓根高度明显大于宽度，而 75% 以上的椎弓根宽度大于 5mm，故提示国人的枢椎椎弓根一般情况下能满足此术式 3.5mm 螺钉通过的要求。而有些椎体虽然椎弓根宽度较大，但由于椎动脉沟占据关节面内 1/3，椎动脉沟顶点至关节面内缘距离较小，导致不能完全容纳 3.5mm 的螺钉。

- ➢ 螺钉直径：螺钉的直径一般为 3.5mm。
- ➢ 进钉点：枢椎椎板与下关节突的交界部。
- ➢ 进钉角度：内倾角为 6°，上倾角为 40°。
- ➢ 进钉深度：螺钉长度一般为 35~38mm。

四、影像学标准

螺钉理想的位置应位于齿状突两侧,侧位通过枢椎椎弓根,经过后 1/3 的寰枢关节。螺钉尾部螺帽接触到枢椎下关节突下缘的皮质骨,螺钉尖部应恰好穿出寰椎前方皮质骨,螺钉螺纹均应通过寰枢关节,使得脱位关节产生加压作用(图 1-18-5)。然而此螺钉技术有潜在损伤枢椎节段椎动脉的风险,尤其对于存在高跨椎动脉的患者,其置钉螺钉钉道相对枢椎椎弓根的位置显得尤为重要。普遍认为,为防止椎动脉破裂的发生,钉道应严格通过枢椎椎弓根峡部,处于椎动脉弯曲点的背侧及内侧。患者寰椎前弓纵轴可在侧位片上分为四个(1、2、3、4)部分,并观察螺钉距枢椎椎弓根峡部背侧的距离,可协助判断置钉钉道相对于枢椎椎弓根的位置(图 1-18-6)。Neo 等[7]通过自行设计的瞄准装置可协助术中置钉,使螺钉通过枢椎

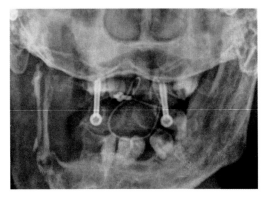
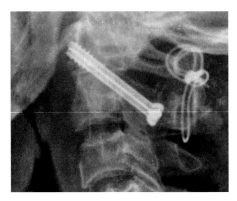

图 1-18-5A　后路寰枢关节螺钉固定后正位 X 线片　　图 1-18-5B　后路寰枢关节螺钉固定后侧位 X 线片

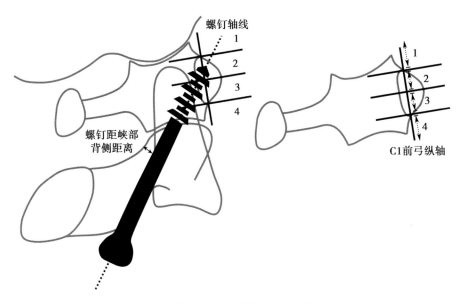

图 1-18-6　后路寰枢关节螺钉固定术侧位示意图

峡部的最内侧及最背侧部分(术中侧位片可提示螺钉紧贴峡部背侧),同时显示螺钉轴线与寰椎前弓纵轴交点应位于 1、2 区域,对于高跨椎动脉的患者也可进一步保证钉道的安全性。

(金海明　邵　将)

参考文献

［1］GALLIE W E. Fractures and dislocations of the cervical spine. Am J Surg,1939,46(3):495-499.

［2］MAGERL F,SEEMAN P S. Stable posterior fusion of the atlas and axis by transarticular screw fixation. Cervical Spine Ⅰ,1987,322-327.

［3］WILKE H J,FISCHER K,KUGLER A,et al. In vitro investigations of internal fixation systems of the upper cervical spine:Ⅱ. stability of posterior atlanto-axial fixation techniques.Eur Spine J,1992,1(3):191-199.

［4］孔庆毅,李家顺,贾连顺,等 . 寰枢椎经关节螺钉固定的临床解剖学测量 . 中国矫形外科杂志,2002,10(13):1328-1330.

［5］沙勇,张绍祥,刘正津,等 . 后路经寰枢关节螺钉固定的临床解剖学测量 . 中国临床解剖学杂志,2002,20(3):172-175.

［6］NOGUEIRA-BARBOSA M H,DEFINO H L. Multiplanar reconstructions of helical computed tomography in planning of atlanto-axial transarticular fixation. Eur Spine J,2005,14(5):493-500.

［7］NEO M,SAKAMOTO T,FUJIBAYASHI S,et al. A safe screw trajectory for atlantoaxial transarticular fixation achieved using an aiming device. Spine,2005,30(9):E236-E242.

第二章

下颈椎固定术

第一节　下颈椎解剖

下颈椎（$C_3 \sim C_7$）形态相似，由椎体、椎弓根、椎板、关节突、横突、棘突及后部韧带、肌肉结构组成（图 2-1-1）。

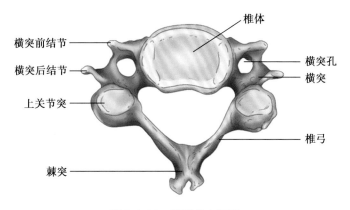

图 2-1-1A　下颈椎上面观

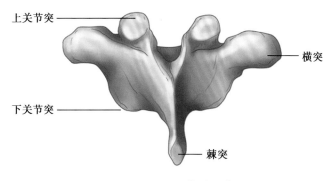

图 2-1-1B　下颈椎后面观

一、椎体

下颈椎椎体呈椭圆形,从上往下逐渐增大,其载荷承受能力逐渐增加。颈椎椎体横径为 19.6~24.9mm,椎体上缘横径较下缘大,故上下椎体重叠。C_3~C_7 椎体矢径为 14.4~16.3mm, 经颈前路切除椎体时深度不超过 17mm,宽度控制在 16~22mm。椎体前上缘呈斜坡状,前下缘突起覆盖于下位椎体前上缘,因此椎体前高小于椎体后高[1]。颈椎前凸曲度在性别和年龄上无明显差异,儿童颈椎曲度前凸 39.6°,成人前凸 38.0°,虽然儿童较成人椎体有近 7°后凸,但其椎间盘代偿性约 11°前凸,使总颈椎曲度相对平衡[2]。

二、关节突

颈椎关节突包括上关节突和下关节突,关节面光滑,表面覆盖关节软骨。上关节突关节面朝向后上,下关节突关节面朝向前下,两者起于椎弓根和椎板连接处,邻近椎体上、下关节突构成关节突关节。颈椎关节突关节面呈冠状位,周围围绕疏松关节囊,上、下关节面之间存在明显滑动,因此其限制颈椎屈伸、侧弯及旋转作用较小,暴力作用下极易发生关节突半脱位,甚至脱位、绞锁。下颈椎上关节突垂直长度、前后长度和关节面长度及关节突与水平线夹角在下位颈椎均较小,增加了关节突损伤脱位的可能,因此颈椎脱位好发于 C_5~C_6、C_6~C_7 节段[3]。

三、钩突关节

下颈椎椎体上缘侧方有嵴样突起,下缘侧方呈斜坡状,下位椎体嵴样突起与上位椎体斜坡状结构相关节构成钩椎关节,又称 Luschka 关节。钩椎关节位于椎体外侧或后外侧,其侧方为横突孔,后外侧为椎间孔,内侧为椎间盘,主要限制颈椎向侧方移位弯。C_3~C_7 钩椎长 11.2~11.8mm,C_5 钩突最长、高度最高,能有效限制椎体侧方移动,因此有效切应力最大。随着序列增加,钩突前角间距增大明显(15.4~23.3mm),后角间距基本相近。钩突宽度为 4.9~6.6mm,角度为 11.3°~13.4°,随序列增加均有不同程度增大。钩突高度 C_7 最小(3.8mm),C_5 最大(5.2mm)。钩突外倾角与基底部宽度随序列增加逐渐增大,其形态学改变与钩突受力由上而下逐渐增大有关[4]。在颈前路手术中,钩突是重要骨性标志,C_3~C_5、C_5~C_6、C_6~C_7、C_7~T_1 需分别切除颈长肌 5mm、6mm、7mm、8mm 以暴露钩突关节[5]。

钩突前脚可作为颈前路减压内固定的定位标志:①钩突前脚是钩突相延续部分,被颈长肌内侧部分覆盖,位置表浅易于定位;②钩突前脚与横突孔之间有约 4mm 的距离,可以保证有安全带的空间;③钩突前脚间距与椎管横径相近,可以满足椎管充分减压的要求,且在减压过程中不容易破坏,防止手术偏离方向。钩突前脚间距 C_3 15.4mm、C_4 16.9mm、C_5 18mm、C_6 20.2mm、C_7 23.3mm[6]。

四、椎弓根

椎弓根连接椎体和椎板,是下颈椎中最坚硬也是受力最多的部位,暴力作用下可引起椎弓根断裂。椎弓根上、下缘各有一凹陷切迹,称为椎上切迹和椎下切迹,相邻椎体上、下切迹围成椎间孔,有颈神经根及伴行动脉、静脉通过。下颈椎椎弓根呈椭圆形,椎弓根宽度为 4.3~6.5mm,高度为 6.4~7.1mm,宽度小于高度,宽度、高度随序列增加有逐渐增大趋势。椎弓根长轴由头倾逐渐偏向尾倾,由头倾 8.6° 变为尾倾 8.2°,C_5 长轴基本与水平面向平行。下颈椎椎弓根内聚,C_3~C_7 内收角先增大后减小(35.5°~45.1°),C_5 内收角最大(45.1°)[7]。中线到椎弓根内侧壁及外侧壁的距离分别为 10.1mm 和 13.9mm,因此颈前路手术至少可切除距离中线 10mm 的骨赘,椎弓根上壁以上的钩椎关节高度大于 4mm,可向上 4mm 切除钩椎关节扩大减压范围[8]。

椎板是椎弓根延续部分,含较多皮质骨,椎板和椎体后缘及两侧椎弓根围成椎孔。椎板下缘较上缘厚,椎板下缘向后翘起,由上向下呈叠瓦状排列,因此行椎板切除时可从下缘开始切除。另外,椎板含较多皮质骨,椎板螺钉固定也是颈后路内固定选择之一,同样能取得较好治疗效果。

五、横突

下颈椎横突短小而宽,位于椎体和椎弓根外侧,基底部附着于椎弓根和上关节突。横突末端分叉形成前、后结节,第 6 颈椎前结节又称颈动脉结节,颈总动脉在此穿过,颈部大血管破裂时可压迫此处止血,也可作为颈前路手术定位的骨性标志。横突前、后结节之间为脊神经前支沟,有颈脊神经前支通过,因此前路手术时需注意避免切除前结节,以免损伤颈脊神经。

横突中央有横突孔,卵圆形,横径为 5.9mm,矢径为 5.3mm,椎动脉从 C_6 横突孔进入向上走行,横突孔及周围骨性组织增生退变可压迫椎动脉引起颈椎病。横突孔内缘至椎体中点距离为 12.5~16.5mm,行颈前路椎体侧全切除术时应评估切除范围避免过度切除伤及椎动脉。

六、椎间盘及韧带组织

椎间盘位于相连两椎体之间,由位于中央的髓核组织和外周的纤维环组成。髓核含大量黏蛋白样物质,富含水分,富有弹性,可缓冲外力冲击,有利于增加颈椎活动度并维持颈椎生理曲度。椎间盘退变引起髓核含水量减少、椎间隙高度下降、纤维环钙化等导致椎间盘突出,引起脊髓或神经根压迫。椎间盘后方有后纵韧带保护,故向后外侧突出较多见。

除椎间盘外,连接各椎体的结构还包括韧带组织如前纵韧带、后纵韧带、黄韧带、关节囊、棘间韧带和项韧带。前纵韧带位于椎体前方,起自枕骨基底部,止于 S_1/S_2 椎体前面,主要限制椎体过度后伸和椎体向前移位。后纵韧带位于椎体后方,起自寰椎后面,止于骶椎,主要限制颈椎过度前屈和椎体向后方移位。前、后纵韧带与椎体、椎间盘连接存在一定规律:前纵韧带与椎体连接紧密,与椎间盘连接疏松;而后纵韧带与椎间盘连接紧密,与椎体存在一定腔隙。因此,行颈前路椎间盘切除时应尽量保留邻近椎体前纵韧带,钢板尽量靠近上邻近椎体下 1/2、下邻近椎体上 1/2 以减少前纵韧带损伤。后纵韧带与椎间盘存在腔隙,有利于切除椎间盘时保留后纵韧带,并防止渗液进入椎管。

黄韧带附着于上位椎体下缘及下位椎体上缘,维持椎板间相对稳定。棘间韧带是位于棘突间、附着于棘突根部到棘突尖部的膜状结构。项韧带附着于棘突尖部,其后部游离且肥厚,有助于维持头颈部直立体位。关节囊包绕在关节突周围,限制颈椎轴向旋转。黄韧带、关节囊、棘间韧带和项韧带构成后方韧带复合体,对持颈椎三维稳定起到重要作用。颈后路手术时应尽可能保留后方韧带复合体,有助于维持颈椎稳定(图 2-1-2)。

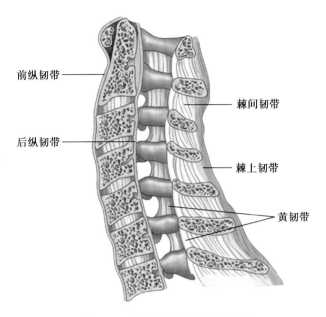

前纵韧带

后纵韧带

棘间韧带

棘上韧带

黄韧带

图 2-1-2　下颈椎椎间盘韧带组织

七、颈椎椎管、椎间孔和神经根

下颈椎椎管呈椭圆形,椎管前壁为椎体、椎间盘、后纵韧带,后壁为椎板和黄韧带,两侧壁为椎弓根。C_3 椎管最小,随序列增加而逐渐增大,椎管横径小于 17mm 或矢径小于 12mm 可认为颈椎管狭窄。

颈椎间孔由邻近椎体上、下切迹构成,矢状位呈卵圆形,前内侧壁为钩突关节后缘、椎间盘和椎体下部,后外侧壁为关节突关节,颈脊神经的前根和后根在此通过。颈椎间孔呈漏斗状,侧面呈椭圆形,其长度和方向随相应椎弓根宽度和方向变化而变化,椎间孔入口处是神经根所处最狭窄部位,椎间孔骨赘增生易在此处压迫神经根。椎间孔面积各节段不同,C_3~C_4 最小($0.57cm^2$),C_6~C_7 最大($0.88cm^2$),C_4~C_5 和 C_5~C_6 相近,椎间孔面积减小造成椎间孔狭窄,压迫神经根引起神经症状[9-10]。关节突脱位时椎间孔面积增大近 2 倍,椎间孔增大过程中会对神经根牵拉造成神经损伤[11]。

颈脊神经根的前、后根在椎管内向椎间孔延伸,在椎间孔处合并为颈髓神经。C_1~C_4 神经根较细小,走行于椎间孔中、上部分,C_5~C_8 神经根较粗大,走行于椎间孔中、下部分,占据椎间孔约下 1/3 空间,神经根在冠状面上 45° 向前外侧走行,横断面上 10° 向下走行,继而走行于横突的神经沟内、椎动脉后方[12]。颈脊神经穿出椎间孔后发出三个分支,即前支、后支和脊膜支。前支较后支细小,发出位置较后支偏尾端,在椎间孔内走行于后支前方。C_5~C_8 前支呈 24°~50° 向外下侧走行,角度逐渐减小,在椎管内长度为 14~26mm,C_5 前支最短,C_8 前支最长。C_5 后支为 15mm,以 48° 成角向外下方走行,随序列增加,成角逐渐减小,在椎管内走行长度逐渐增加,C_8 后支长 23mm,以 28° 成角向外下方走行。颈神经根后支为感觉神经,分布于关节突外侧和半棘肌等,颈后路手术破坏关节突或剥离肌肉对半棘肌造成较大损伤,可能引起术后轴性疼痛[10]。脊膜支逆行进入椎管故又称窦椎神经,其又分成较大升支和较小降支,各相邻的升支与降支相互吻合,形成脊膜前丛和脊膜后丛,遍布于脊膜全长。Tanaka 等[10]将颈神经根与椎间盘位置关系分为四型，即根肩型、腋下型、前方接触型以及无接触型，67% C_5 神经根为前方接触型，其余为肩上型，绝大多数 C_6 及 C_7 神经根为腋下型，C_8 神经根基本上与椎间盘无接触。也有学者对全椎板切除及关节突切除后神经根暴露情况做了详尽分析，他们认为椎板切除术后关节突中点到神经根起部长度为 6.5~8.8mm，其水平距离为 5.1~7.1mm，垂直距离为 4.0~5.4mm，神经根与硬膜囊的夹角为 59.3°~62.7°；内 1/2 关节突切除后神经根暴露范围有所增加，神经根暴露长度为 8.9~12.3mm，水平距离为 7.1~9.8mm，垂直距离为 5.5~7.3mm，神经根与硬膜囊的夹角未见改变[13]。

八、颈部肌肉、神经及血管

（一）颈部重要标志

1. 胸锁乳突肌　胸锁乳突肌起自胸骨上缘前面、锁骨内侧，止于乳突外面及上项线外侧，是颈部重要体表标志，头向对侧旋转时明显。

2. 甲状软骨　甲状软骨构成喉的前壁和侧壁，由四边形的左、右软骨板组成，是喉的主要保护组织。甲状软骨前面最突出部位称为喉结，喉结上方呈 V 形切迹，体表可扪及，上缘平对 C_4 水平。

3. 环状软骨　环状软骨位于甲状软骨下方，由环状软骨板和环状软骨弓组成，环状软骨弓平对 C_6 水平，是颈部体表重要标志之一。

4. 舌骨　舌骨位于下颌骨的下后方，呈马蹄铁形，向下附着于喉部，向上附着于颞骨茎突、下颌骨和舌，是气管的重要支持物，对应 C_3 水平。舌骨中间部位称舌骨体，向后外延伸的长突称为大角，向上的短突称为小角，大角和体部可在体表扪及。

5. 颈动脉结节　颈动脉结节即 C_6 横突前结节，颈总动脉在此前方越过，在胸锁乳突肌前缘中点平环状软骨处向后加压，可阻断颈总动脉的血流。

（二）颈前部肌肉

1. 胸锁乳突肌　胸锁乳突肌有两个头：胸骨头呈腱性，起自胸骨上缘前面；锁骨头呈肌性，起自锁骨内侧，止于乳突外面及上项线外侧。胸锁乳突肌是颈前、后三角的分界线，是体表重要标志。

2. 斜角肌　斜角肌位于胸锁乳突肌深面，包括前、中、后三块斜角肌，由 C_4、C_5 或 C_6 神经支配。前斜角肌起于 C_3~C_6 横突前结节，止于第 1 肋内侧缘和斜角肌结节。中斜角肌起于 C_1 或 C_2 至 C_6 横突后结节，止于第 1 肋上缘和锁骨下动脉沟之后。前、中斜角肌近端形成"剪刀状"夹角，肩胛背神经和胸长神经上、中支在此夹角和中斜角肌可能受到卡压。后斜角肌起于 C_4~C_6 横突后结节，止于第 1 肋肋骨粗隆。臂丛、锁骨下动脉分别在斜角肌外上方、前下方穿过，受到压迫可引起前斜角肌综合征。三块斜角肌中，前斜角肌最重要，是颈部重要标志，膈神经自外上向内下方斜降下行从其浅面穿过，臂丛神经、锁骨下动脉第 3 段分别从其上外侧缘和下外侧缘穿出，其下部浅面横过锁骨下静脉，左侧亦可见胸导管。

3. 舌骨上、下肌群　舌骨上附有较多肌肉，分为舌骨上肌群和舌骨下肌群，对吞咽、下颌骨运动及喉的支持起重要作用（图 2-1-3）。

舌骨上肌群位于舌骨、下颌骨、颞骨茎突和乳突之间，包括二腹肌、茎突舌骨肌、下颌舌骨肌和颏舌骨肌，主要作用是上提舌骨、降下颌骨，与吞咽动作有关。二腹肌有前腹、后腹和中间腱。后腹位于胸锁乳突肌深面，起于乳突切迹，终于中间腱，系于舌骨大角。前腹位于

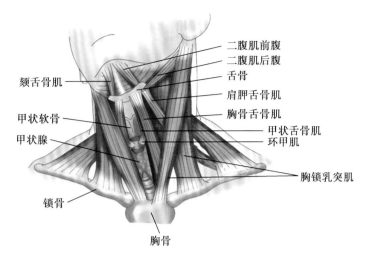

图 2-1-3 前、中、后斜角肌

下颌舌骨肌浅面,由中间腱发出,止于二腹肌窝内。茎突舌骨肌起于茎突,止于舌骨大角和舌骨体交界处。下颌舌骨肌起于下颌骨内侧的下颌舌骨肌线,止于颏联合至舌骨的正中缝和舌骨体。颏舌骨肌起于颏棘下部,止于舌骨体。

舌骨下肌群位于中线两侧,包括胸骨舌骨肌、肩胛舌骨肌、胸骨甲状肌和甲状舌骨肌,均位于舌骨下方,主要作用为降舌、降喉,为吞咽动作所必需。

（三）颈后部肌肉

颈后部肌肉包括斜方肌、肩胛提肌、夹肌、半棘肌和枕下肌。斜方肌位于项部和胸背部,起自上项线、枕外隆凸、项韧带和全部胸椎棘突,止于锁骨外 1/3、肩峰、肩胛冈,主要作用为拉肩胛骨向中线靠拢。肩胛提肌起于 $C_1 \sim C_4$ 横突,止于肩胛上角及肩胛骨脊柱缘上部,主要作用是上提肩胛。半棘肌位于棘突两侧,夹肌位于半棘肌后外方,主要使头部向同侧旋转、后仰。枕下肌包括头后大直肌、头后小直肌、头上斜肌和头下斜肌,上界为枕骨下项线、下位枢椎,内为枢椎棘突、寰椎后结节,外为乳突和寰椎横突(图 2-1-4)。

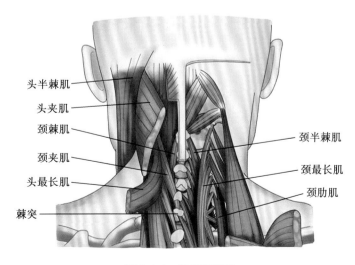

图 2-1-4 颈后部肌肉

97

(四) 颈部神经

颈部神经包括脑神经和脊神经,前者包括舌咽神经、迷走神经、副神经和舌下神经,后者散发形成颈丛和臂丛。舌咽神经损伤后出现舌后味觉减低或消失,咽上部一般感觉减低或丧失。迷走神经损伤后出现吞咽困难、声音嘶哑、口齿不清、偶发心动过速等情况。副神经损伤后出现不能耸肩、旋转头颈、肩部疼痛、麻木。舌下神经损伤会引起舌肌瘫痪、萎缩,伸舌时舌尖偏向对侧。

迷走神经在结状神经节下缘发出喉上神经,之后又发出左、右喉返神经(图 2-1-5)。喉上神经在颈内动脉内侧向下走行,在约舌骨水平分为内支和外支。内支是感觉支,分布于甲状软骨上缘;外支是运动支,分布于甲状软骨下缘,支配环甲肌。左喉返神经在左迷走神经跨过主动脉弓前方时发出,绕主动脉弓下后方上行,在动脉韧带外侧、颈旁动脉根部之后上行进入气管和食管之间。右喉返神经在右迷走神经经右锁骨下动脉前方时发出,绕右锁骨下动脉下后方上行,在气管侧方时位于气管和食管之间。多数外科医生为右利手,为操作方便选择右前外侧入路,多数右侧喉返神经内脏筋膜穿入点在 C_7/T_1 椎间盘水平以下、T_1 椎体上半水平以上,右侧颈椎前方入路时,在喉返神经内脏筋膜穿入点以上操作是相对安全的,术中可将喉返神经随同内脏筋膜、气管、食管一同拉开以保护喉返神经[14]。

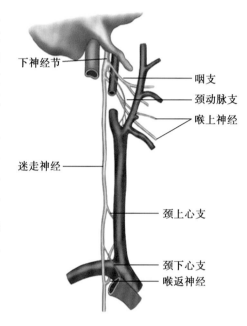

下神经节

咽支

颈动脉支

喉上神经

迷走神经

颈上心支

颈下心支

喉返神经

图 2-1-5　迷走神经及分支

(五) 颈部血管

1. 颈总动脉　颈总动脉在胸锁乳突肌前缘下方向上后行,与颈内静脉、迷走神经共同居于颈血管鞘内。颈总动脉沿食管、气管和喉外侧上行,其上 2/3 前方与疏松结缔组织相连,下 1/3 前方与气管前筋膜相邻,在甲状软骨上缘水平分为颈内动脉和颈外动脉。颈总动脉上端位置表浅,体表可扪及搏动。

2. 颈内动脉和颈外动脉　颈内动脉是颈总动脉续行段,起端位于颈外动脉外后方,后转至颈外动脉内侧,贴咽侧壁向上走行至颅底,全程与颈内静脉伴行,在颈部无大分支。颈外动脉内侧有咽中、咽下缩肌和喉内、外神经,其后外侧为颈内动脉。颈外动脉分支有甲状腺上动脉、舌动脉、面动脉、枕动脉、耳后动脉和咽升动脉等。

3. 椎动脉　椎动脉起于锁骨下动脉后上部,从起始端至颅内,按其位置行程可分为四段:①第 1 段(椎前段),从锁骨下动脉起始端至进入 C_6 横突孔之前部分;②第 2 段(椎骨段),穿经 $C_6 \sim C_1$ 横突孔部分;③第 3 段(枕段),位于枕下三角区,从寰椎横突孔上方穿出后向后方绕行,围绕寰椎上关节面后外侧向内,沿椎动脉沟进入椎管,随后进入枕骨大孔;④第 4 段(颅内段),进入枕骨大孔后,斜向中线上行与对侧同名动脉汇合成基底动脉。

4. 颈内静脉　颈内静脉是颅内乙状窦向下的延续,从颈静脉孔穿出后在颈动脉鞘内沿颈内动脉和颈总动脉外侧下行。颈内静脉浅面被胸锁乳突肌所覆盖,上段接近颈前区,下段接近颈外侧区。颈内静脉颅内属支有岩下窦和乙状窦,颅外属支包括面静脉、舌静脉、咽静脉和甲状腺上、中静脉。吸气时静脉内压降低、管壁塌陷,颈内静脉损伤后,吸气时空气可从破口进入,造成空气栓塞(图 2-1-6)。

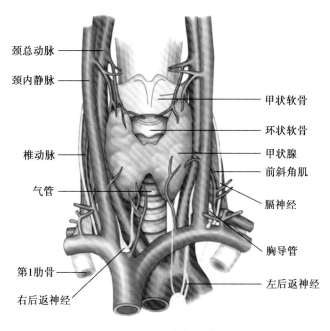

颈总动脉
颈内静脉
甲状软骨
环状软骨
甲状腺
椎动脉
前斜角肌
气管
膈神经
胸导管
第1肋骨
左后返神经
右后返神经

图 2-1-6　颈部血管

(陈教想　王向阳　杨新东)

参考文献

[1] 刘锦波,唐天驷,杨惠林,等.中下颈椎体应用解剖测量及临床意义.中国临床解剖学杂志,2001,19(1):23-24.

[2] BEEN E,SHEFI S,SOUDACK M. Cervical lordosis,the effect of age and gender. Spine J,2017,17(6):880-888.

[3] EBRAHEIM N A,PATIL V,LIU J,et al. Morphometric analyses of the cervical superior facets and implications for facet dislocation. Int Orthop,2008,32(1):97-101.

[4] 瞿东滨,金大地,钟世镇.颈椎钩突的解剖学测量及临床意义.中国矫形外科杂志,2002,9(1):49-51.

[5] PARK M S,MOON S H,KIM T H,et al. Surgical anatomy of the longus colli muscle and uncinate process in the cervical spine. Yonsei Med J,2016,57(4):968-972.

[6] 许营民,崔青,褚定坤,等.颈前路椎体次全切除范围与颈椎体解剖标志定位的关系.中国脊柱脊髓杂志,2010,20(1):79-80.

[7] 刘景堂,刘兴炎,唐天驷,等.下颈椎椎弓根螺钉内固定相关参数的解剖学和影像学测量.中国脊柱脊髓杂志,2009,19(7):535-539.

[8] PARK M S,MOON S H,KIM T H,et al. Surgical anatomy of the uncinate process and transverse foramen determined by computed tomography. Global Spine J,2015,5(5):383-390.

[9] AHMED S H,EL-SHAARAWY E A,ISHAQ M F,et al. Morphological and radiometrical study of the human intervertebral foramina of the cervical spine. Folia Morphol(Warsz),2014,73(1):7-18.

［10］TANAKA N，FUJIMOTO Y，AN H S，et al. The anatomic relation among the nerve roots，intervertebral foramina，and intervertebral discs of the cervical spine. Spine，2000，25（3）：286-291.

［11］EBRAHEIM N A，LIU J，RAMINENI S K，et al. Morphological changes in the cervical intervertebral foramen dimensions with unilateral facet joint dislocation. Injury，2009，40（11）：1157-1160.

［12］SIOUTAS G，KAPETANAKIS S. Clinical anatomy and clinical significance of the cervical intervertebral foramen：a review. Folia Morphol（Warsz），2016，75（2）：143-148.

［13］BARAKAT M，HUSSEIN Y. Anatomical study of the cervical nerve roots for posterior foraminotomy：cadaveric study. Eur Spine J，2012，21（7）：1383-1388.

［14］单建林，姜恒，孙天胜，等. 颈椎前路手术入路中喉返神经的相关解剖学研究. 中华骨科杂志，2003，23（5）：62-64.

第二节　下颈椎前路钉板系统固定术

一、技术简介

颈椎前路手术是治疗颈椎退行性疾病和骨折常用的外科方式。Abbott 第一次提出颈椎前路手术方式[1]；1958 年，Smith 和 Robinson 基于前人基础，首创了颈椎前路椎间盘切除减压椎间植骨融合术（anterior cervical discectomy and fusion，ACDF）。传统的颈椎前路手术方法是以减压和植骨为基本术式，再辅以适当的外固定，最终达到植骨融合[2]。单纯前路减压自体骨植入融合手术存在的缺陷已在广泛的应用中明显暴露出来，如术后脊柱不稳定、假关节形成、移植骨脱出和 / 或塌陷、进行性颈椎后凸、脊柱排列紊乱以及需要长期的外固定治疗等[3-5]。Farey 等[6]报道，单节段植骨融合假关节的发生率为 26%，多节段融合假关节发生率更高。1986 年颈椎前路带锁钢板开始在临床上使用，有效地克服自体骨植入术的不足[7]。基于颈部解剖学研究的深入，各类内固定材料陆续应用于临床。

二、解剖学测量及数据

成人下颈椎体径线测量指标及结果见图 2-2-1 和表 2-2-1~ 表 2-2-4。①椎体高度（H1）：椎体前缘高度；②椎体宽度（D1）：椎体两侧皮质骨之间最小距离；③椎体前后径（D2）：以椎体上缘左右平分线测量；④钩突前脚间距（D3）：钩突前脚是钩突前部与椎体前缘相延续部，两侧钩突前脚之间的距离。

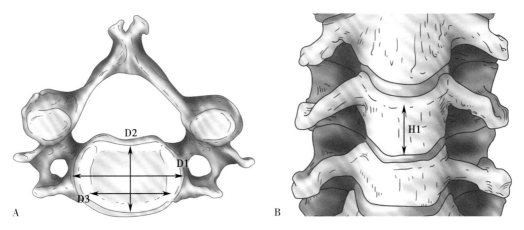

图 2-2-1　下颈椎体径线测量示意图
A.下颈椎水平面示意图；B.下颈椎冠状面示意图

表 2-2-1 下颈椎体高度

测量项目		数据来源	
		刘锦波等[8]（干标本，n=55，均数 ± 标准差）	Kantelhardt 等[9]［MRI，n=50，均数 ± 标准差（最小值~最大值）］
椎体高度 /mm	C_3	12.90±1.66	17.8±2.0（14~23）
	C_4	12.26±1.76	16.9±1.7（14~21）
	C_5	11.85±1.65	16.0±1.9（11~20）
	C_6	11.63±1.68	16.2±1.6（12~20）
	C_7	13.76±1.67	18.3±1.9（12~22）

表 2-2-2 下颈椎体宽度

测量项目		数据来源				
		刘锦波等[8]（干标本，n=55，均数 ± 标准差）	Lu 等[10]（干标本，均数 ± 标准差）		Kwon 等[11]［CT，均数 ± 标准差（最小值 ~ 最大值）］	
			男性（n=31）	女性（n=23）	男性（n=50）	女性（n=50）
椎体宽度 /mm	C_3	19.63±1.27	19.6±1.6	18.8±1.8	22.8±1.8（17~26）	20.9±1.3（18~24）
	C_4	20.92±1.76	20.0±1.5	19.5±1.8	22.6±1.6（18~25）	21.4±1.3（19~24）
	C_5	22.36±1.68	20.6±1.7	20.0±1.6	23.9±1.8（20~28）	22.7±1.3（20~26）
	C_6	23.68±2.31	22.7±2.1	21.7±1.9	25.1±2.3（17~30）	24.1±1.5（21~27）
	C_7	24.93±2.77	26.3±1.8	24.5±1.8	28.6±2.6（21–34）	26.9±1.9（22~32）

表 2-2-3 下颈椎体前后径（均数 ± 标准差）

测量项目		数据来源			
		蒋富贵等[12]（干标本，n=17）	刘锦波等[8]（干标本，n=55）	Lu 等[10]（干标本）	
				男性（n=31）	女性（n=23）
椎体前后径 /mm	C_3	14.8±1.4	14.62±1.04	14.8±1.0	14.8±1.2
	C_4	15.2±1.5	14.92±1.88	15.4±1.2	15.2±1.7
	C_5	15.4±1.7	15.40±1.68	15.9±1.5	15.2±1.8
	C_6	15.9±1.8	15.99±1.63	16.5±1.5	15.8±1.9
	C_7	16.3±1.5	16.31±1.65	16.5±1.6	15.3±1.2

表 2-2-4　下颈椎体钩突前脚间距（均数 ± 标准差）　　　　　　　　　　　　单位：mm

测量项目		数据来源			
		蒋富贵等[12]（干标本，n=17）	林永绥等[13]（干标本）		Kim 等[14]（干标本，n=28）
			男性（n=10）	女性（n=5）	
钩突前脚间距 /mm	C_3	15.4±1.2	16.42±2.61	15.56±3.19	15.70±2.32
	C_4	16.9±1.4	15.47±3.68	16.52±2.19	16.81±2.97
	C_5	18.1±1.9	16.09±3.84	16.84±1.61	18.07±3.15
	C_6	20.2±2.1	18.69±4.87	19.26±1.41	19.47±3.36
	C_7	23.3±2.4	18.40±6.29	21.84±2.39	23.21±3.93

三、临床意义

（一）放置钢板

采用长度合适的钢板置于颈椎前部正中，最好放置于上、下两端椎体的中点，两侧颈长肌位置可作为放置钢板的标志，最后使上下钉道居中（图 2-2-2A）。根据国人颈椎钩突前脚间距分析，理想钢板宽度为 16~18mm。

（二）进钉角度

螺钉置入的理想角度以与水平面向头侧或尾侧成 12°，矢状面向内 6°（图 2-2-2B~2-2-2C）。

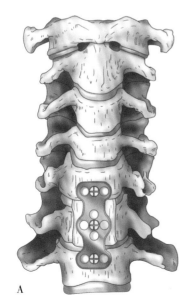
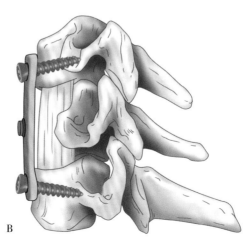

A　　　　　　　　　　　　　　　　　　　　B

图 2-2-2　下颈椎体前路钉板固定示意图

A. 放置钢板示意图；B、C. 下颈椎进钉角度示意图

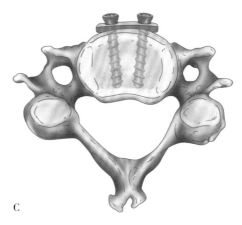

C

图 2-2-2（续）

（三）进钉深度

根据颈椎椎体矢径与进钉角度分析,螺钉长度采用 12~16mm 对大多数患者比较合适。中国成人 C_3、C_4 宜采用 12~13mm 螺钉,C_5~C_7 宜采用 13~14mm 螺钉。

- ➢ 钢板放置:颈椎前部正中,使上下钉道居中。
- ➢ 钢板宽度:采用 14~16mm。
- ➢ 进钉角度:理想角度以与水平面向头侧或尾侧成 12°,矢状面向内 6°。
- ➢ 螺钉长度:螺钉长度一般为 12~16mm。

四、影像学标准

理想钢板位置放置于颈椎前部正中,上下钉道居中,螺钉应距植骨块上下端 8~10mm,角度正常,侧位片显示螺钉超过椎管前后径 2/3,并未穿入椎管(图 2-2-3)。

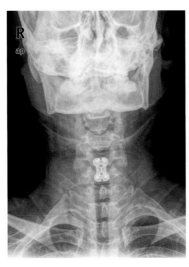
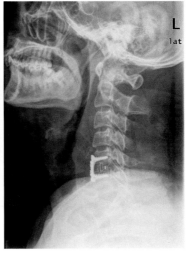

图 2-2-3 下颈椎前路钉板固定后正侧位 X 线片

（陈 坚 王 冰）

参考文献

［1］ABBOTT K H. Anterior cervical disc removal and interbody fusion：a preliminary review of 101 patients followed for one to three years. Bull Los Angel Neuro Soc，1963，28：251-259.

［2］SMITH G W，ROBINSON R A. The treatment of certain cervical-spine disorders by anterior removal of the intervertebral disc and interbody fusion. J Bone Joint Surg Am，1958，40-A（3）：607-624.

［3］JACOBS B，KRUEGER E G，LEIVY D M. Cervical spondylosis with radiculopathy：results of anterior diskectomy and interbody fusion. JAMA，1970，211（13）：2135-2139.

［4］KIM C H，CHUNG C K，JAHNG T A，et al. Segmental kyphosis after cervical interbody fusion with stand-alone polyetheretherketone（PEEK）cages：a comparative study on 2 different PEEK cages. J Spinal Disord Tech，2015，28（1）：E17-E24.

［5］LEE Y S，KIM Y B，PARK S W. Risk factors for postoperative subsidence of single-level anterior cervical discectomy and fusion：the significance of the preoperative cervical alignment. Spine，2014，39（16）：1280-1287.

［6］FAREY I D，MCAFEE P C，DAVIS R F，et al. Pseudarthrosis of the cervical spine after anterior arthrodesis：treatment by posterior nerve-root decompression，stabilization，and arthrodesis. J Bone Joint Surg Am，1990，72（8）：1171-1177.

［7］MORSCHER E，SUTTER F，JENNY H，et al. Anterior plating of the cervical spine with the hollow screw-plate system of titanium. Chirurg，1986，57（11）：702-707.

［8］刘锦波，唐天驷，杨惠林，等. 中下颈椎体应用解剖测量及临床意义. 中国临床解剖学杂志，2001，19（1）：23-24.

［9］KANTELHARDT S R，OBERLE J，DERAKHSHANI S，et al. The cervical spine and its relation to anterior plate-screw fixation：a quantitative study. Neurosurg Rev，2005，28（4）：308-312.

［10］LU J，EBRAHEIM N A，YANG H，et al. Cervical uncinate process：an anatomic study for anterior decompression of the cervical spine. Surg Radiol Anat，1998，20（4）：249-252.

［11］KWON B K，SONG F，MORRISON W B，et al. Morphologic evaluation of cervical spine anatomy with computed tomography：anterior cervical plate fixation considerations. J Spinal Disord Tech，2004，17（2）：102-107.

［12］蒋富贵，瞿东滨，朱志刚，等. 颈椎前路减压及内固定的解剖学问题. 中国临床解剖学杂志，2000，18（4）：310-311.

［13］林永绥，王万明，张发惠，等. 颈椎前路减压手术解剖标志定位测量及其临床意义. 中国临床解剖学杂志，2014：(5)：523-528.

［14］KIM S H，LEE J H，KIM J H，et al. Anatomical morphometric study of the cervical uncinate process and surrounding structures. J Korean Neurosurg Soc，2012，52（4）：300-305.

第三节 下颈椎椎弓根螺钉固定术

一、技术简介

多种原因(如创伤、颈椎退行性疾病、肿瘤、感染等)可影响脊柱的稳定性,而良好的内固定可以有效地重建脊柱稳定性,增加植骨融合率。在现有的内固定方法中,因椎弓根螺钉贯穿后、中、前三柱,拥有强大的生物力学稳定性,是迄今为止最可靠的脊柱内固定技术[1-5]。Abumi 等[6]于 1994 年首次报道了应用椎弓根螺钉内固定术治疗下颈椎损伤,13 例均获得了满意的临床效果。国内王东来等[7]于 1998 年首次对这一技术进行相应报道。但因颈椎椎弓根毗邻椎动脉、神经根及脊髓,故颈椎椎弓根螺钉内固定术难度高、风险大,且术中需要更广泛显露,创伤较大。而下颈椎侧块螺钉多数情况可满足下颈椎内固定的稳定要求,因此对于下颈椎椎弓根螺钉内固定术的选择应持谨慎态度。而 C_7 与 C_3~C_6 具有椎动脉、侧块的不同解剖学特点等原因,因此临床上椎弓根螺钉更多地应用于 C_7。为求得更高的置钉准确率,国内外学者不断对该技术进行改进,并提出不同的置钉技术[6,8-13]。Kotani 等[14]将计算机导航系统应用于临床并取得了成功,且计算机导航技术在置钉准确率上优于传统置钉方式。C_7椎弓根螺钉不容易损伤椎动脉,较为常用,C_3~C_6椎动脉通过两侧横突孔,因此,C_3~C_6椎弓根内固定术存在一定的技术难度,但其优越的三维运动稳定性能使其具有良好的应用前景。

二、解剖学测量及数据

成人下颈椎椎弓根测量指标及结果见图 2-3-1,表 2-3-1~ 表 2-3-6。①椎弓根宽度(D1):

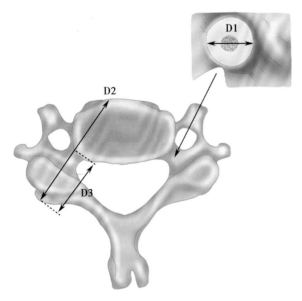

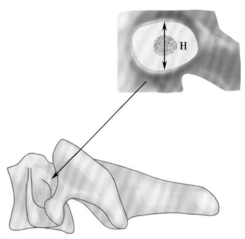

图 2-3-1A 下颈椎椎弓根测量示意图　　　　图 2-3-1B 下颈椎椎弓根高度(H)测量示意图
D1 为椎弓根宽度,D2 为椎弓根轴线全长,D3 为椎弓根长度

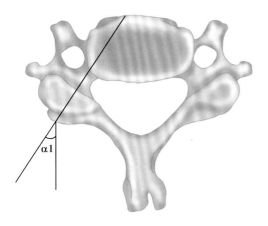

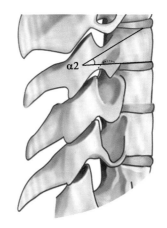

图 2-3-1C　下颈椎椎弓根内倾角（α1）测量示意图　　图 2-3-1D　下颈椎椎弓根矢状角（α2）测量示意图

椎弓根截面两侧皮质骨之间最小距离；②椎弓根高度（H）：椎弓根截面上下皮质骨之间最小高度；③椎弓根轴线全长（D2）：沿椎弓根轴线从侧块后表面的起点至椎体前缘的距离；④椎弓根长度（D3）：沿椎弓根轴线从侧块后表面的起点至椎体后缘交界点的距离；⑤椎弓根内倾角（α1）：在横断面上椎弓根的轴线与正中线之间的夹角；⑥椎弓根矢状角（α2）：在矢状面上椎弓根轴线与自身椎体下终板平行线之间的夹角，当椎弓根轴线向前方指向上终板时，α2记为正值，指向下终板时，α2记为负值。

表 2-3-1　下颈椎椎弓根宽度

测量项目		数据来源				
		解京明等[15]（干标本，$n=24$，均数 ± 标准差）		刘景堂等[16]［CT，$n=100$，均数 ± 标准差（最小值 ~ 最大值）]	Onibokun 等[17]（CT，$n=122$，均数 ± 标准差）	Uğur 等[18]［干标本，$n=20$，均数 ± 标准差（最小值 ~ 最大值）]
		左侧	右侧			
椎弓根宽度 /mm	C_3	5.37±1.16	5.36±0.95	4.9±1.2（3.1~5.9）	4.7±1.1	4.9±0.5（3.7~5.4）
	C_4	5.36±1.14	5.33±0.96	5.0±1.9（3.3~6.0）	5.0±1.0	5.2±0.6（3.9~5.9）
	C_5	5.52±0.79	5.55±1.02	5.8±1.7（3.6~6.9）	5.5±1.0	5.3±0.6（3.7~5.8）
	C_6	6.18±0.72	6.11±0.97	5.9±1.9（3.5~7.0）	5.7±1.1	5.7±0.4（4.9~6.4）
	C_7	6.95±0.92	7.09±1.10	7.1±1.8（4.5~9.3）	6.5±1.2	6.0±0.3（5.1~6.5）

表 2-3-2 下颈椎椎弓根高度

测量项目		数据来源				
		解京明等[15] （干标本，n=24， 均数 ± 标准差）		刘景堂等[16] （干标本， n=20，均数 ± 标准差）	刘景堂等[16] （CT，n=20， 均数 ± 标准差）	Onibokun 等[17] （CT，n=122， 均数 ± 标准差）	Uğur 等[18] [干标本， n=20，均数 ± 标准差（最小 值 ~ 最大值）]
		左侧	右侧				
椎弓根高度 /mm	C_3	7.46±1.13	7.16±1.14	6.36±0.64	6.50±0.58	6.4±1.3	6.3±0.5 （5.2~7.0）
	C_4	7.61±1.15	7.50±1.29	6.40±0.78	6.80±0.92	6.6±1.3	6.5±0.5 （5.2~7.1）
	C_5	7.48±1.11	7.78±0.81	6.45±0.96	6.50±1.15	6.6±1.3	6.4±0.7 （5.3~7.2）
	C_6	7.80±1.16	7.60±1.16	6.51±0.92	6.60±0.88	6.6±1.4	6.6±0.6 （5.4~7.4）
	C_7	7.84±0.97	8.13±0.89	7.12±0.98	7.20±1.22	7.0±1.3	0.9±0.7 （5.7~8.5）

表 2-3-3 下颈椎椎弓根轴线全长

测量项目		数据来源			
		解京明等[15] （干标本，n=24，均数 ± 标准差）		刘景堂等[16] [CT，n=100，均数 ± 标准 差（最小值 ~ 最大值）]	Onibokun 等[17] （CT，n=122，均数 ± 标准差）
		左侧	右侧		
椎弓根轴线全长 /mm	C_3	31.98±2.28	32.17±2.81	33.2±3.1 （27.0~35.6）	29.9±3.8
	C_4	31.94±2.51	31.70±2.58	34.4±2.7 （28.1~36.8）	29.9±3.7
	C_5	32.22±2.94	32.09±2.32	33.5±3.3 （29.0~36.6）	31.0±4.1
	C_6	32.47±2.49	33.11±2.53	34.1±2.9 （28.3~36.1）	31.8±4.4
	C_7	32.41±2.17	33.21±2.33	35.0±3.1 （26.3~37.1）	32.9±5.4

表 2-3-4 下颈椎椎弓根长度

测量项目		数据来源		
		解京明等[15]（干标本,n=24,均数 ± 标准差）		刘景堂等[16][CT,n=100,均数 ± 标准差（最小值～最大值）]
		左侧	右侧	
椎弓根长度 /mm	C_3	15.34±1.17	14.94±1.80	19.8±2.1（16.2~21.3）
	C_4	15.53±1.30	15.64±1.29	20.5±2.9（15.1~22.3）
	C_5	16.35±1.61	15.93±1.66	20.5±2.3（16.0~22.5）
	C_6	16.35±1.75	15.79±1.55	19.3±2.8（14.8~21.9）
	C_7	15.19±1.22	15.22±1.64	19.1±2.7（15.5~21.6）

表 2-3-5 下颈椎椎弓根内倾角

测量项目		数据来源			
		解京明等[15]（干标本,n=24,均数 ± 标准差）	刘景堂等[16][CT,n=100,均数 ± 标准差（最小值～最大值）]	Onibokun 等[17]（CT,n=122,均数 ± 标准差）	Uğur 等[18][干标本,n=20,均数 ± 标准差（最小值～最大值）]
椎弓根内倾角 /(°)	C_3	47.12±3.05	43.2±4.8（37.0~46.5）	43.3±4.9	38±4.2（27~49）
	C_4	43.47±1.49	44.5±4.6（38.2~49.3）	45.2±4.6	47±6.1（41~53）
	C_5	40.15±2.58	45.1±3.8（37.5~55.3）	45.3±4.5	48±4.2（38~56）
	C_6	38.55±2.45	40.8±4.7（35.2~53.1）	42.3±4.9	43±8.1（29~50）
	C_7	35.16±2.10	37.5±5.4（30.1~45.2）	37.8±5.0	45±3.9（38~57）

表 2-3-6 下颈椎椎弓根矢状角

测量项目		数据来源	
		解京明等[15]（干标本,n=24,均数 ± 标准差）	刘景堂等[16]（CT,n=20,均数 ± 标准差）
椎弓根矢状角 /(°)	C_3	8.50±2.50	8.6±1.8
	C_4	4.83±1.65	4.6±0.7
	C_5	1.25±1.45	−1.3±0.6
	C_6	−4.50±2.50	−4.0±1.1
	C_7	−8.50±2.50	−8.2±1.7

三、临床意义

（一）进钉点

螺钉进钉点选择一般在侧块中心点外侧，上关节突关节面下缘下方，其中 $C_3 \sim C_6$ 为侧块背面中上 1/4 水平线与中外 1/4 垂直线的交点；C_7 为侧块垂直线中线与中上 1/4 水平线交点偏上方（图 2-3-2）。

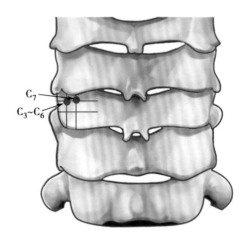

图 2-3-2　椎弓根螺钉进钉点

（二）进钉角度

螺钉置入的角度以与矢状面成角 30°~45°（$C_3 \sim C_6$ 呈 40°~45°；C_7 呈 30°~40°），水平面与上下终板平行。

（三）进钉深度

一般情况下深度为 18~20mm。当固定深度为椎弓根轴线全长 80% 时，已可获得足够的生物力学强度，再增加进钉深度，螺钉过长易穿透椎体前缘骨皮质损伤血管等。

（四）螺钉直径

最常选用的螺钉直径为 3.5mm。

> ➤ 螺钉直径：螺钉的直径一般为 3.5mm。
> ➤ 进钉点：侧块中心点外侧，上关节突关节面下缘下方。
> ➤ 进钉角度：螺钉置入的角度以与矢状面成角 30°~45°，水平面与上下终板平行。
> ➤ 进钉深度：螺钉长度一般为 18~20mm。

四、影像学标准

理想的螺钉位置，正位片上螺钉尾端中心位于侧块外侧缘中间，螺钉尖端位于钩椎关节区内，双侧螺钉向前方内侧相互会聚。侧位片上钉道与椎弓根中轴线保持一致，平行于椎体上终板，螺钉轨迹及尖部不应超过椎弓根上、下壁，上、下终板及椎体前缘的骨皮质（图 2-3-3）。

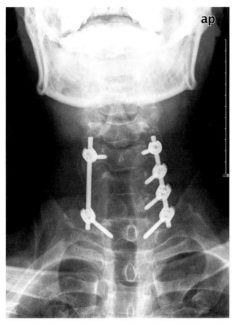

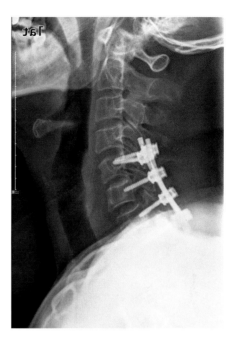

图 2-3-3A 椎弓根螺钉固定后正位片 图 2-3-3B 椎弓根螺钉固定后侧位片

（徐鸿明 李方财）

参考文献

［1］ NAYAK A N,GUTIERREZ S,BILLYS J B,et al. Biomechanics of lateral plate and pedicle screw constructs in lumbar spines instrumented at two levels with laterally placed interbody cages. Spine J,2013,13（10）:1331-1338.

［2］ HONG J T,QASIM M,ESPINOZA OAA,et al. A biomechanical comparison of three different posterior fixation constructs used for C6-C7 cervical spine immobilization:a finite element study. Neurol Med Chir（Tokyo）, 2014,54（9）:727-735.

［3］ BARNES A H,EGUIZABAL J A,ACOSTA F L,et al. Biomechanical pullout strength and stability of the cervical artificial pedicle screw. Spine,2009,34（1）:E16-E20.

［4］ KOTANI Y,CUNNINGHAM B W,ABUMI K,et al. Biomechanical analysis of cervical stabilization systems. An assessment of transpedicular screw fixation in the cervical spine. Spine,1994,19（22）:2529-2539.

［5］ JOHNSTON T L,KARAIKOVIC E E,LAUTENSCHLAGER E P,et al. Cervical pedicle screws vs. lateral mass screws:uniplanar fatigue analysis and residual pullout strengths. Spine J,2006,6（6）:667-672.

［6］ ABUMI K,ITOH H,TANEICHI H,et al. Transpedicular screw fixation for traumatic lesions of the middle and lower cervical spine:description of the techniques and preliminary report. J Spinal Disord,1994,7（1）:19-28.

［7］ 王东来,唐天驷,黄士中,等. 下颈椎椎弓根内固定的解剖学研究与临床应用. 中华骨科杂志,1998,18 （11）:659-662.

［8］ JEANNERET B,GEBHARD J S,MAGERL F. Transpedicular screw fixation of articular mass fracture-separation:results of an anatomical study and operative technique. J Spinal Disord,1994,7（3）:222-229.

［9］ 谭明生,张光铂,移平,等. 管道疏通法行颈椎弓根螺钉置入的研究. 中国脊柱脊髓杂志,2002,12（6）: 405-410.

［10］KARAIKOVIC E E,YINGSAKMONGKOL W,GAINES R W. Accuracy of cervical pedicle screw placement using the funnel technique. Spine,2001,26(22):2456-2462.

［11］徐荣明,校佰平,马维虎,等．颈椎椎弓根螺钉徒手植入技术的临床研究．中国骨与关节损伤杂志,2005,20(11):724-726.

［12］PAPAGELOPOULOS P J,CURRIER B L,NEALE P G,et al. Biomechanical evaluation of posterior screw fixation in cadaveric cervical spines. Clin Orthop Relat Res,2003(411):13-24.

［13］ABUMI K,KANEDA K. Pedicle screw fixation for nontraumatic lesions of the cervical spine. Spine,1997,22(16):1853-1863.

［14］KOTANI Y,ABUMI K,ITO M,et al. Improved accuracy of computer-assisted cervical pedicle screw insertion. J Neurosurg,2003,99(3 Suppl):257-263.

［15］解京明,张漾杰,鲁宁,等．下颈椎经椎弓根螺钉内固定相关解剖学观察．脊柱外科杂志,2006,4(6):354-358.

［16］刘景堂,刘兴炎,唐天驷,等．下颈椎椎弓根螺钉内固定相关参数的解剖学和影像学测量．中国脊柱脊髓杂志,2009,19(7):535-539.

［17］ONIBOKUN A,KHOO L T,BISTAZZONI S,et al. Anatomical considerations for cervical pedicle screw insertion:the use of multiplanar computerized tomography measurements in 122 consecutive clinical cases. Spine J,2009,9(9):729-734.

［18］UĞUR H C,ATTAR A,UZ A,et al. Surgical anatomic evaluation of the cervical pedicle and adjacent neural structures. Neurosurgery,2000,47(5):1162-1168.

第四节　下颈椎侧块螺钉固定术

一、技术简介

椎弓根螺钉固定属于三柱固定系统,因此拥有强大的生物力学稳定性。但是,由于其手术技术难度较大且风险较高,在临床应用中有一定的局限性,故颈椎侧块螺钉固定技术仍是当今世界最为流行的颈椎后路固定方法。由于 C_7 与 $C_3\sim C_6$ 具有不同的椎动脉及侧块的解剖学特点,因此 C_7 更多地选择椎弓根螺钉。法国学者 Roy-Camille 等[1] 首先报道应用颈椎后路侧块钢板螺钉内固定技术治疗颈椎骨折脱位取得了成功。侧块螺钉钢板内固定比传统的钢丝内固定更加牢固且稳定,因此具有较高的植骨融合率,高达 93%~100%[2-3]。为了降低术中风险及术后并发症发生率,国外学者提出了多种颈椎侧块螺钉的改良置钉方法,区别主要在于进钉点及钉道的不同[2,4-6]。目前临床上应用最多的是 Roy-Camille 法和 Magerl 法,两种方法优缺点各不相同:前者易损伤小关节面,且钉道较短;后者对神经根损伤的危险性较大,术中不易把握置钉方向[7-9]。在生物力学研究中发现,Magerl 法具有更高的强度[10-11],这可能与 Magerl 法置钉的钉道较长有关。

二、解剖学测量及数据

成人下颈椎侧块测量指标及结果见图 2-4-1,表 2-4-1~ 表 2-4-4。①侧块宽度(D1):侧块内、外侧之间的距离;②侧块高度(H):侧块上、下关节突下缘之间的距离;③侧块厚度(D2):侧块背侧线与腹侧线之间的距离;④侧块头倾角(α):上关节突关节面与椎体横截面之间的夹角。

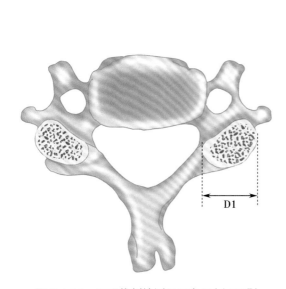

图 2-4-1A　下颈椎侧块测量示意图(上面观)
D1 为侧块宽度

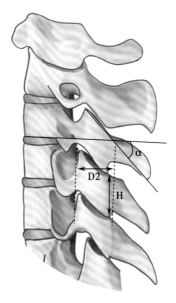

图 2-4-1B　下颈椎侧块测量示意图(侧面观)
H 为侧块高度,D2 为侧块厚度,α 为侧块头倾角

表 2-4-1 下颈椎侧块宽度

测量项目		贾玉华等[12]（均数 ± 标准差）		吉立新等[13] ［干标本, n=30, 均数 ± 标准差 （最小值 ~ 最大值）]	Barrey 等[14] ［CT, n=24, 均数 ± 标准差 （最小值 ~ 最大值）]
		（CT, n=40）	（干标本, n=6）	数据来源	
侧块宽度 /mm	C_3	12.5±1.13	12.5±1.23	12.2±1.8 （8.4~16.5）	11.1±1.3 （8.5~13.7）
	C_4	11.5±1.39	11.5±1.43	13.2±1.9 （8.6~16.7）	11.2±1.1 （9.1~13.4）
	C_5	12.4±1.65	12.2±1.45	14.5±2.2 （10.6~18.0）	12.3±1.5 （9.0~15.6）
	C_6	12.7±1.69	12.7±1.48	14.6±2.2 （11.6~19.5）	12.9±1.4 （10.1~15.7）
	C_7	13.1±1.75	12.8±1.69	15.7±2.0 （12.5~21.8）	13.2±1.9 （9.3~17.1）

表 2-4-2 下颈椎侧块高度

测量项目		贾玉华等[12]（均数 ± 标准差）		Barrey 等[14] ［CT, n=24,均数 ± 标准 差（最小值 ~ 最大值）]
		（X 线, n=50）	（干标本, n=6）	数据来源
侧块高度 /mm	C_3	13.12±1.71	12.17±1.92	12.5±2.1 （8.3~16.7）
	C_4	12.90±1.83	11.32±1.85	12.0±2.1 （7.8~16.3）
	C_5	13.25±1.75	12.85±1.65	13.1±2.1 （8.9~17.2）
	C_6	14.90±2.23	14.62±1.73	13.5±2.1 （9.2~17.8）
	C_7	15.56±2.63	15.32±2.13	13.9±2.7 （8.5~19.3）

表 2-4-3　下颈椎侧块厚度

测量项目		贾玉华等[12]（均数 ± 标准差）		Barrey 等[14] [CT,n=24,均数 ± 标准差（最小值~最大值）]
		（X 线,n=50）	（干标本,n=6）	
	C_3	11.80±1.82	10.82±1.53	10.9±1.4 （8.2~13.7）
	C_4	11.35±1.92	10.51±1.42	10.2±1.1 （8.0~12.4）
侧块厚度 /mm	C_5	10.61±1.75	10.21±1.85	10.1±1.3 （7.5~12.7）
	C_6	10.00±1.82	9.63±1.72	9.5±1.1 （7.3~11.6）
	C_7	9.82±1.71	9.35±2.21	9.1±1.4 （6.3~11.9）

表 2-4-4　下颈椎侧块头倾角

测量项目		贾玉华等[12]（均数 ± 标准差）		吉立新等[13] [干标本,n=30,均数 ± 标准差（最小值~最大值）]
		（X 线,n=50）	（干标本,n=6）	
	C_3	56.7±11.8	55.8±12.45	48.4±8.3 （30.0~63.0）
	C_4	53.2±10.6	52.6±11.55	49.9±5.5 （35.0~59.0）
侧块头倾角 /（°）	C_5	49.6±13.2	50.2±11.85	48.5±7.1 （36.0~67.0）
	C_6	55.3±11.2	54.3±12.26	53.0±5.9 （40.0~64.0）
	C_7	66.5±12.1	64.8±12.63	62.7±5.4 （54.0~73.0）

三、临床意义

最常用的方法为 Magerl 方法。

（一）进钉点

螺钉进钉点选择在侧块中点向头侧及内侧1~2mm的部位(图2-4-2),否则易造成神经根、椎动脉和脊髓损伤。

(二)进钉角度

螺钉置入的角度以与矢状面向外侧成角25°,水平面与小关节面平行,或向头侧与水平线成角45°。

(三)进钉深度

进钉深度一般情况下为12~16mm,双皮质固定的力学性能最强。

(四)螺钉直径

最常选用的螺钉直径为3.5mm。

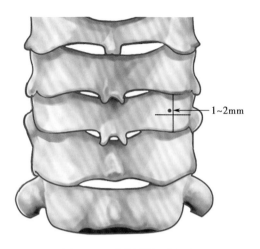

图2-4-2 侧块螺钉进钉点

> 螺钉直径:螺钉的直径一般为3.5mm。
> 进钉点:侧块中点向头侧及内侧1~2mm部位。
> 进钉角度:螺钉置入的角度以与矢状面向外侧成角25°,水平面与小关节面平行,或向头侧与水平线成角45°。
> 进钉深度:螺钉长度一般为12~16mm。

四、影像学标准

理想的螺钉位置为进钉点在侧块中心点稍偏内上方,向外侧成角约25°,螺钉轨迹及尖端不应突破侧块外侧缘骨皮质,CT矢状重建显示螺钉应大致平行于上关节突关节面,螺钉尖部应避免穿过椎间孔后部连线(图2-4-3)。如螺钉尖穿过椎间孔后部连线,则考虑螺钉过长,且螺钉尖位于椎间孔下部时有损伤神经根的可能。

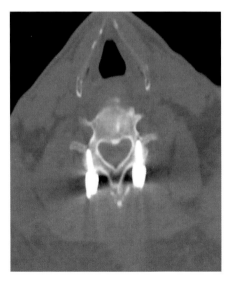

图2-4-3A 下颈椎侧块螺钉固定后CT横断面平扫

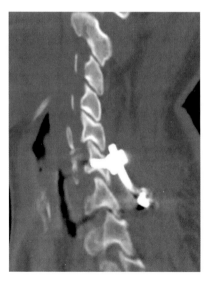

图2-4-3B 下颈椎侧块螺钉固定后侧位片CT矢状面重建

(徐鸿明 周非非)

参考文献

［1］ROY-CAMILLE R,SAILLANT G,MAZEL C. Internal fixation of the unstable cervical spine by a posterior osteosynthesis with plates and screws. The Cervical Spine,1989:390-403.

［2］NAZARIAN S M,LOUIS R P. Posterior internal fixation with screw plates in traumatic lesions of the cervical spine. Spine,1991,16(3 Suppl):S64-S71.

［3］FEHLINGS M G,COOPER P R,ERRICO T J. Posterior plates in the management of cervical instability:long-term results in 44 patients. J Neurosurg,1994,81(3):341-349.

［4］JEANNERET B,MAGERL F,WARD E H,et al. Posterior stabilization of the cervical spine with hook plates. Spine,1991,16(3 Suppl):S56-S63.

［5］ANDERSON P A,HENLEY M B,GRADY M S,et al. Posterior cervical arthrodesis with AO reconstruction plates and bone graft. Spine,1991,16(3 Suppl):S72-S79.

［6］AN H S,GORDIN R,RENNER K. Anatomic considerations for plate-screw fixation of the cervical spine. Spine,1991,16(10 Suppl):S548-551.

［7］HELLER J G,CARLSON G D,ABITBOL J J,et al. Anatomic comparison of the Roy-Camille and Magerl techniques for screw placement in the lower cervical spine. Spine,1991,16(10 Suppl):S552-S557.

［8］JóNSSON H Jr,RAUSCHNING W. Anatomical and morphometric studies in posterior cervical spinal screw-plate systems. J Spinal Disord,1994,7(5):429-438.

［9］CHOUEKA J,SPIVAK J M,KUMMER F J,et al. Flexion failure of posterior cervical lateral mass screws:influence of insertion technique and position. Spine,1996,21(4):462-468.

［10］MONTESANO P X,JAUCH E,JONSSON H Jr. Anatomic and biomechanical study of posterior cervical spine plate arthrodesis:an evaluation of two different techniques of screw placement. J Spinal Disord,1992,5(3):301-305.

［11］ERRICO T,UHL R,COOPER P,et al. Pullout strength comparison of two methods of orienting screw insertion in the lateral masses of the bovine cervical spine. J Spinal Disord,1992,5(4):459-463.

［12］贾玉华,赵成茂,孙海涛. 颈椎侧块的 X 线和 CT 测量及其意义. 中国医学影像学杂志,2004,12(1):69-70.

［13］吉立新,陈仲强,范明富,等. 下颈椎侧块安全置钉内固定的解剖学测量. 中国脊柱脊髓杂志,2008,18(4):286-289.

［14］BARREY C,MERTENS P,JUND J,et al. Quantitative anatomic evaluation of cervical lateral mass fixation with a comparison of the Roy-Camille and the Magerl screw techniques. Spine,2005,30(6):E140-E147.

第五节 下颈椎椎板螺钉固定术

一、技术简介

在下颈椎后路内固定技术中,临床上常用的有椎弓根螺钉固定、侧块螺钉固定、经关节螺钉固定、椎板螺钉固定等。椎板螺钉固定术作为一种新近出现的颈椎后路内固定方式最早于 2004 年由 Wright 等[1]首先报道应用于枢椎,该技术与椎弓根螺钉固定及侧块螺钉固定相比,具有操作简单,脊髓、神经根、动脉等损伤概率小等优点。目前国内外报道该技术在成人下颈椎中并不作为临床常规使用,主要作为一种在下颈椎侧块螺钉或椎弓根螺钉固定失败时的补救措施,并应用于 C_2 及上胸椎后路内固定系统[1-5]。Hong 等[6]对于 11 位亚洲患者行下颈椎椎板螺钉固定,其中 7 枚固定于 C_3,7 枚固定于 C_4,7 枚固定于 C_5,6 枚固定于 C_6,6 枚固定于 C_7,1 枚固定于 T_1,证实椎板螺钉固定于下颈椎可行。Alvin 等[7]对 50 例成年患者 C_3~C_7 进行 CT 模拟下行单侧及双侧 3.5mm 螺钉置入研究时,发现单侧椎板螺钉固定 C_7 达 100%,C_6 达 64% 以上,C_3~C_5 小于 52%;双侧螺钉固定时 C_7 男性高达 96%,女性达 84%,C_3、C_6 在 24% 以下,C_4、C_5 无法完成双侧置入,正是由于椎板解剖学的特殊性,在 C_3~C_6 一般仅以满足单侧螺钉,特殊体质时才有空间置入双侧椎板螺钉,因此术前 CT 评估是十分必要的。椎板螺钉固定由于其操作简单、相对安全,且适应证广泛,解剖限制少,特别适用于解剖异常患者,在其他固定技术失败时可作为补救技术或作为主要固定技术,目前临床上对于以侧方为主的下颈椎骨折固定中较常见,而在需要后路减压的退变性颈椎病中价值有限。

二、解剖学测量及数据

成人下颈椎椎板测量指标及结果见图 2-5-1,表 2-5-1~ 表 2-5-4。①椎板高度(H):椎板中点头、尾侧边缘的距离;②椎板厚度(D):椎板中部最窄处的厚度;③椎板轴线与矢状面的夹角(α);④椎板长度(L):椎板轴线与棘突根部的交点至椎板与侧块连接部的距离。

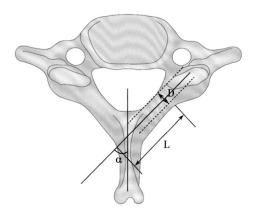

图 2-5-1A 下颈椎椎板测量示意图
D 为椎板厚度,α 为椎板轴线与矢状面的夹角,
L 为椎板长度

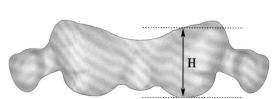

图 2-5-1B 下颈椎椎板测量示意图
H 为椎板高度

表 2-5-1 下颈椎椎板高度

测量项目		数据来源				
		林华杰等[8] (干标本,n=20,均数 ± 标准差)		Xu 等[9] (干标本, n=37,均数 ± 标准差)	Alvin 等[7] [CT,n=50,均数 ± 标准差 (最小值~最大值)]	
		手工测量	CT 测量		男性(n=25)	女性(n=25)
椎板高度 /mm	C_3	11.4±1.5	12.4±1.2	10.6±0.9	9.40±1.80 (5.00~12.5)	9.20±1.90 (5.90~12.5)
	C_4	11.6±1.3	12.5±1.1	10.4±1.1	8.00±1.70 (4.20~11.6)	8.10±1.90 (4.00~12.0)
	C_5	11.8±1.2	12.5±1.3	11.0±1.5	7.40±1.50 (3.80~11.3)	7.70±1.90 (3.60~12.0)
	C_6	12.0±1.2	12.5±1.4	12.4±1.6	8.10±1.80 (5.00~11.6)	8.10±2.00 (4.40~12.2)
	C_7	13.2±1.2	13.7±1.3	15.1±1.6	9.50±1.70 (6.20~13.6)	9.20±1.70 (6.20~14.2)

表 2-5-2 下颈椎椎板厚度

测量项目		数据来源						
		林华杰等[8] (干标本,n=20, 均数 ± 标准差)		李志军等[10] [均数 ± 标准差 (最小值~最大值)]		Xu 等[9] (干标本, n=37,均 数±标准差)	Alvin 等[7] [CT,n=50,均数 ± 标准差 (最小值~最大值)]	
		手工 测量	CT 测量	CT(n=100)	干标本 (n=100)		男性 (n=25)	女性 (n=25)
椎板厚度 /mm	C_3	4.3±1.0	4.5±0.9	5.0±0.8	3.6±0.9 (2.0~5.3)	2.4±0.7	4.20±0.90 (2.70~6.0)	4.10±0.90 (2.70~5.60)
	C_4	4.3±0.7	4.8±1.2	4.3±0.5	3.0±0.6 (1.8~4.6)	2.0±0.6	3.80±0.80 (2.30~5.70)	3.60±0.80 (2.20~5.10)
	C_5	4.7±0.8	4.9±0.5	4.4±0.5	3.0±0.7 (1.7~5.5)	1.9±0.6	3.60±0.70 (2.40~5.20)	3.30±0.80 (1.80~4.60)
	C_6	4.8±1.2	5.0±0.9	5.1±0.9	3.8±0.9 (2.2~6.0)	2.3±0.6	4.30±0.70 (3.10~5.60)	3.90±0.90 (2.50~5.80)
	C_7	4.9±0.9	5.4±1.1	6.0±1.1	5.5±1.0 (3.5~8.5)	3.6±0.7	6.30±0.90 (4.80~8.50)	5.90±1.40 (3.60~8.80)

表 2-5-3 下颈椎椎板轴线与矢状面夹角

测量项目		张伟等[11]（干标本，n=9，中位数）	林华杰等[12]		Yusof 等[13]（CT，n=98，均数 ± 标准差）
			（干标本，n=20，均数 ± 标准差）	（CT，n=100，均数 ± 标准差）	
椎板轴线与矢状面夹角 /(°)	C₃	50.99	55.3±10.3	57.5±10.2	50.8±1.8
	C₄	49.11	54.1±9.8	55.3±10.8	51.4±2.0
	C₅	49.11	56.0±10.2	58.3±9.7	50.9±2.0
	C₆	51.11	60.0±9.9	60.3±10.1	51.1±2.0
	C₇	50.90	55.9±11.3	57.3±10.0	50.5±2.2

表 2-5-4 下颈椎椎板长度

测量项目		Alvin 等[7][CT，n=50，均数 ± 标准差（最小值 ~ 最大值）]		林华杰等[12]	
		男性（n=25）	女性（n=25）	干标本（n=20，均数 ± 标准差）	CT（n=100，均数 ± 标准差）
椎板长度	C₃	21.0±1.60（17.7~24.3）	20.2±1.60（16.8~23.1）	27.2±3.4	28.2±2.3
	C₄	21.2±1.60（17.3~24.4）	20.4±1.70（18.2~23.8）	27.5±3.6	26.8±2.4
	C₅	21.4±1.60（18.1~28.7）	20.5±1.50（18.2~23.5）	28.4±3.2	25.4±2.5
	C₆	22.3±2.10（18.1~28.7）	21.1±1.90（18.6~25.5）	28.5±2.6	25.5±2.6
	C₇	25.5±1.70（22.4~29.3）	23.4±2.70（19.4~29.6）	30.8±3.2	28.8±3.0

三、临床意义

（一）进钉点

下颈椎椎板螺钉的进钉点选择在棘突的基底部、棘突和椎板的交界处稍偏向椎板侧（图2-5-2）。如需双侧置顶钉，则将上位椎板螺钉进钉点位置偏头侧，下位椎板螺钉位置偏尾侧。

（二）进钉角度

在直视下把握进钉角度。螺钉方向与椎板方向一致，朝向对侧椎弓根，走行于对侧椎板内，一般与矢状面成角 50°~55°。

（三）进钉深度

进钉深度一般为 16~24mm。随着深度的增加，螺钉尖端置入侧块概率增大，如超过

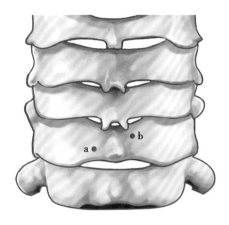

图 2-5-2　下颈椎椎板螺钉进钉点示意图
a 为下位椎板螺钉进钉点；b 为上位椎板
螺钉进钉点

24mm，将增加损伤椎动脉的风险。

（四）螺钉直径

亚洲人下颈椎椎板厚度比欧美人偏小，故下颈椎椎板螺钉技术应用于国人时应谨慎，术前 CT 扫描评估是非常有必要的，如螺钉直径选择 3.5mm，则要求椎板厚度必须大于 4mm。

- ➢ 螺钉直径：螺钉的直径一般选择为 3.5mm。
- ➢ 进钉点：棘突的基底部、棘突和椎板的交界处稍偏向椎板侧。
- ➢ 进钉角度：与矢状面成角 50°~55° 走行于椎板内。
- ➢ 进钉深度：进钉深度一般为 16~24mm。

四、影像学标准

理想的螺钉位置应在正位片显示螺钉尾端位于棘突两侧，互相交叉上下走行于椎板内，术后 CT 扫描示椎板螺钉位于椎板内，未突破椎板腹侧皮质进入椎管（图 2-5-3）。

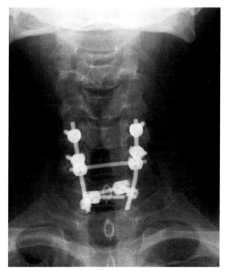

图 2-5-3A　下颈椎椎板螺钉固定后正位片

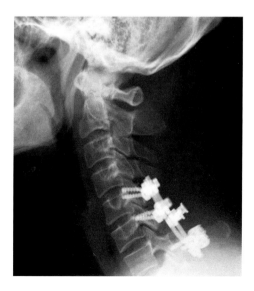

图 2-5-3B　下颈椎椎板螺钉固定后侧位片

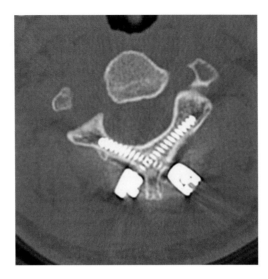

图 2-5-3C 下颈椎椎板螺钉固定后 CT 图像

（徐鸿明　沈洪兴）

参考文献

［1］WRIGHT N M. Posterior C2 fixation using bilateral, crossing C2 laminar screws：case series and technical note. J Spinal Disord Tech, 2004, 17 (2)：158-162.

［2］KRETZER R M, HU N, KIKKAWA J, et al. Surgical management of two- versus three-column injuries of the cervicothoracic junction：biomechanical comparison of translaminar screw and pedicle screw fixation using a cadaveric model. Spine, 2010, 35 (19)：E948-E954.

［3］王向阳, 徐华梓, 池永龙, 等. 改良枢椎椎板螺钉置钉方法的临床应用. 脊柱外科杂志, 2016, 14 (4)：216-219.

［4］GARDNER A, MILLNER P, LIDDINGTON M, et al. Translaminar screw fixation of a kyphosis of the cervical and thoracic spine in neurofibromatosis. J Bone Joint Surg Br, 2009, 91 (9)：1252-1255.

［5］KRETZER R M, SCIUBBA D M, BAGLEY C A, et al. Translaminar screw fixation in the upper thoracic spine. J Neurosurg Spine, 2006, 5 (6)：527-533.

［6］HONG J T, SUNG J H, SON B C, et al. Significance of laminar screw fixation in the subaxial cervical spine. Spine, 2008, 33 (16)：1739-1743.

［7］ALVIN M D, ABDULLAH K G, STEINMETZ M P, et al. Translaminar screw fixation in the subaxial cervical spine：quantitative laminar analysis and feasibility of unilateral and bilateral translaminar virtual screw placement. Spine, 2012, 37 (12)：E745-E751.

［8］林华杰, 徐荣明, 刘观燚, 等. 下颈椎棘突椎板螺钉固定的解剖学研究. 中国骨伤, 2012, 25 (7)：594-598.

［9］XU R, BURGAR A, EBRAHEIM N A, et al. The quantitative anatomy of the laminas of the spine. Spine, 1999, 24 (2)：107-113.

［10］李志军, 王瑞. 脊柱椎板厚度测量及其临床意义. 中国临床解剖学杂志, 1999, 17 (2)：155-156.

［11］张伟, 付晓玲, 吴凯, 等. 下颈椎椎板螺钉固定可行性解剖学研究. 重庆医学, 2014, 43 (6)：681-683.

［12］林华杰, 李启运, 徐荣明, 等. 下颈椎椎板螺钉固定的可行性研究. 中医正骨, 2012, 24 (12)：11-14.

［13］YUSOF M I, SHAMSI S S. Translaminar screw fixation of the cervical spine in Asian population：feasibility and safety consideration based on computerized tomographic measurements. Surg Radiol Anat, 2012, 34 (3)：203-207.

第六节　下颈椎前路椎弓根螺钉固定术

一、技术简介

颈椎前路手术相对于颈椎后路手术,具有手术创伤小、并发症少、恢复快等优点。自Abumi 等[1]首先应用颈椎后路椎弓根螺钉内固定技术治疗下颈椎取得成功以来,它以其独特的三维立体稳定优势,在临床应用越来越广泛。但对于经前路手术的下颈椎病变,单纯前路钢板螺钉固定的生物力学稳定性有限,临床上往往同时加行后路颈椎内固定术,以增加其稳定性。为提高下颈椎前路螺钉的生物力学稳定性,Koller 等[2-3]提出颈椎前路椎弓根螺钉(anterior pedicle screw, APS)技术(图 2-6-1)。多项生物力学研究表明[3-4],颈椎前路椎弓根螺钉抗拔出强度明显优于颈椎前路椎体螺钉,能增加颈椎前路钉板系统的生物力学稳定性。但因前路椎弓根螺钉通道较长,颈椎弓根细小,周围有重要解剖结构,此技术也给临床医生带来了挑战。

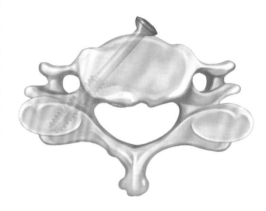

图 2-6-1　颈椎前路椎弓根螺钉示意图

二、解剖学测量及数据

成人颈椎前路椎弓根螺钉相关解剖学参数见图 2-6-2A、图 2-6-2B,图 2-6-3A、图 2-6-3B、图 2-6-3C 及表 2-6-1、表 2-6-2。

DsIP(椎弓根投影上距):椎弓根中轴线在椎体前壁的投影与上终板平面之间的距离;DlsIP 为左椎弓根投影上距;DrsIP 为右椎弓根投影上距。

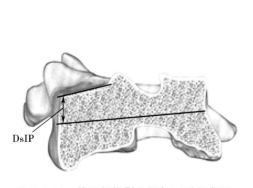

图 2-6-2A　椎弓根投影上距(DsIP)示意图

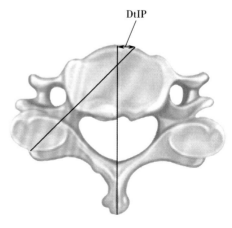

图 2-6-2B　椎弓根投影中距(DtIP)示意图

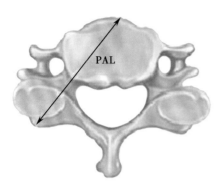

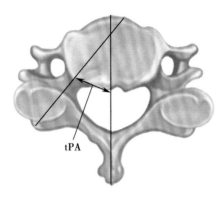

图 2-6-3A 椎弓根中轴全长（PAL）示意图　　　　　图 2-6-3B 椎弓根外倾角（tPA）示意图

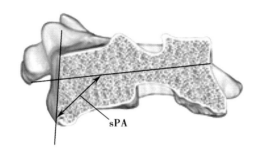

图 2-6-3C 椎弓根头倾角（sPA）示意图

DtIP（椎弓根投影中距）：椎弓根中轴线在椎体前壁的投影与正中矢状面之间的距离；DltIP 为左椎弓根投影中距；DrtIP 为右椎弓根投影中距。

PAL（椎弓根中轴全长）：经椎弓根中轴线侧块到椎体前壁的距离；lPAL 为左椎弓根中轴全长；rPAL 为右椎弓根中轴全长。

tPA（椎弓根外倾角）：椎弓根中轴线与椎体正中矢状面之间的夹角；ltPA 为左椎弓根外倾角；rtPA 为右椎弓根外倾角。

sPA（椎弓根头倾角）：椎弓根中轴线与椎体前壁平面之间的夹角；lsPA 为左椎弓根头倾角；rsPA 为右椎弓根头倾角。

表 2-6-1 进钉点的选择（均数 ± 标准差）　　　　　　单位：mm

测量项目	数据来源							
	徐荣明等[5]（尸体标本，n=20）		董亮等[6]（CT，n=42）		Koller 等[2]（CT，n=29）			
	DsIP	DtIP	DsIP	DtIP	DlsIP	DrsIP	DltIP	DrtIP
C_3	3.4±0.6	3.98±1.6	5.89±0.39	−2.91±0.59	3.58±1.35	3.75±1.50	2.77±2.25	2.67±2.24
C_4	3.6±0.4	3.26±0.9	6.27±1.03	−2.43±0.37	4.97±1.76	4.98±1.88	2.24±2.07	2.53±2.17
C_5	5.1±0.9	2.13±2.1	7.41±0.96	1.38±0.27	6.73±1.92	6.27±1.71	1.18±2.95	1.14±2.52
C_6	6.6±0.8	−1.27±2.1	7.55±1.12	4.31±0.57	6.69±1.71	6.86±1.67	−0.67±3.55	−1.21±3.16
C_7	7.5±0.9	−1.97±1.2	8.35±0.84	4.82±0.71	7.11±1.33	7.11±1.62	−1.18±2.94	−1.19±3.07

表 2-6-2　椎弓根外倾角、头倾角及螺钉通道长度(均数 ± 标准差)

测量项目	数据来源							
	徐荣明等[5] (尸体标本,n=20)			Koller 等[2] (CT,n=29)					
	tPA/(°)	sPA/(°)	PAL/mm	ltPA/(°)	rtPA/(°)	lsPA/(°)	rsPA/(°)	lPAL/mm	rPAL/mm
C_3	45.7±4.0	93.4±7.2	31.5±1.4	49.00±3.82	47.71±3.41	94.76±5.51	94.09±5.74	34.22±4.92	34.63±4.85
C_4	50.8±5.2	100.2±7.4	32.4±3.4	52.03±3.01	51.09±4.07	103.40±5.87	104.43±7.34	34.39±4.68	34.08±4.55
C_5	52.1±5.9	104.5±7.2	32.1±1.9	51.71±4.10	51.75±4.55	107.51±5.85	108.46±6.00	35.89±4.23	35.76±4.71
C_6	47.8±6.7	112.1±6.2	32.5±2.3	48.67±5.03	47.47±4.25	110.73±5.27	111.18±4.59	36.37±3.91	35.51±4.61
C_7	44.4±8.3	102.7±8.5	31.7±5.2	40.21±6.47	40.80±5.79	104.17±5.64	105.74±5.46	34.95±4.94	34.74±5.07

三、临床意义

(一) 进钉点

下颈椎前路椎弓根螺钉的通道较长,由于颈椎弓根细小,周围毗邻重要的解剖结构,对置钉的技术要求较高。需将 C 形臂 X 线机旋转至能看到近似圆形颈椎弓根 X 线投影(即颈椎弓根的轴线位片)进而在 C 形臂 X 线机的引导下用克氏针确定进钉点[3,5,7]。

(二) 进钉的角度

根据术前三维 CT 钉道轨迹的测量得到置钉的外倾角与下倾角,在颈椎弓根的轴线位片的引导下,置入导针。进钉的角度横切面上内倾角度 C_3 约为 46°,C_4、C_5 约均为 51°,C_6 约为 47°,C_7 约为 42°;矢状面角度 C_3 约为 94°,C_4 约为 103°,C_5 约为 105°,C_6 约为 110°,C_7 约为 103°。

(三) 进钉的深度

由于螺钉通道的长度 30~40mm,建议螺钉的长度 30~38mm。

(四) 螺钉直径

由于 13% 的颈椎弓根宽度会小于 4.5mm,9% 的颈椎弓根螺钉的高度会小于 4.5mm[3],故建议螺钉直径为 3.5mm。

也有学者在尸体颈椎标本上,应用三维打印的颈椎前路椎弓根导航模板行下颈椎前路椎弓根置钉,取得了良好的效果[8]。

➢ 进钉点:根据颈椎椎弓根轴位透视片确定进钉点。

➢ 螺钉直径:螺钉的直径建议为 3.5mm。

➢ 进钉角度:内倾角度 C_3 为 46°,C_4、C_5 均为 51°,C_6 为 47°,C_7 为 42°;矢状面角度 C_3 为 94°,C_4 为 103°,C_5 为 105°,C_6 为 110°,C_7 为 103°。具体根据颈椎椎弓根轴位透视片来引导。

➢ 进钉深度:建议螺钉的长度为 30~38mm。

四、影像学标准

C 形臂 X 线机旋转至能看到近似圆形颈椎椎弓根 X 线投影(即颈椎椎弓根的轴线位片),这样就可以确定进钉点,再根据术前 CT 测量到的矢状面与横断面的角度进入导针,术中颈椎椎弓根的轴线位片确定导针位于颈椎椎弓根 X 线投影区内[3,5]；也可用术中 CT 来进行引导[3]（图 2-6-4A、图 2-6-4B、图 2-6-4C、图 2-6-4D）。

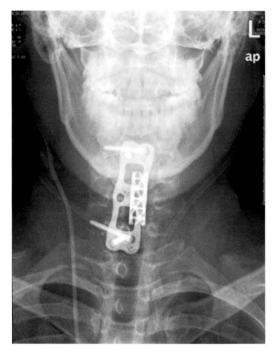

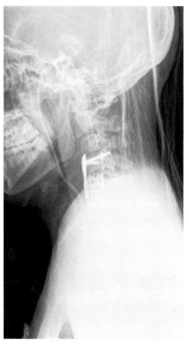

图 2-6-4A　颈椎前路椎弓根螺钉正位 X 线片

图 2-6-4B　颈椎前路椎弓根螺钉侧位 X 线片

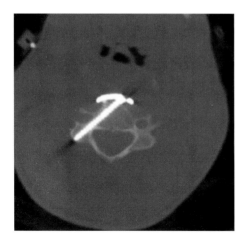

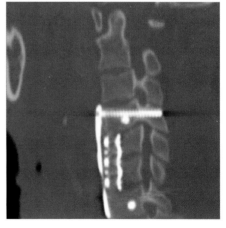

图 2-6-4C　颈椎前路椎弓根螺钉 CT 横断面图

图 2-6-4D　颈椎前路椎弓根螺钉 CT 矢状面图

（林仲可　马维虎）

参考文献

［1］ABUMI K,ITOH H,TANEICHI H,et al. Transpedicular screw fixation for traumatic lesions of the middle and lower cervical spine:description of the techniques and preliminary report. J Spinal Disord,1994,7(1):19-28.

［2］KOLLER H,HEMPFING A,ACOSTA F,et al. Cervical anterior transpedicular screw fixation:Part I:Study on morphological feasibility,indications,and technical prerequisites. Eur Spine J,2008,17(4):523-538.

［3］KOLLER H,ACOSTA F,TAUBER M,et al. Cervical anterior transpedicular screw fixation(ATPS):Part Ⅱ:Accuracy of manual insertion and pull-out strength of ATPS. Eur Spine J,2008,17(4):539-555.

［4］WU C,CHEN C,WU W,et al. Biomechanical analysis of differential pull-out strengths of bone screws using cervical anterior transpedicular technique in normal and osteoporotic cervical cadaveric spines. Spine,2015,40(1):E1-E8.

［5］徐荣明,赵刘军,马维虎,等. 下颈椎前路椎弓根螺钉内固定解剖学测量及临床应用. 中华骨科杂志,2011,31(12):1337-1343.

［6］董亮,谭明生,移平,等. 颈椎前路椎弓根螺钉置入的解剖学研究. 中国矫形外科杂志,2014,22(2):138-143.

［7］YUKAWA Y,KATO F,ITO K,et al. Anterior cervical pedicle screw and plate fixation using fluoroscope-assisted pedicle axis view imaging:a preliminary report of a new cervical reconstruction technique. Eur Spine J,2009,18(6):911-916.

［8］FU M,LIN L,KONG X,et al. Construction and accuracy assessment of patient-specific biocompatible drill template for cervical anterior transpedicular screw(ATPS)insertion:an in vitro study. PLoS One,2013,8(1):E53580.

第七节 下颈椎关节突螺钉固定术

一、技术简介

下颈椎后方入路有许多固定技术,如侧块螺钉、椎弓根螺钉以及椎板螺钉等,下颈椎相应的结构由于肿瘤、发育异常等原因,常存在解剖结构破坏或变异,常无法应用前面所述的相应固定技术。下颈椎关节突螺钉固定技术的出现,为临床医生提供了更多的固定方式。下颈椎关节突螺钉固定技术于 1972 年首先由 Roy-Camille[1]报道(图 2-7-1A、图 2-7-1B、图 2-7-1C)。Klekamp 等[2]对下颈椎关节突螺钉与侧块螺钉抗拔出能力进行比较发现,关节突螺钉抗拔出力明显强于颈椎侧块螺钉,侧块螺钉抗拔出力平均为 359N,而关节突螺钉抗拔出力平均为 467N。另有多名学者[3-4]研究表明,下颈椎关节突螺钉的生物力学稳定性与侧块螺钉固定相同。

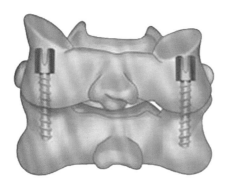

图 2-7-1A 下颈椎关节突螺钉固定后方透视图

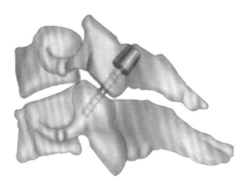

图 2-7-1B 下颈椎关节突螺钉固定侧方透视图

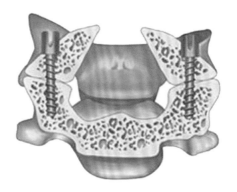

图 2-7-1C 下颈椎关节突螺钉固定钉道截面图

二、解剖学测量及数据

下颈椎关节螺钉的解剖学参数主要有进钉点、螺钉在矢状位及水平位的角度（表 2-7-1、图 2-7-2A、图 2-7-2B、图 2-7-2C、图 2-7-3A、图 2-7-3B、图 2-7-4A、图 2-7-4B、图 2-7-4C）。

表 2-7-1 下颈椎关节突螺钉的相关解剖学参数

测量项目	数据来源							
	刘观燚等[5]（n=20，CT，侧块中心内侧 1mm 进针）			Milchteim 等[6]（n=50，CT，侧块中点进针）		Jost 等[7]（n=30，CT，侧块内下方进针）		
	长度/mm	角度/(°)		长度/mm	矢状位角度/(°)	长度/mm	角度/(°)	
		矢状位	水平位				矢状位	水平位
C₃~C₄	17.4±1.1	38.6±6.2	17.3±5.2	17.9±2.6 (9.7~24.1)	52.7±7.8 (34.3~64.4)	14±1 (11~16)	77±10 (57~98)	24±4 (0~60)
C₄~C₅	17.3±1.4	37.9±4.1	16.1±4.2	17.6±3.2 (11.6~23.6)	56.5±8.0 (36.3~72.5)	15±1 (12~20)	80±11 (59~114)	25±5 (0~60)
C₅~C₆	16.8±1.5	36.5±4.2	17.3±4.7	16.3±3.6 (11.6~25.8)	55.0±8.8 (23.5~74.8)	16±2 (13~20)	81±8 (59~98)	25±4 (0~64)
C₆~C₇	—	—	—	13.1±2.2 (9.0~19.6)	53.0±8.7 (23.5~73.2)	23±4 (18~40)	100±11 (74~127)	33±6 (3~69)

注：Milchteim 文中水平位的角度均为平行于椎体正中前后轴，无内倾及外倾角，矢状位角度是指螺钉方向与 CT 检查床垂线在矢状位上的成角；Jost 文中矢状角度是指螺钉与关节突关节面在矢状位上的成角。

数据以均数±标准差和最小值~最大值表示。

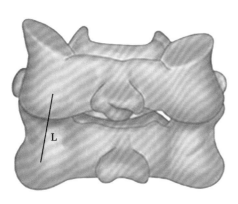

图 2-7-2A 刘观燚等[5]报道所示关节突螺钉长度示意图

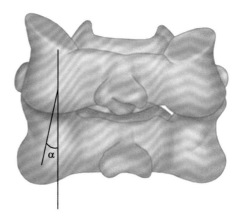

图 2-7-2B 刘观燚等[5]报道所示关节突螺钉矢状位（尾倾）角度（α）

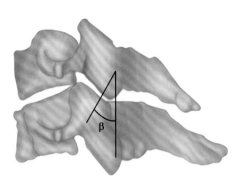

图 2-7-2C 刘观燚等[5]报道所示关节突螺钉水平位(外倾)角度(β)

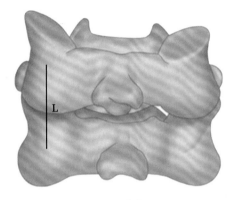

图 2-7-3A Milchteim 等[6]报道所示关节突螺钉长度示意图(L 为螺钉长度)

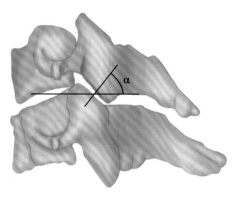

图 2-7-3B Milchteim 等[6]报道所示关节突螺钉水平矢状位(尾倾)角度(α)

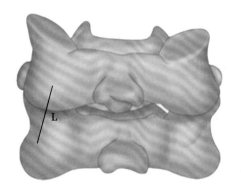

图 2-7-4A Jost 等[7]报道所示关节突螺钉长度示意图(L 为螺钉长度)

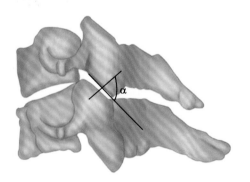

图 2-7-4B Jost 等[7]报道所示关节突螺钉水平矢状位(尾倾)角度(α)

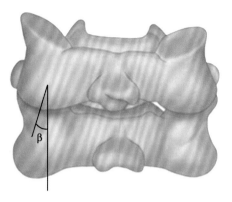

图 2-7-4C Jost 等[7]报道所示关节突螺
钉水平位(外倾)角度(β)

进钉点及角度主要有以下 3 种(图 2-7-5A、图 2-7-5B、图 2-7-5C)。

1. Klekamp 技术[2] 以侧块中点内侧 1mm、尾侧 1~2mm 作为进钉点,进钉角度为尾倾
40°,外倾 20°。

2. Takayasu 技术[8] 以侧块中上 1/3 中心为进钉点,进钉角度为尾倾 60°~80°,外倾 0°。

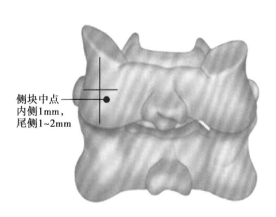

侧块中点
内侧1mm,
尾侧1~2mm

图 2-7-5A 进钉点示意图(后视图)Klekamp 技术

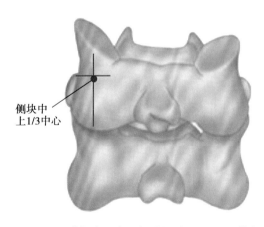

侧块中
上1/3中心

图 2-7-5B 进钉点示意图(后视图)Takayasu 技术

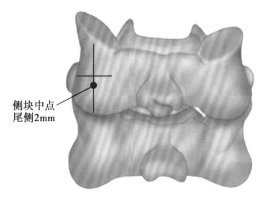

侧块中点
尾侧2mm

图 2-7-5C 进钉点示意图(后视图)Dalcanto 技术

3. Dalcanto 技术[4] 以侧块中心点尾侧 2mm 为进钉点,进钉角度为尾倾 40°,外倾 20°。

三、临床意义

(一)进钉点

下颈椎关节突螺钉的进钉点选择侧块中点为宜,此进钉点容易辨认,有利于记忆与操作。

(二)进钉深度

下颈椎各节关节突螺钉的长度,不同节段各有不同,特别是 C_5~C_6 与 C_6~C_7 关节突螺钉还存在性别上的差异[6]。C_3~C_4、C_4~C_5 选用 14~19mm 为宜,C_5~C_6 选用 16mm,C_6~C_7 可选用 12~24mm。

(三)进钉角度

不同的进钉点及节段有不同的进钉角度,建议进钉点选择为侧块中点,水平位上垂直向前即可,不用内倾或外倾。

(四)螺钉直径

选用直径 3.5~4.0mm 皮质骨螺钉。

- ➤ 螺钉直径:一般选用直径 3.5~4.0mm 皮质骨螺钉。
- ➤ 进钉点:侧块的中点。
- ➤ 进钉深度:一般以 12~24mm 为宜。
- ➤ 进钉角度:水平位上垂直向前,矢状位上与躯体冠状成 50° 为宜。

四、影像学标准

标准侧位片上将椎体自前向后平分成 4—1 区,椎体后缘向后与 1 区相同宽度的区域称为 Pre-1(P_1)区,椎螺钉理想位置(Dalcanto 技术)在侧位片上:C_3~C_4、C_4~C_5 关节突螺钉的头端位于 1 区,而 C_3~C_4、C_4~C_5 关节突螺钉的头端则位于 Pre-1 区(图 2-7-6)[9]。

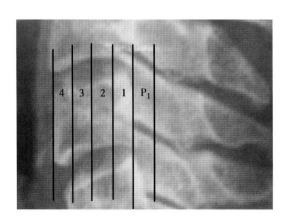

图 2-7-6 侧位 X 线片上椎体及后缘的分区示意图

(林仲可 林 焱)

参考文献

[1] ROY-CAMILLE R. Surgery of the cervical spine.4:dislocation,fracture of the articular process. Nouv Press Med,1972,1(37):2484-2489.

[2] KLEKAMP J W,UGBO J L,HELLER J G,et al. Cervical transfacet versus lateral mass screws:a biomechanical comparison. J Spinal Disord,2000,13(6):515-518.

[3] MIYANJI F,MAHAR A,OKA R,et al. Biomechanical differences between transfacet and lateral mass screw-rod constructs for multilevel posterior cervical spine stabilization. Spine,2008,33(23):E865-E869.

[4] DALCANTO R A,LIEBERMAN I,INCEOGLU S,et al. Biomechanical comparison of transarticular facet screws to lateral mass plates in two-level instrumentations of the cervical spine. Spine,2005,30(8):897-892.

[5] 刘观燚,徐荣明,马维虎,等. 下颈椎后路经关节螺钉内固定的解剖学研究. 中华骨科杂志,2007,27(9):677-681.

[6] MILCHTEIM C,YU W D,HO A,et al. Anatomical parameters of subaxial percutaneous transfacet screw fixation based on the analysis of 50 computed tomography scans:clinical article. J Neurosurg Spine,2012,16(6):573-578.

[7] JOST G F,BISSON E F,SCHMIDT M H. Computed tomography-based determination of a safe trajectory for placement of transarticular facet screws in the subaxial cervical spine. J Neurosurg Spine,2012,16(4):334-339.

[8] TAKAYASU M,HARA M,YAMAUCHI K,et al. Transarticular screw fixation in the middle and lower cervical spine. J Neurosurg,2003,99(1 Suppl):132-136.

[9] XU R,ZHAO L,CHAI B,et al. Lateral radiological evaluation of transarticular screw placement in the lower cervical spine. Eur Spine J,2009,18(3):392-397.

第八节 下颈椎关节突椎弓根螺钉固定术

一、技术简介

下颈椎后路内固定方式主要有侧块螺钉、椎弓根螺钉,下颈椎相应的结构由于肿瘤、发育异常等原因,常存在解剖结构破坏或变异,无法应用前面所述的相应固定技术。1972年首先由Roy-Camille[1]报道下颈椎关节突螺钉固定技术,为临床医生提供更多的固定方式。多项研究[2-4]表明,下颈椎关节突螺钉的生物力学稳定性优于或相同于侧块螺钉。为提高下颈椎关节突椎弓根螺钉固定的力学强度,2007年刘观燚等[5]提出下颈椎关节突椎弓根螺钉技术,此螺钉固定的抗拔出强度高于标准的椎弓根螺钉[6](图2-8-1A、图2-8-1B、图2-8-1C)。与侧块螺钉、椎弓根螺钉固定技术相比,下颈椎关节突椎弓根螺钉固定技术还可减少螺钉的数量。但下颈椎关节突椎弓根螺钉钉道较长,且椎弓根截面较小,周围又有重要的神经血管,因此在实际应用中存在较高的神经血管损伤风险。

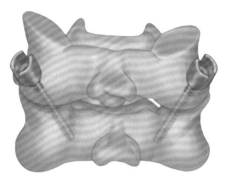

图 2-8-1A 下颈椎关节突椎弓根螺钉固定后方透视图

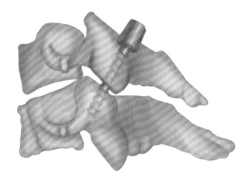

图 2-8-1B 下颈椎关节突椎弓根螺钉固定侧方透视图

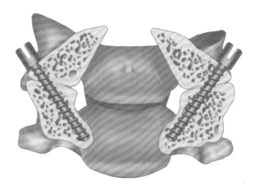

图 2-8-1C 下颈椎关节突椎弓根螺钉固定螺钉钉道截面图

二、解剖学测量及数据

下颈椎关节突椎弓根螺钉从上位椎侧块外下象限中心为进钉点（图 2-8-3），螺钉由上位椎下关节突经关节突关节、下位椎椎弓根，置入下位椎体内前下方，钉尖接近椎体前缘皮质。下颈椎关节突螺钉解剖学参数见表 2-8-1（进针点在侧块中心内侧 1mm）及图 2-8-2A、图 2-8-2B、图 2-8-2C。

表 2-8-1　下颈椎关节突椎弓根螺钉解剖学参数

测量项目	数据来源		
	刘观燚等[5]（CT，n=20，均数 ± 标准差）		
	长度 /mm	尾倾角 /(°)	内倾角 /(°)
$C_3\sim C_4$	34.2±1.6	47.2±5.2	42.5±3.7
$C_4\sim C_5$	35.4±1.1	51.6±6.2	44.3±4.2
$C_5\sim C_6$	33.3±1.4	49.7±4.1	41.1±3.2
$C_6\sim C_7$	43.3±4.7	52.5±4.2	43.3±4.7

注:侧块中心内侧 1mm 进针

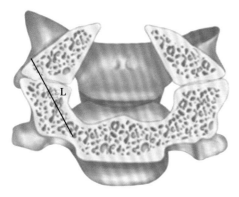

图 2-8-2A　下颈椎关节突螺钉解剖学参数示意图（沿钉道截面图）

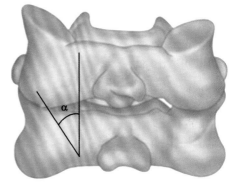

图 2-8-2B　下颈椎关节突螺钉解剖学参数示意图（后面观）

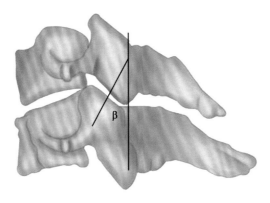

图 2-8-2C　下颈椎关节突螺钉解剖学参数示意图（侧面观）

三、临床意义

(一) 进钉点

将下颈椎侧块均分为四个象限,选择上位椎骨侧块外下象限中心为进钉点(图 2-8-3)。

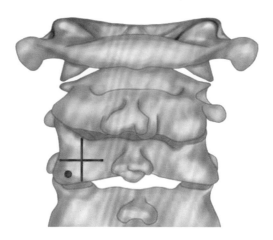

图 2-8-3　进钉点示意图

(二) 进钉角度

螺钉由上位椎下关节突经关节突关节、下位椎椎弓根,置入下位椎椎体内,钉道指向内前下方,由于椎弓根在横断面内倾为 45° 左右,关节突椎弓根螺钉的内倾角度为 42.8°±4.0°,尾倾角度为 50.3°±4.9°

(三) 进钉深度

螺钉的长度一般为 34.1mm±1.4mm,明显长于标准椎弓根螺钉,建议螺钉长度以 2mm 递增。

(四) 螺钉直径

螺钉建议选用直径 3.5mm 皮质骨螺钉。

➢ 进钉点:侧块外下象限中心。
➢ 进钉深度:一般以 34mm 为宜。
➢ 进钉角度:内倾 45°,尾倾 50° 为宜。
➢ 螺钉的直径:一般选用直径 3.5~4.0mm 皮质骨螺钉。

四、影像学标准

下颈椎关节突螺钉置钉难度高,尚未见临床应用报道,目前尚无术中 X 线片影像学标准。在尸体标本上置钉时,选择上位椎骨侧块外下象限中心点为进钉点,直视下,螺钉由上位椎骨下关节突经关节突关节、下位椎骨椎弓根,置入下位椎体内前下方[5]。

(林仲可　毛方敏)

参考文献

[1] ROY-CAMILLE R. Surgery of the cervical spine.4:dislocation,fracture of the articular process. Nouv Press Med,1972,1(37):2484-2489.

[2] KLEKAMP J W,UGBO J L,HELLER J G,et al. Cervical transfacet versus lateral mass screws:a biomechanical comparison. J Spinal Disord,2000,13(6):515-518.

[3] MIYANJI F,MAHAR A,OKA R,et al. Biomechanical differences between transfacet and lateral mass screw-rod constructs for multilevel posterior cervical spine stabilization. Spine,2008,33(23):E865-E869.

[4] DALCANTO R A,LIEBERMAN I,INCEOGLU S,et al. Biomechanical comparison of transarticular facet screws to lateral mass plates in two-level instrumentations of the cervical spine. Spine,2005,30(8):897-892.

[5] 刘观燚,徐荣明,马维虎,等 . 下颈椎经关节突关节椎弓根螺钉固定的可行性 . 中国脊柱脊髓杂志,2007,17(7):539-542.

[6] 刘观燚,徐荣明,马维虎,等 . 颈椎经关节椎弓根螺钉固定与标准椎弓根螺钉固定的生物力学比较 . 中华骨科杂志,2009,29(10):960-963.

第九节 颈椎后路单开门椎板成形钉板系统固定术

一、技术简介

自 1978 年日本学者 Hirabayashi 等[1]开展颈椎后路单开门颈椎管扩大成形术以来,手术方法得到不断改进,目前已被公认为是治疗发育性颈椎管狭窄症、颈椎后纵韧带骨化及多节段脊髓型颈椎病最有效的方法之一。单开门颈椎椎板成形术在一侧椎板外侧完全切断作为开门侧,另外一侧椎板开槽作为铰链侧,椎板打开后采用一定的方法进行固定维持。维持开门的方法很多,传统方法即关节囊悬吊法,通过缝线把椎板悬吊固定到铰链侧的关节囊,从而稳定开门后的椎板,但其术后部分患者会出现再关门现象以及顽固颈椎轴性症状。"锚定法"为改良术式之一,最早由韩国学者 Wang 等[2]报道,通过单开门椎管成形结合侧块螺钉内固定,并将缝线固定于螺钉上,加强悬吊效果,此法虽能避免再关门现象,但可发生颈椎屈度丢失,有较高的轴性症状发生率。人工椎板重建技术是将羟基磷灰石制成的人工椎板置于开门椎板和侧块之间,重建椎板结构,阻止再关门,具有减轻硬膜外瘢痕形成等优点,此方法在日本等地区较为流行,但在国内少有应用。微型钛板固定技术于 1996 年由 O'Brien 等[3]最先报道,该技术通过微型钛板和螺钉在掀起的椎板和同侧侧块之间形成稳固的桥接结构,对开门侧形成真正的刚性支持,可获得即时稳定性,能有效减少甚至避免再关门现象的发生,具有颈椎曲度丢失小、轴性症状发生率低等优点,且可与人工椎板结合应用,目前已逐渐成为国内单开门颈椎管扩大、椎板成形术的一项常规操作。

二、解剖学测量及数据

颈椎测量指标及结果见图 2-9-1A、图 2-9-1B 和表 2-9-1~ 表 2-9-3。①侧块厚度(D1);②侧块头倾角(α):上关节突关节面与椎体横截面之间的夹角;③椎板厚度(D2):椎板中部最窄处的厚度。

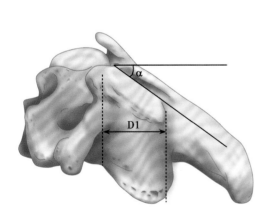

图 2-9-1A 中下颈椎侧位面测量示意图
侧块厚度(D1),侧块头倾角(α)

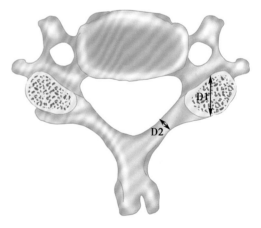

图 2-9-1B 中下颈椎横截面测量示意图
侧块厚度(D1),椎板厚度(D2)

表 2-9-1　中下颈椎侧块厚度

测量项目		数据来源			
		孙进等[4]（干标本,n=50,均数 ± 标准差）	贾玉华等[5]（均数 ± 标准差）		Barrey 等[6][CT,n=24,均数 ± 标准差(最小值~最大值)]
			X 线（n=40）	干标本（n=6）	
侧块厚度 /mm	C_3	9.03±1.46	11.80±1.82	10.82±1.53	10.9±1.4(8.2~13.7)
	C_4	8.56±1.40	11.35±1.92	10.51±1.42	10.2±1.1(8.0~12.4)
	C_5	8.15±1.45	10.61±1.75	10.21±1.85	10.1±1.3(7.5~12.7)
	C_6	7.59±1.04	10.00±1.82	9.63±1.72	9.5±1.1(7.3~11.6)
	C_7	6.66±0.78	9.82±1.71	9.35±2.21	9.1±1.4(6.3~11.9)

表 2-9-2　中下颈椎侧块头倾角

测量项目		数据来源		
		贾玉华等[5]（均数 ± 标准差）		吉立新等[7][干标本,n=30,均数 ± 标准差(最小值 ~ 最大值)]
		X 线（n=40）	干标本（n=6）	
侧块头倾角 /（°）	C_3	56.7±11.8	55.8±12.45	48.4±8.3(30.0~63.0)
	C_4	53.2±10.6	52.6±11.55	49.9±5.5(35.0~59.0)
	C_5	49.6±13.2	50.2±11.85	48.5±7.1(36.0~67.0)
	C_6	55.3±11.2	54.3±12.26	53.0±5.9(40.0~64.0)
	C_7	66.5±12.1	64.8±12.63	62.7±5.4(54.0~73.0)

表 2-9-3　中下颈椎椎板厚度

测量项目		数据来源			
		孙进等[4]干标本(n=50,均数 ± 标准差)	李志军等[8]干标本(n=100,均数 ± 标准差,最小值 ~ 最大值)	Alvin 等[9][CT,n=50,均数 ± 标准差(最小值~最大值)]	
				男性(n=25)	女性(n=25)
椎板厚度 /mm	C_3	3.64±1.01	3.6±0.9(2.0~5.3)	4.20±0.90(2.70~6.0)	4.10±0.90(2.70~5.60)
	C_4	3.00±0.68	3.0±0.6(1.8~4.6)	3.80±0.80(2.30~5.70)	3.60±0.80(2.20~5.10)
	C_5	3.22±0.73	3.0±0.7(1.7~5.5)	3.60±.70(2.40~5.20)	3.30±0.80(1.80~4.60)
	C_6	3.70±0.84	3.8±0.9(2.2~6.0)	4.30±0.70(3.10~5.60)	3.90±0.90(2.50~5.80)
	C_7	4.92±0.96	5.5±1.0(3.5~8.5)	6.30±0.90(4.80~8.50)	5.90±1.40(3.60~8.80)

三、临床意义

(一)进钉点

1. 侧块端螺钉　进钉点通常位于侧块后表面中上部,将侧块后表面从上到下分为4等份,则其上方1/2为绝对安全区域;中下1/4为相对安全区域;最下方1/4为危险区域,除6mm左右短螺钉外,一般不宜置钉(图2-9-2)。

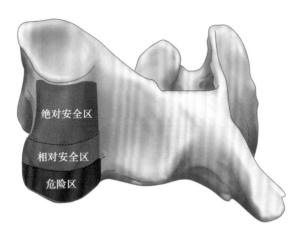

图 2-9-2　侧块端螺钉进钉区域示意图

2. 椎板端螺钉　进针点位于开门侧椎板上下中点处。

(二)进钉角度

1. 侧块端螺钉　在绝对安全区域内,可垂直或稍向外上方倾斜置入;在绝对安全区域以下,需向头端倾斜10°~40°,向外侧倾斜10°~25°置入以增加安全性,避免突入下关节面或伤及椎动脉和神经根。

2. 椎板端螺钉　可垂直置入或向棘突倾斜置入。

(三)进钉深度

1. 颈椎侧块厚度C_7最薄,为6.3~11.9mm;C_3最厚,为8.2~13.7mm。因此侧块固定螺钉长度一般选取6mm或8mm。

2. 颈椎板的厚度为1.7~8.8mm,考虑到开门后椎板下间隙的存在以及钛板自身厚度的影响,置入椎板的固定螺钉长度一般选取6mm。

(四)螺钉直径

侧块端和椎板端固定螺钉直径通常为2.0mm,亦可用直径2.4mm螺钉作为补救螺钉(图2-9-3)。

➤ 进钉点:侧块端螺钉的进钉点通常位于侧块后表面中上部,尽量避开侧块远端。椎板端螺钉进钉点位于开门侧椎板上下中点处。

➤ 进钉角度:侧块端螺钉进钉点在侧块上1/2区域内,可垂直进钉;在侧块下1/2区域内,需向头端倾斜10°~40°,向外侧倾斜10°~25°进钉。椎板端螺钉垂直或向棘突倾斜进钉。

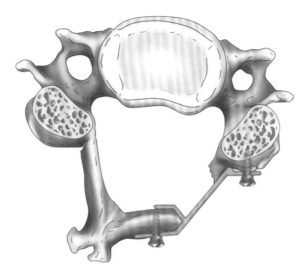

图 2-9-3 侧块端螺钉,椎板端螺钉示意图(横截面透视图)

➤ 进钉深度:侧块端螺钉长度一般为 6mm 或 8mm。椎板端螺钉长度为 6mm。
➤ 螺钉直径:螺钉直径通常为 2.0mm,可将 2.4mm 螺钉作为补救螺钉。

四、影像学标准

微型钛板固定于颈椎侧块与椎板之间,无明显移位。侧块端螺钉正位片居侧块中心区域向外侧成角,侧位片向头侧成角,螺钉未侵犯关节面、椎动脉孔及椎管壁;椎板端螺钉垂直或向外成角置于开门侧椎板内(图 2-9-4A~ 图 2-9-4C)。

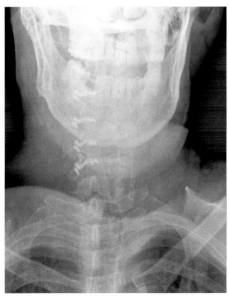

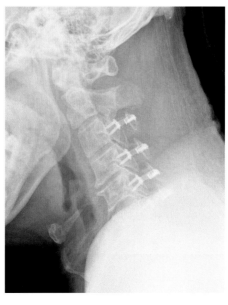

图 2-9-4A 颈椎单开门微型钛板固定术后 X 线正位片

图 2-9-4B 颈椎单开门微型钛板固定术后 X 线侧位片

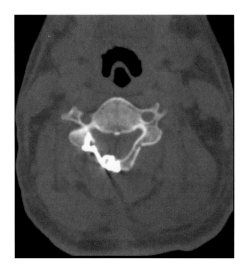

图 2-9-4C 颈椎单开门微型钛板固定术后
CT 横断面

（陈 钰 吴文坚）

参考文献

［1］HIRABAYASHI K, WATANABE K, WAKANO K, et al. Expansive open-door laminoplasty for cervical spinal stenotic myelopathy. Spine, 1983, 8(7): 693-699.

［2］WANG J M, ROH K J, KIM D J, et al. A new method of stabilizing the elevated laminae in open-door laminoplasty: using an an-chor system. J Bone Joint Surg(Br), 1998, 80(6): 1005-1008.

［3］O'BRIEN M F, PETERSON D, CASEY A T, et al. A novel technique for laminoplasty augmentation of spinal canal area using titanium miniplate stabilization: a computerized morphometric analysis. Spine, 1996, 21(4): 474-483.

［4］孙进,闵少雄,黄小军,等.颈椎单开门椎管扩大成形椎板重建(钛板)固定的应用解剖.中国临床解剖学杂志, 2011, 29(3): 272-274.

［5］贾玉华,赵成茂,孙海涛.颈椎侧块的X线和CT测量及其意义.中国医学影像学杂志, 2004, 12(1): 69-70.

［6］BARREY C, MERTENS P, JUND J, et al. Quantitative anatomic evaluation of cervical lateral mass fixation with a comparison of the Roy-Camille and the Magerl screw techniques. Spine, 2005, 30(6): E140-147.

［7］吉立新,陈仲强,范明富,等.下颈椎侧块安全置钉内固定的解剖学测量.中国脊柱脊髓杂志, 2008, 18(4): 286-289.

［8］李志军,王瑞,郭文通,等.脊柱椎板厚度测量及其临床意义.中国临床解剖学杂志, 1999, 17(2): 155-156.

［9］ALVIN M D, ABDULLAH K G, STEINMETZ M P, et al. Translaminar screw fixation in the subaxial cervical spine: quantitative laminar analysis and feasibility of unilateral and bilateral translaminar virtual screw placement. Spine, 2012, 37(12): E745-E751.

第三章

胸、腰段固定术

第一节 胸椎和腰椎解剖

一、胸椎、腰椎形态

胸椎(T)共有 12 个,由椎体、椎弓根、椎板、突起等结构组成,与肋骨、胸骨及周围软组织共同构成胸廓。T_1~T_4 为上胸椎,T_5~T_8 为中胸椎,T_9~T_{12} 为下胸椎。胸椎位于颈椎和腰椎之间,上胸椎形态与颈椎相似,下胸椎形态与腰椎相似(图 3-1-1、图 3-1-2)。

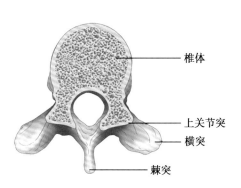

椎体
上关节突
横突
棘突

图 3-1-1A　胸椎及关节上面观

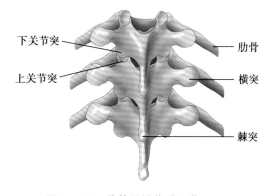

下关节突
上关节突
肋骨
横突
棘突

图 3-1-1B　胸椎及关节后面观

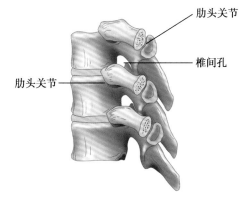

肋头关节
椎间孔
肋头关节

图 3-1-1C　胸椎及关节侧面观

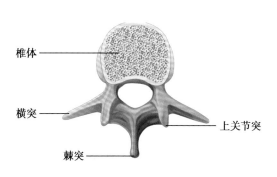

椎体
横突
上关节突
棘突

图 3-1-2A　腰椎及关节上面观

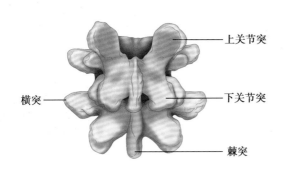

图 3-1-2B　腰椎及关节后面观

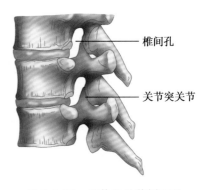

图 3-1-2C　腰椎及关节侧面观

　　胸椎上面观呈心形,矢径大于横径,椎体前缘高度较后缘低,形成向后凸的曲度,椎体后凸程度从 T_1 开始逐渐增大,T_7 达峰值,随后逐渐减小。生理性胸椎后凸进行性增大与年龄相关,可能与椎间盘退变、肌肉萎缩等因素有关,而椎体后凸现象与年龄无关[1]。椎体两侧上、下肋凹围成肋凹,与肋骨小头相关节。

　　腰椎(L)椎体较胸椎椎体大,扁平,呈肾形,横径大于矢径,除 L_5 外,椎体下面横径、矢径大于椎体上面横径、矢径。椎体外为皮质骨,内为松质骨,由横向和纵向骨小梁呈 90° 交织而成,骨质疏松时横向骨小梁减少,纵向骨小梁增粗,周围皮质变薄,抗压能力下降,易形成Schmorl 结节、楔形压缩性骨折。

　　胸椎椎弓根短而细小。胸椎宽度为 3.4~7.7mm,T_1~T_4 逐渐减小,T_5~T_{12} 逐渐增大;高度为 8.6~15.2mm,T_1~T_{12} 逐渐增大。胸椎椎弓根(包含皮质骨)宽度为 3.4~8.5mm(T_4 最小),高度 8.6~16.7mm。胸椎椎弓根外倾角为 7.9°~28.2°,T_1~T_{12} 逐渐减小。胸椎各节段头倾角变化不大(10.7°~18.9°),T_2 最大,T_{12} 最小[2]。腰椎椎弓根短而粗,截面呈椭圆形,高度大于宽度,L_1~L_4 高度相仿(12.5~13.2mm),L_5 高度为 17.4mm,L_1~L_5 宽度逐渐增大(5.6~11.6mm)[3]。椎弓根间距在胸椎和腰椎也有所不同,胸椎椎弓根间距较小,且变化不大(13.8~16.6mm);腰椎椎弓根间距随序列增大明显增大,L_1 为 32.8mm,L_5 为 41.2mm[4]。胸腰椎背侧皮质骨密度高,椎弓根峡部厚度从内侧到外侧逐渐增加,进针点选择位于椎体背侧皮质骨且靠近峡部外侧可增加螺钉把持力(图 3-1-3、图 3-1-4)。

　　相邻椎体椎弓根上、下切迹围成椎间孔,周围毗邻组织多,椎间孔内有神经根及伴行血管通过。有学者对胸腰椎神经根参数及神经与椎弓根之间位置关系进行研究。神经根直径除 T_{12} 外,随序列增加而增加,T_1 为 2.9mm,T_{11} 为 4.6mm,T_{12} 为 4.3mm。L_4 神经根直径最大,为 3.9mm),L_1 最小,为 3.1mm。神经根从椎弓根下方进入椎间孔,胸椎神经根至椎弓根下缘的距离为 1.7~3.8mm,其中 T_6~T_9 最大,为 3.1~3.7mm,T_1~T_2 最小,为 1.7~1.8mm,而在腰椎变化不大,为 1.06~1.14mm。胸腰椎神经根至椎弓根上缘的距离随节段序列增加逐渐增大,T_1 最小,为 1.9mm,L_5 最大,为 5.5mm。胸椎神经根从椎间孔后外侧穿出,与正中线成一定角度,T_1 角度最大,为 120.1°,除 T_5 外随序列增大而减小,T_{12} 为 57.1°[5]。腰神经根从椎间孔穿出时与腰椎的夹角从 L_1~L_5 逐渐增大,分别为 20.4°、22.1°、26.9°、30.4° 和 32.9°[6]。

　　横突起自椎弓根后部与椎板结合处,胸椎横突粗短,两侧横突各有一肋凹,与肋结节形成肋横关节。胸椎关节突呈冠状位,上关节突朝向后外,下关节突朝向前内,理论上有利于

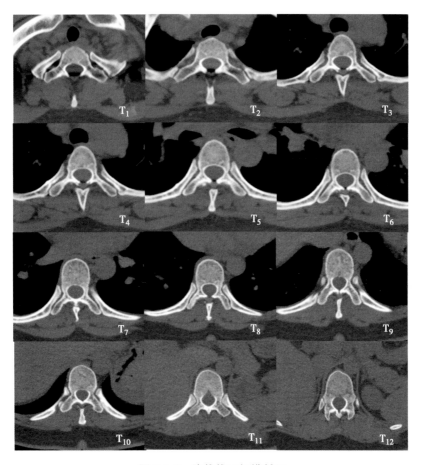

图 3-1-3　胸椎椎弓根横断面

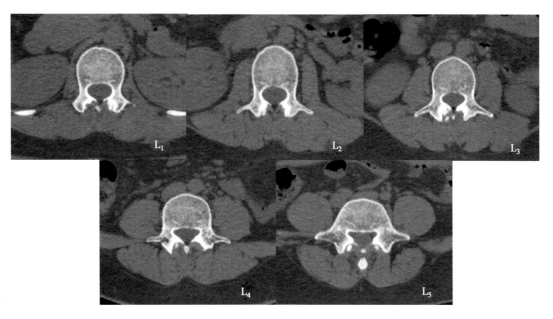

图 3-1-4　腰椎椎弓根横断面

胸椎侧屈、旋转,但其与胸廓的连接限制其活动。从胸椎到腰椎,关节突从冠状位转变为矢状位,曲度由后凸变为前凸,胸腰段是受力集中区,也是最易发生骨折的部位。腰椎上、下关节突前后朝向,上、下关节突之间为椎弓根最狭窄部位,称为椎弓根峡部。腰椎上关节突外上缘的突起称为乳突,横突基底部有一结节称为副突,两者呈 V 形,称为"人字嵴",是经椎弓根螺钉内固定术常用进针点。

二、颈胸段的结构和毗邻

颈胸段是颈椎前凸和胸椎后凸交界处,目前对颈胸段的范围仍未达成统一定论,多数学者认为颈胸段包括 $C_7 \sim T_4$ 及周围软组织。颈胸段上端为窄的骨性胸廓出口,横径约为 10cm,矢径约为 5cm。前界为胸骨柄,后界为 $T_1 \sim T_4$ 椎体,两侧为第 1 肋骨。此处周围组织解剖复杂,位置深,主要有胸膜顶、锁骨下静脉、颈内静脉、膈神经、迷走神经、主动脉弓、锁骨下动脉、颈总动脉、喉返神经、交感干、星状神经节和胸导管等,这些结构较为固定,限制手术空间,阻碍手术视野(图 3-1-5)。

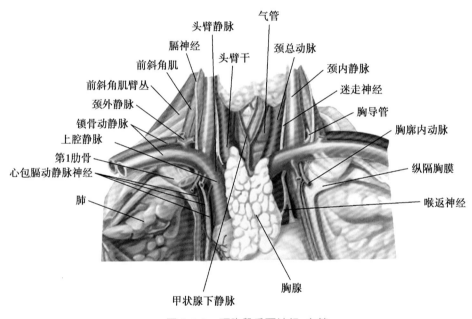

图 3-1-5 颈胸段重要神经、血管

(一)胸膜顶
胸膜顶(cupula of pleura)是肋胸膜和纵隔胸膜向上延续部分,突出胸廓上口平面,高出锁骨上缘 2~3cm。其前方有锁骨下动脉及分支、前斜角肌、膈神经、迷走神经,后方有交感干、星状神经节等,左侧有胸导管,外侧有第 1 肋骨及中斜角肌,头臂干动脉、气管、左头臂静脉等组织与之毗邻。

(二)血管
左颈总动脉(left common carotid artery)起自主动脉弓上缘,位于头臂干左侧。其前方有左头臂静脉、胸腺,后有气管。右颈总动脉于右胸锁关节后方发自头臂干。颈总动脉在胸锁关节后方入颈后在胸锁乳突肌前缘下方上行,与颈内静脉和迷走神经共同位于颈血管鞘内,颈内静脉位于外侧,迷走神经位于两者之间。颈总动脉上 2/3 段前方与疏松结缔组织相邻,下 1/3 段前方与气管前筋膜相邻,其在肩胛舌骨肌以下部分与颈根部大静脉密切联系,在外科上是个危险部位,结扎颈总动脉后出现面瘫、失语等并发症。

左锁骨下动脉(left subclavian artery)起自主动脉弓,右锁骨下动脉起自头臂干,其内侧位于胸锁关节后方,外侧位于锁骨中点后方,最高点距离锁骨上缘 2.2cm。根据锁骨下动脉与前斜角肌的位置关系,可分为三段:第一段位于前斜角肌内侧,被胸锁乳突肌和胸骨甲状肌起始部覆盖;第二段位于前斜角肌后方,与锁骨下静脉相邻,在前、中斜角肌间隙内、胸膜顶和肺尖之前,其下方为第 1 肋骨,其上后方有臂丛;第三段在前斜角肌外侧向下行,在第 1 肋外缘移行为腋动脉,前方有锁骨、锁骨下肌等,后方有臂丛下干、中斜角肌,上外侧有臂丛中、上干。

颈胸段的静脉主要有颈内静脉和锁骨下静脉,与同名动脉伴行,在胸锁关节后方汇入头臂静脉,前者主要收集岩下窦、面静脉、舌静脉、甲状腺上静脉、甲状腺中静脉的回流血液,后者属支主要有腋静脉和颈外静脉。

(三) 神经

膈神经(phrenic nerve)位于椎前筋膜深面、前斜角肌前面,由第 2~4 颈神经前支组成,多数呈外上斜向内下行走于颈升动脉外侧、胸膜顶前内侧及锁骨下动、静脉之间。

迷走神经(vagus nerve)在膈神经内侧自上而下走行,在锁骨下动、静脉之间下行进入胸腔,并发出喉返神经(recurrent laryngeal nerve)。右迷走神经沿气管右侧、右头臂静脉及上腔静脉内侧下行,在右锁骨下动脉前方发出右喉返神经,后者在锁骨下动脉下方绕行至后方,于 C_7T_1 椎间隙至 T_1 椎体上半部分之间穿入脏筋膜,经颈动脉后方斜向上升至气管食管沟内上行,行颈胸段手术时要注意右迷走神经走行,避免损伤神经。左迷走神经在左颈总动脉与左锁骨下动脉之间下行,走行于胸导管与左头臂静脉之间进入胸腔,在主动脉弓前方发出左喉返神经,绕主动脉弓下方继而向上走行于气管食管沟之间,在 T_1、T_2 椎体水平以上均被脏筋膜覆盖[7]。

交感干由椎旁神经节借节间支相连而成,在最上肋间静脉内侧越过第 1 肋,沿椎动脉内侧上行止于颈上神经节,在颈胸交界区主要以颈下神经节和星状神经节为主。颈下神经节位于 C_7 横突根部前方,与 T_1 神经节合并成颈胸神经节,又称星状神经节。星状神经节位于颈长肌外侧缘,其前方为锁骨下动脉及椎动脉起始部,外侧为前斜角肌和膈神经,下方为锁骨下动脉、椎动脉、胸膜顶,另外,甲状腺下动脉、颈总动脉、颈内静脉、胸导管等重要结构也位于其附近。

(四) 胸导管和右淋巴管

胸导管(thoracic duct)源于乳糜池,穿过膈肌上的主动脉裂孔进入胸腔,在食管与脊柱之间向左斜行,经胸腔后纵隔上升进入 Waldeyer 三角,在左颈总动脉后方转向前内下,注入左静脉角,全长 38~45cm,直径 0.2~0.5cm。其前方为颈总动脉、颈内静脉、颈淋巴干和迷走神经,后外方为椎动脉、膈神经,下方为锁骨下动脉。胸导管起始部直径 0.5cm,在胸段减小,注入左静脉角时又增大到 0.5cm,引流包括下肢、骨盆、腹部、左上肢、左胸部、头颈左半部分在内的全身 75% 的淋巴。右淋巴管(right lymphatic duct)长 1~1.5cm,引流右上肢、右胸部和右头颈部的淋巴,注入右静脉角[8]。

(五) 上纵隔

上纵隔 (superior mediastinum) 位于胸骨柄后方、T_1~T_4椎体前方,上界为胸廓上出口,下界为胸骨角,两侧为将周围血管包被的纵隔膜。上纵隔结构复杂,自前往后分别有胸腺、左头臂静脉、右头臂静脉、膈神经、迷走神经、喉返神经、主动脉弓及分支、气管、食管和胸导管等。

三、胸椎前路手术相关解剖

(一) 外侧胸壁

胸椎前路手术从左外侧胸廓进入胸腔,外侧胸壁除皮肤、浅筋膜外,与之相关的肌肉包括胸大肌、前锯肌和背阔肌。胸大肌位于胸廓前上部,起自锁骨内侧 2/3 段、胸骨前面、第 1~6 肋软骨前面和腹外斜肌腱膜,分为锁骨部、胸肋部和腹部,其中胸肋部参与腋前线边界构成。前锯肌位于胸廓侧壁,为扁平肌肉,起自 8~9 肋外侧,肌束向后绕胸廓侧面。背阔肌位于背的下半部和后外侧胸壁,起自 T_7~L_5棘突、骶正中嵴及髂嵴后部,肌束向外上方集中,参与构成腋后线后界。

(二) 肋间隙

肋间隙内有肋间肌、肋间神经及疏松结缔组织等。肋间肌包括肋间外肌、肋间内肌和肋间最内肌。肋间外肌位于相邻两肋骨之间,斜向前下走行,在肋骨前端处向前延续为肋间外膜。肋间内肌位于肋间隙深面,起自下肋骨上缘,肌束与肋间外肌肌束垂直,在肋角处向后延续为肋间内膜。肋间最内肌位于肋间内肌深处、肋角至腋前线的肋间隙段,肌束方向与肋间内肌肌束相同。肋间内肌和肋间最内肌之间有神经、血管伴行,肋间后动脉和肋间神经主干和在肋角处发出的下支分别沿肋沟和下位肋上缘前行,肋沟处血管、神经排列顺序自上而下分别为静脉、动脉和神经。

(三) 内侧胸壁

胸壁内层被肋骨最内肌覆盖,胸壁下方被肋骨下肌包裹。由于胸膜较薄,可直接观察到胸廓后部分的内侧壁结构。第 1 肋骨由于脂肪覆盖而不能观测到,可看到第 2~4 肋骨。胸膜剥离后可见到肋骨头、肋骨颈等结构。肋骨头分别与上、下两椎体形成肋椎关节,并对应相应椎间隙,也可见相应交感干与肋间神经、血管。行椎间盘切除减压时,需切除肋骨头才能进入椎间隙,并将上、下节段血管结扎。

(四) 膈肌

膈肌 (diaphragm) 是主要的呼吸肌,向上膨隆呈穹窿状,将胸、腹腔分隔,构成胸腔的底和腹腔的顶。膈肌起自剑突后面、第 7~12 肋骨及肋软骨、第 2~3 腰椎,止于中心腱。膈肌有三个裂孔:主动脉裂孔,平 T_{12}水平,有主动脉和胸导管通过;食管裂孔,平 T_{10}水平,有食管和迷走神经通过;腔静脉孔,平 T_8水平,有下腔静脉通过。

(五) 血管和交感干

胸主动脉在 T_4椎体下缘续于主动脉弓,位于胸椎侧前方,其至肋骨头距离先减小后增大,T_4椎体水平肋骨小头至胸主动脉距离为 17.8mm,T_6椎体水平最小,为 5.5mm,T_{12}椎体水平为 26.4mm[9]。肋间动脉包括肋间后动脉和肋间前动脉,前者为胸主动脉分支,后者为胸廓内动脉在第 1~6 肋间隙分支及肌膈动脉在第 7~9 肋间隙分支,走行于肋沟。胸廓内动脉起自锁骨下动脉,沿胸骨外侧缘下行,在第 6 肋间隙分为肌膈动脉和腹壁上动脉。

在左侧胸壁,近端 5 条节段血管汇入副半奇静脉,远端静脉汇入半奇静脉,两者互通汇入 T_7~T_9 水平奇静脉。在右侧胸壁,第 1 肋间静脉汇入头臂静脉,第 2~4 肋间静脉合成肋间上静脉,与 T_4 远端节段静脉一起汇入奇静脉。

交感干(sympathetic trunk)位于脊柱两侧,奇静脉和半奇静脉后方,近端 5 个胸神经节分布于胸腔脏器,第 6~9 神经节构成内脏大神经,第 10、11 神经节构成内脏小神经节(图 3-1-6)。

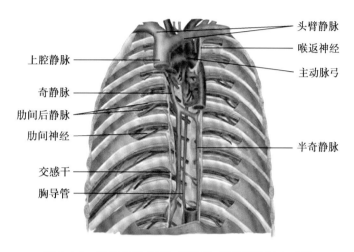

图 3-1-6　肋间血管、神经,奇静脉、半奇静脉及交感干

四、腰椎前方及侧方肌肉、血管、神经

(一) 肌肉

1. 腰大肌(psoas muscle)　位于腰椎侧面,起自所有腰椎侧面及相邻椎体、椎间盘纤维环,在髂凹处与髂肌汇合形成髂腰肌,止于股骨小转子。受第 2~4 腰神经支配,主要作用为屈曲大腿,下肢固定时也可使脊柱前屈。其内侧与腰椎椎体之间有交感神经链,股外侧皮神经在其中部外缘穿出,股神经沿其下外缘穿出腹股沟韧带深面。

2. 腰方肌(musculi quadratus lumborum)　位于脊柱两侧,起自髂腰韧带和髂嵴后部,向上止于第 12 肋下缘和 L_1~L_4 横突,主要作用是下降第 12 肋并使脊柱侧屈。在腰方肌和腰大肌之间有肋下神经、髂腹下神经和髂腹股沟神经穿过。

(二) 血管

1. 腹主动脉(abdominal aorta)、下腔静脉(inferior vena cava)及分支　腹主动脉为胸主动脉的延续,在 T_{12} 水平经主动脉裂孔进入腹腔,其与椎体前缘的距离 L_2 为 3.4mm,L_3 为 3.0mm,L_4 为 4.3mm;腹主动脉与椎间隙的距离明显较上位椎体小,与 L_1~L_2 距离为 1.3mm,L_2~L_3 为 1.7mm,L_3~L_4 为 1.3mm,L_4~L_5 为 3.4mm。腹主动脉在 L_3~L_4 或 L_4 椎体附近分为左、右髂总动脉,分叉角度约为 70°,从左侧到右侧,左、右髂总动脉与 L_3~L_4 椎间隙、L_4 椎体、L_4~L_5 椎间隙之间的距离也存在差异,分别为 1.6mm、3.7mm、2.4mm 及 3.7mm、7.1mm、5.1mm。左、右髂总静脉在 L_5 水平汇合成下腔静脉,汇合点在右髂总动脉之后、腹主动脉分叉右下方,沿腹主动脉、脊柱右侧上行,在 T_8 水平穿下腔静脉孔进入胸腔。下腔静脉与椎体之间的距离随序列增加而减小。在 L_4/L_4~L_5 椎间隙水平,髂静脉与之距离较髂动脉小,从左往右,左、右髂总静脉与

L_4、$L_4 \sim L_5$ 的距离分别为 0.8mm、0.5mm 及 2.8mm、0.5mm，部分人群右髂总动、静脉出现重叠现象，但在左侧发生率低[10]。也有学者认为，腹主动脉分叉水平在 L_3 椎体下 1/3 至 L_5 椎体中 1/3，绝大部分集中在 L_4 椎体和 $L_4 \sim L_5$ 椎间盘之间[11]。当体位发生变化时，腹主动脉和下腔静脉与椎体之间的相对位置发生变化（图 3-1-7）。

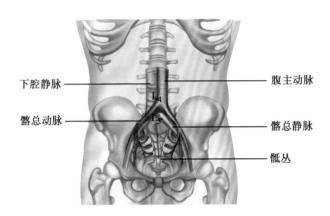

图 3-1-7 腹主动脉、下腔静脉及分支

2. 腰动脉（arteriae lumbales） 是腹主动脉后壁两侧发出的分支。在 $L_1 \sim L_4$ 椎体前面或侧面横行，在椎间孔发出腹侧支、脊支和背侧支。脊支进入椎间孔并营养神经根；背侧支在横突根部潜入腰大肌深面，分布于背部皮肤、肌肉、脊柱。腰动脉直径为 2.05~3.25mm，其起始部到腱弓的距离为 31.8~40.9mm（右）、22.5~31.8mm（左）。脊支是腰动脉的第一个分支，L_3 水平腰动脉直径最大，为 0.56mm，L_1 水平最小，为 0.42mm。血管吻合支位于横突前方，其到横突距离为 4.01~4.41mm（右）、4.08~4.35mm（左）。Adamkiewicz 动脉有 10% 可能性发自腰动脉，参与构成脊髓内源性血供，Adamkiewicz 动脉损伤可能引起脊髓缺血，但也可能由于侧支存在并非一定引起截瘫[12]。腰动脉结构复杂，分支繁多，行腰前路手术时注意结扎血管避免出血（图 3-1-8）。

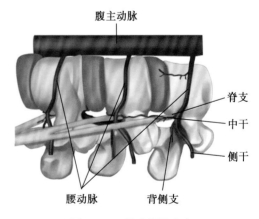

图 3-1-8 腰动脉及分支

3. 骶正中动脉（median sacral artery） 起自腹主动脉分叉处约 0.3cm，在 L_4 水平以下、骶骨及尾骨前面下行，发出贴 L_5 外侧下行的腰最下动脉，行腰骶部前路手术时要注意结扎动脉减少出血。

4. 乳糜池（cisterna chyli） 是胸导管起始处，膨大，位于 L_1 前方，由左、右腰干和肠干汇合而成。

（三）神经

1. 腰丛（lumbar plexus） 腰丛位于腰大肌内，由 $L_1 \sim L_3$ 神经前支和 L_4 神经前支的一部分组成,位于横突前方、腰大肌后 1/3,行腰前路手术时避免切开腰大肌前 2/3 部分。腰丛与腰椎的位置关系有一定规律,从外到内,从腹侧到背侧,其在 L_{1-2} 水平偏向背侧,随序列增加逐渐偏向腹侧,其至终板后缘距离与椎间盘长度的比值逐渐增大,L_{1-2}~L_{4-5} 分别为 0、0.11、0.18 和 0.28[13]。Kepler 等[14]也对腰丛与椎体间的相对位置进行研究发现,腰丛外侧到各个椎间隙外侧距离 L_1~L_2 为 30.8mm,L_2~L_3 为 28.6mm,L_3~L_4 为 28.2mm,L_4~L_5 为 22.1mm,L_5~S_1 为 0.4mm;腰丛内侧到各个椎间隙外侧距离 L_1~L_2 为 0,L_2~L_3 为 2.7mm,L_3~L_4 为 3.2mm,L_4~L_5 为 4.7mm,L_5~S_1 为 11.2mm。腰丛共发出 6 条分支,腰大肌外缘发出髂腹下神经,于肾后方和腰方肌前方向外下行,终支在腹股沟管浅环上方穿出;髂腹股沟神经在髂腹下神经下方,走行与其相同;股外侧皮神经从腰大肌外缘发出,斜跨髂肌表面,经腹股沟韧带深面支配大腿外侧;股神经在腰大肌和髂肌之间下行,经腹股沟韧带深面、股动脉外侧到达股三角;闭孔神经从腰大肌内侧穿出,穿闭膜管出骨盆,分前、后支,分别经短收肌前、后面进入大腿内收肌群,皮支分布于大腿内侧区;生殖股神经在 L_3 椎体上 1/3 至 L_4 椎体下 1/3 之间穿出腰大肌,在该肌前面下行,在腹股沟韧带上方分为生殖股支和股支,生殖股支分布于提睾肌和阴囊,股支分布于股三角区皮肤(图 3-1-9)。将椎体从前往后四等分,分别为Ⅰ区、Ⅱ区、Ⅲ区和Ⅳ区,L_2/L_3 及以上,腰丛及神经根分布于Ⅳ区;在 L_4/L_5 水平逐渐走行至Ⅲ区;在 L_5/S_1 水平,L_4 神经根、L_5 神经根、股神经、闭孔神经分布于Ⅱ、Ⅲ、Ⅳ区[15]。

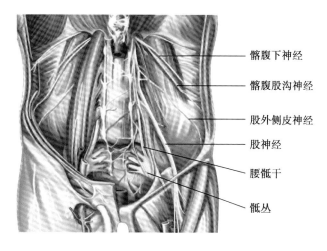

图 3-1-9　腰丛的组成

2. 腰交感干(lumbar sympathetic trunk)　由 4~5 个神经节和节间支构成,在脊柱和腰大肌之间,左交感干与腹主动脉相距约 1cm,右侧被下腔静脉覆盖,上连胸交感干,下延续为骶交感干,左、右交感干之间有横向的交通支。

五、胸腰椎后方软组织结构

(一)浅层肌肉

背阔肌是胸背部、腰部浅层肌肉,扁平状,起于下部胸椎棘突和腰椎棘突,止于肱骨小结节嵴,由胸背神经支配,主要使肩关节内收、内旋、后伸。

斜方肌起自上项线、枕外隆凸、项韧带和全部胸椎棘突,止于锁骨外侧 1/3、肩峰和肩胛冈,主要作用为拉肩胛骨向中线靠拢,上部肌束上提肩胛骨,下部肌束下降肩胛骨,该肌瘫痪是出现"塌肩"。

下后锯肌位于背阔肌深面,起自 T_{11}~L_2 棘突,止于第 9~12 肋骨外侧,由肋间神经支配,下拉并固定肋骨,协助膈呼气。

(二)深层肌肉

1. 菱形肌(rhomboid muscle)　位于斜方肌深层,由大、小菱形肌合成。大菱形肌起于 T_1~T_4 棘突,小菱形肌起于 C_6~C_7 棘突,两者共同止于肩胛骨内侧缘。菱形肌收缩时使肩胛骨向内上向脊柱靠拢。

2. 竖脊肌(erector muscle)　又称骶脊肌,是深层肌肉中最长、最大的肌肉。总腱起自骶骨背面、腰椎棘突和髂嵴后部,其筋膜部分与胸腰筋膜后层相融合,受颈、胸、腰神经后支支配。竖脊肌收缩时可使脊柱背伸、仰头,单侧收缩使脊柱产生侧弯。根据肌束止点位置不同可分为髂肋肌、最长肌和棘肌三部分。

(1)髂肋肌(iliac muscle):为外侧柱,分为腰、胸、颈髂肋肌三部分。腰髂肋肌起自骶骨背面和髂嵴后部,向上止于第 7~12 肋骨下缘;胸髂肋肌起自第 7~12 肋骨下缘,止于第 1~6 肋骨下缘;颈髂肋肌起自第 1~6 肋骨下缘,止于下位颈椎横突后结节。

(2)最长肌(longissimus muscle):为中间柱,是竖棘肌中最长部分,分为胸、颈、头最长肌三部分,除总腱外还起自胸椎棘突和下位颈椎横突。胸最长肌止于腰椎横突和副突、胸椎横突及附近肋骨;颈最长肌止于 C_2~C_6 横突后结节;头最长肌止于颞骨乳突。

(3)棘肌(musculi spinalis):为内侧柱,位于棘突两侧,分为胸、颈、头棘肌三部分,起自下位棘突,止于上位棘突,自 L_2 延伸到枕骨上、下项线。

3. 横突棘肌(transversospinal muscle)　位于竖棘肌深面、横突和棘突间椎板后面,起自横突,斜向内上止于上位椎体棘突,由浅入深分为半棘肌、多裂肌和回旋肌。这三部分肌肉长度也有所不同,半棘肌跨 4~6 个椎板;多裂肌跨 2~4 个椎板;回旋肌横跨 1~2 个椎板,包括长、短旋肌。

除上述肌群外,还有分布在其他位置的短肌如横突间肌、棘突间肌、夹肌等参与脊柱的运动、固定及平衡调节。

(三)胸腰筋膜

胸腰筋膜(thoracolumbar fascia)是背部深筋膜,分为浅、中、深三层。浅层位于竖棘肌后方,向上续于颈深筋膜,向下附于髂嵴和骶骨后面,向内附于胸腰椎棘突,向外附于肋角;中层最薄,将竖棘肌和腰方肌分开;深层在腰方肌前面。

(四)血管

胸背部主要由肋间动脉、肩胛背动脉和胸背动脉分支供血,腰背部主要由腰动脉和肋下动脉分支供血。肋间动脉在肋骨小头下缘附近发出后支,分布于背部肌和皮肤。肩胛下动脉与肩胛上动脉和旋肩胛动脉吻合成肩胛动脉网,其分支营养背肌、夹肌和肩带肌。胸背动脉发自肩胛下动脉,分布于背阔肌和前锯肌。腰动脉在椎间孔后外缘发出降支,降支紧贴多裂肌筋膜腹侧发出内、外支,内支走行在多裂肌与腰最长肌间隙,外支分布于横突间肌、横突间韧带并穿入最长肌和髂肋肌。钱宇等认为保护最长肌表面滋养血管对最长肌脂肪化、缓解腰部疼痛有重要意义,并对胸腰段最长肌表面滋养血管的走行和分布进行解剖分析发现,402 个椎弓根间区域中有 379 个区域中最长肌表面滋养血管呈束状,其中 76.0% 滋养血管位于椎弓根间上区,其余滋养血管分别位于椎弓根间中区(12.4%)、椎弓根区(9.8%)和椎弓根间下区(1.8%)[16](图 3-1-10)。

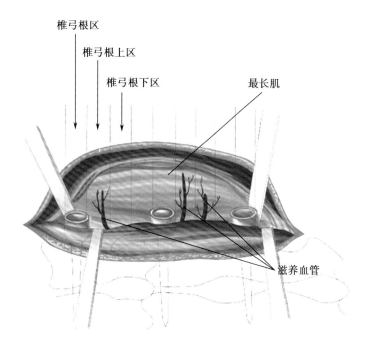

图 3-1-10 最长肌表面滋养血管

(陈教想 李新锋 王向阳)

参考文献

[1] MASHARAWI Y,SALAME K,MIROVSKY Y,et al. Vertebral body shape variation in the thoracic and lumbar spine:characterization of its asymmetry and wedging. Clin Anat,2008,21(1):46-54.

[2] LIEN S B,LIOU N H,WU S S. Analysis of anatomic morphometry of the pedicles and the safe zone fr through-pedicle procedures in the thoracic and lumbar spine.Eur Spine J,2007,16(8):1215-1222.

[3] TAN S H,TEO E C,CHUA H C.Quantitative three-dimensional anatomy of cervical,thoracic and lumbar vertebrae of Chinese Singaporeans. Eur Spine J,2004,13(2):137-146.

[4] SOYUNCU Y,YILDIRIM F B,SEKBAN H,et al.Anatomic evaluation and relationship between the lumbar pedicle and adjacent neural structures:an anatomic study. J Spinal Disord Tech,2005,18(3):243-246.

[5] EBRAHEIM N A,JABALY G,XU R,et al. Anatomic relations of the thoracic pedicle to the adjacent neural structures. Spine,1997,22(14):1553-1556,1557.

[6] 陆声,徐永清,丁自海,等.腰丛的解剖及其在腰椎前外侧入路微创手术中的临床意义.中华外科杂志,2008,46(9):647-649.

[7] 单建林,姜恒,孙天胜,等.颈椎前路手术入路中喉返神经的相关解剖学研究.中华骨科杂志,2003,23(5):315-317.

[8] HEMATTI H,MEHRAN R J. Anatomy of the thoracic duct. Thorac Surg Clin,2011,21(2):229-238.

[9] 贺永雄,邱勇,王斌.脊柱侧凸患者胸主动脉与相邻椎体的解剖关系及临床意义.中国脊柱脊髓杂志,

2004,14(7):395-398.

[10] MARCHI L,PIMENTA L,OLIVEIRA L,et al. Distance between great vessels and the lumbar spine：MRI study for anterior longitudinal ligament release through a lateral approach. J Neurol Surg A Cent Eur Neurosurg,2017,78(2):144-153.

[11] 徐海超,冯振华,李肖斌,等. 斜外侧腰椎椎间融合术手术通道的CT影像学研究. 中华骨科杂志,2017,37(16):1021-1027.

[12] ARSLAN M,COMERT A,ACAR H I,et al. Surgical view of the lumbar arteries and their branches：an anatomical study. Neurosurgery,2011,68(1 Suppl Operative):16-22,22.

[13] BENGLIS D M,VANNI S,LEVI A D. An anatomical study of the lumbosacral plexus as related to the minimally invasive transpsoas approach to the lumbar spine. J Neurosurg Spine,2009,10(2):139-144.

[14] KEPLER C K,BOGNER E A,HERZOG R J,et al. Anatomy of the psoas muscle and lumbar plexus with respect to the surgical approach for lateral transpsoas interbody fusion. Eur Spine J,2011,20(4):550-556.

[15] MORO T,KIKUCHI S,KONNO S,et al. An anatomic study of the lumbar plexus with respect to retroperitoneal endoscopic surgery. Spine,2003,28(5):423-428; discussion 427-428.

[16] 钱宇,何磊,徐国健,等. 胸腰段最长肌表面滋养血管的解剖学特征及其术中保护. 中华骨科杂志,2015,35(6):630-635.

第二节 胸椎椎弓根螺钉固定术

一、技术简介

椎弓根螺钉(pedicle screw,PS)技术最早在 20 世纪 50 年代由 Boucher[1]提出。1986年,Roy-Camille 等[2]应用该技术在治疗胸椎疾病中取得良好的临床效果并证明这项技术可提供安全、坚强的脊柱短节段内固定,现已广泛应用于脊柱畸形、脊柱骨折、脊椎滑脱和退变性椎间盘病变等多种疾病的治疗,其生物力学方面的优势及临床应用的有效性已得到充分证明,目前已成为胸腰椎后路内固定术最主要的形式。胸椎作为脊柱的重要组成部分,其位置和解剖结构都有较大的特殊性,椎弓根矢状径、横向宽度及矢状面角度变化较大[3-6],且其周围有较多重要的血管和神经,胸椎椎弓根螺钉固定失败容易造成严重后果,对胸椎椎弓根独特解剖结构的深入理解可以降低手术相关并发症,因此正确的置钉技术至关重要。现有的胸椎椎弓根螺钉置钉方法主要集中在进钉点的选择及螺钉倾角的变化[7-12]。

二、解剖学测量及数据

胸椎椎弓根螺钉固定术相关解剖测量指标及结果见图 3-2-1A、图 3-2-1B、表 3-2-1~ 表3-2-5。①胸椎椎弓根横径(W):横截面上椎弓根最窄距离;②胸椎椎弓根矢状径(H):矢状面上椎弓根最窄距离;③胸椎椎弓根置深度(L):进针点经椎弓根轴线到椎体前缘的距离;④胸椎椎弓根置钉内倾角(e):横截面上椎弓根轴线与矢状面的夹角;⑤胸椎椎弓根下倾角(f):矢状面上椎弓根轴线与椎体横截面的夹角。儿童相关参数见表 3-2-6~ 表 3-2-9。

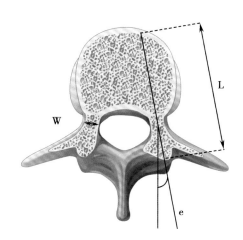

图 3-2-1A 胸椎椎弓根螺钉固定术相关测量示意图(钉道横截面示意图)

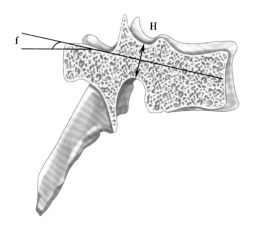

图 3-2-1B 胸椎椎弓根螺钉固定术相关测量示意图(钉道矢状面示意图)

表 3-2-1 胸椎椎弓根横径(均数 ± 标准差) 单位:mm

测量项目	数据来源			
	Ebraheim 等[3](干标本)		史亚民等[4] (干标本,n=40)	李筱贺等[5] (干标本,n=15, 青少年)
	男(n=26)	女(n=17)		
T₁	8.8 ± 1.0	10.4 ± 1.4	8.4 ± 0.9	7.01 ± 0.95
T₂	6.0 ± 0.8	6.7 ± 0.5	6.4 ± 1.2	5.43 ± 1.17
T₃	4.1 ± 0.8	5.3 ± 0.9	4.9 ± 0.9	4.66 ± 0.79
T₄	3.9 ± 0.8	3.8 ± 0.7	4.3 ± 0.8	4.81 ± 1.04
T₅	4.6 ± 0.7	4.0 ± 0.8	4.2 ± 0.8	4.76 ± 0.79
T₆	3.6 ± 0.7	4.0 ± 0.8	4.5 ± 0.8	4.65 ± 0.76
T₇	4.5 ± 0.8	4.6 ± 0.5	4.9 ± 0.8	5.23 ± 0.92
T₈	5.0 ± 0.5	4.6 ± 0.5	5.3 ± 0.8	5.32 ± 0.98
T₉	5.3 ± 0.9	5.5 ± 0.8	5.9 ± 0.9	6.33 ± 1.31
T₁₀	5.6 ± 0.5	6.0 ± 0.8	6.9 ± 1.1	6.15 ± 1.18
T₁₁	8.3 ± 0.7	8.8 ± 0.5	8.6 ± 1.2	8.37 ± 1.94
T₁₂	8.0 ± 0.9	9.4 ± 0.5	8.5 ± 1.4	8.78 ± 1.53

表 3-2-2 胸椎椎弓根矢状径(均数 ± 标准差) 单位:mm

测量项目	数据来源			
	Ebraheim 等[3](干标本)		史亚民等[4] (干标本,n=40)	李筱贺等[5] (干标本,n=15, 青少年)
	男性(n=26)	女性(n=17)		
T₁	7.9 ± 0.6	8.5 ± 0.9	9.2 ± 0.8	8.17 ± 1.05
T₂	9.8 ± 1.0	9.5 ± 0.7	10.8 ± 1.2	9.27 ± 1.02
T₃	10.1 ± 1.1	9.9 ± 1.1	11.2 ± 1.4	9.57 ± 1.02
T₄	10.9 ± 0.0	9.8 ± 1.3	10.7 ± 2.0	8.96 ± 0.86
T₅	10.6 ± 0.7	10.1 ± 0.8	10.7 ± 1.3	9.20 ± 1.21
T₆	9.5 ± 1.2	9.3 ± 0.9	10.6 ± 1.4	9.64 ± 1.20
T₇	10.9 ± 0.6	9.8 ± 1.0	10.9 ± 1.1	9.62 ± 0.94
T₈	11.8 ± 0.9	10.6 ± 0.5	11.6 ± 1.0	9.98 ± 1.23
T₉	13.1 ± 0.8	12.4 ± 1.1	12.9 ± 1.4	11.83 ± 1.45
T₁₀	14.5 ± 1.2	13.5 ± 0.8	15.0 ± 1.4	13.38 ± 1.74
T₁₁	17.3 ± 0.9	14.8 ± 0.7	16.9 ± 1.3	14.66 ± 1.87
T₁₂	16.6 ± 0.7	13.8 ± 1.0	17.1 ± 1.3	15.07 ± 1.57

表 3-2-3　胸椎椎弓根钉道深度　　　　　　　　　　　　　　　　单位:mm

测量项目	数据来源			
	Ebraheim 等[3]（干标本,中位数）		史亚民等[4]（干标本,n=40,均数 ± 标准差）	李筱贺等[5]（干标本,n=15,青少年,均数 ± 标准差）
	男性(n=26)	女性(n=17)		
T_1	29.0	27.3	34.2 ± 2.1	28.43 ± 2.02
T_2	29.4	28.4	35.9 ± 2.0	28.61 ± 2.55
T_3	31.6	29.6	37.0 ± 2.2	29.66 ± 2.09
T_4	31.7	31.5	38.3 ± 2.3	31.19 ± 1.75
T_5	36.4	32.5	39.7 ± 2.2	33.12 ± 2.22
T_6	37.9	34.4	40.9 ± 2.3	34.20 ± 2.06
T_7	38.9	37.3	42.1 ± 2.4	36.00 ± 2.36
T_8	41.9	38.9	43.1 ± 2.5	35.78 ± 2.80
T_9	42.9	38.9	43.3 ± 2.6	37.30 ± 2.11
T_{10}	44.2	40.2	42.8 ± 2.7	37.45 ± 3.10
T_{11}	43.5	39.6	42.2 ± 3.0	36.91 ± 2.94
T_{12}	44.1	41.4	43.2 ± 3.3	38.20 ± 2.78

表 3-2-4　胸椎椎弓根置钉内倾角（均数 ± 标准差）　　　　　　　单位:(°)

测量项目	数据来源			
	Ebraheim 等[3]（干标本）		史亚民等[4]（干标本,n=40）	李筱贺等[5]（干标本,n=15,青少年）
	男性(n=26)	女性(n=17)		
T_1	39.4 ± 6.2	29.3 ± 1.9	33.3 ± 3.1	32.63 ± 4.01
T_2	35.4 ± 1.1	27.6 ± 2.3	23.6 ± 4.4	25.00 ± 4.42
T_3	27.1 ± 2.4	21.5 ± 1.4	14.8 ± 3.6	22.13 ± 5.88
T_4	29.1 ± 2.0	18.8 ± 1.0	11.4 ± 3.7	16.77 ± 6.07
T_5	24.3 ± 3.6	16.9 ± 1.5	9.1 ± 4.6	14.30 ± 5.35
T_6	25.9 ± 3.3	15.4 ± 1.4	5.9 ± 3.8	10.87 ± 6.24
T_7	24.8 ± 1.0	11.4 ± 1.6	3.8 ± 4.4	7.20 ± 7.34
T_8	26.4 ± 1.5	9.4 ± 0.7	0.9 ± 5.3	4.56 ± 6.30
T_9	21.1 ± 0.8	11.6 ± 1.4	1.2 ± 6.0	2.10 ± 7.80
T_{10}	19.6 ± 1.1	16.5 ± 2.2	−1.1 ± 7.0	−0.40 ± 5.83
T_{11}	21.5 ± 0.5	15.4 ± 0.7	−6.7 ± 5.9	−2.00 ± 4.60
T_{12}	15.4 ± 0.7	10.8 ± 0.7	−10.1 ± 4.9	−3.50 ± 2.18

表 3-2-5　胸椎椎弓根下倾角（均数 ± 标准差）　　　　　　　　　　　　　单位：(°)

测量项目	数据来源			
	Ebraheim 等[3]（干标本）		史亚民等[4]（干标本，椎弓根-椎板角*，n=40）	李筱贺等[5]（干标本，n=15，青少年）
	男性（n=26）	女性（n=17）		
T_1	23.3 ± 2.1	20.1 ± 1.5	90.2 ± 1.1	26.63 ± 4.76
T_2	23.4 ± 0.8	20.1 ± 1.2	90.1 ± 0.8	27.53 ± 4.93
T_3	22.1 ± 0.8	18.6 ± 1.1	90.0 ± 1.1	25.87 ± 4.24
T_4	23.1 ± 1.2	17.4 ± 2.3	90.1 ± 0.8	22.67 ± 5.72
T_5	24.6 ± 1.5	19.0 ± 0.9	90.0 ± 0.0	17.84 ± 4.65
T_6	27.3 ± 1.5	24.0 ± 1.9	90.1 ± 0.5	16.03 ± 7.23
T_7	23.6 ± 1.1	19.0 ± 1.3	90.0 ± 1.5	17.80 ± 7.37
T_8	20.4 ± 1.4	18.0 ± 1.6	90.1 ± 0.8	18.03 ± 6.37
T_9	17.9 ± 0.8	17.9 ± 1.6	90.1 ± 0.8	18.07 ± 7.46
T_{10}	17.5 ± 1.2	17.1 ± 0.8	89.6 ± 1.4	10.97 ± 5.96
T_{11}	19.9 ± 0.8	18.5 ± 2.4	84.4 ± 3.3	11.10 ± 4.94
T_{12}	20.4 ± 1.8	17.5 ± 1.6	82.3 ± 3.7	9.30 ± 6.72

注：* 椎弓根-椎板角为椎弓根轴线与椎板平面在尾侧所成的角。

表 3-2-6　儿童胸椎椎弓根横径[6]（均数 ± 标准差）　　　　　　　　　　　单位：mm

测量项目	测量人群					
	5~8 岁		9~11 岁		12~14 岁	
	男性（n=20）	女性（n=20）	男性（n=20）	女性（n=20）	男性（n=20）	女性（n=20）
T_1	6.06 ± 0.92	5.73 ± 0.94	6.84 ± 0.76	6.30 ± 0.68	7.44 ± 0.82	6.70 ± 0.89
T_2	5.38 ± 0.73	5.19 ± 0.94	5.82 ± 0.90	5.64 ± 0.71	6.26 ± 1.09	5.64 ± 0.90
T_3	4.53 ± 0.63	4.40 ± 0.81	4.93 ± 0.83	4.64 ± 0.65	5.11 ± 1.24	4.60 ± 0.81
T_4	3.89 ± 0.63	3.67 ± 0.84	4.10 ± 0.74	4.09 ± 0.51	4.36 ± 0.91	3.93 ± 0.88
T_5	3.85 ± 0.56	3.59 ± 0.64	3.97 ± 1.00	3.91 ± 0.46	4.39 ± 0.84	4.13 ± 0.82
T_6	3.99 ± 0.54	3.76 ± 0.68	4.27 ± 1.05	3.92 ± 0.55	4.56 ± 0.93	4.16 ± 0.81
T_7	4.19 ± 0.59	3.84 ± 0.61	4.43 ± 1.02	3.96 ± 0.47	4.81 ± 0.99	4.25 ± 0.82
T_8	4.54 ± 0.64	4.06 ± 0.67	4.78 ± 0.88	4.54 ± 0.57	5.09 ± 1.08	4.64 ± 1.16
T_9	4.84 ± 0.74	4.50 ± 0.58	5.04 ± 0.73	4.72 ± 0.67	5.70 ± 1.04	5.01 ± 0.79
T_{10}	5.34 ± 0.94	4.83 ± 0.72	5.75 ± 0.95	5.31 ± 0.83	6.42 ± 1.41	5.85 ± 1.18
T_{11}	5.83 ± 0.93	5.49 ± 0.66	6.36 ± 1.09	6.03 ± 0.99	7.22 ± 1.44	6.57 ± 1.38
T_{12}	6.27 ± 1.11	6.00 ± 0.95	6.69 ± 1.13	6.52 ± 1.13	7.83 ± 1.58	7.39 ± 1.64

表 3-2-7　儿童胸椎椎弓根矢状径[6]（均数 ± 标准差）　　　　　　单位：mm

测量项目	测量人群					
	5~8 岁		9~11 岁		12~14 岁	
	男性（n=20）	女性（n=20）	男性（n=20）	女性（n=20）	男性（n=20）	女性（n=20）
T_1	3.40 ± 0.52	3.43 ± 0.62	3.84 ± 0.44	4.04 ± 0.41	4.14 ± 0.54	4.12 ± 0.79
T_2	3.56 ± 0.58	4.64 ± 0.76	4.14 ± 0.38	4.32 ± 0.44	4.43 ± 0.58	4.45 ± 0.86
T_3	3.97 ± 0.74	4.07 ± 0.83	4.49 ± 0.63	4.52 ± 0.61	4.79 ± 0.71	4.93 ± 0.88
T_4	4.23 ± 0.63	4.38 ± 0.80	5.14 ± 0.89	4.75 ± 0.55	5.27 ± 0.87	5.34 ± 0.78
T_5	4.66 ± 0.70	4.64 ± 0.89	5.66 ± 1.00	5.23 ± 0.83	5.82 ± 0.82	5.73 ± 1.08
T_6	4.93 ± 0.81	5.16 ± 0.91	6.04 ± 0.94	5.72 ± 0.79	6.43 ± 1.02	6.43 ± 1.00
T_7	5.66 ± 0.93	5.67 ± 1.02	7.03 ± 0.86	6.49 ± 0.98	6.92 ± 1.01	7.21 ± 1.16
T_8	6.13 ± 1.00	6.36 ± 0.87	7.43 ± 1.07	7.10 ± 0.67	7.91 ± 1.10	7.71 ± 0.96
T_9	6.91 ± 1.03	7.11 ± 0.84	7.98 ± 1.10	7.58 ± 0.87	8.77 ± 1.25	8.53 ± 1.28
T_{10}	7.64 ± 1.03	7.90 ± 0.86	8.76 ± 0.96	8.46 ± 0.97	10.02 ± 1.13	9.43 ± 1.55
T_{11}	8.34 ± 1.00	8.63 ± 1.06	9.73 ± 1.09	9.47 ± 1.10	11.21 ± 1.04	10.59 ± 1.79
T_{12}	9.39 ± 1.36	9.46 ± 1.32	10.51 ± 1.18	10.36 ± 1.12	12.35 ± 12.8	11.67 ± 1.67

表 3-2-8　儿童胸椎椎弓根钉道深度[6]（均数 ± 标准差）　　　　　　单位：mm

测量项目	测量人群					
	5~8 岁		9~11 岁		12~14 岁	
	男性（n=20）	女性（n=20）	男性（n=20）	女性（n=20）	男性（n=20）	女性（n=20）
T_1	28.57 ± 2.18	27.28 ± 1.86	29.99 ± 3.71	29.06 ± 1.43	31.94 ± 3.10	31.03 ± 2.61
T_2	28.11 ± 2.46	27.79 ± 2.49	30.33 ± 2.44	29.20 ± 1.63	32.46 ± 3.70	30.89 ± 2.43
T_3	28.43 ± 2.46	28.95 ± 2.45	31.81 ± 4.32	29.31 ± 2.31	33.17 ± 3.06	31.79 ± 2.93
T_4	29.75 ± 2.90	29.04 ± 2.05	32.28 ± 3.53	30.17 ± 1.63	34.10 ± 2.94	31.97 ± 2.15
T_5	28.91 ± 1.98	29.41 ± 2.25	31.53 ± 3.81	30.86 ± 2.60	34.64 ± 2.61	32.37 ± 2.98
T_6	29.75 ± 2.38	29.34 ± 1.69	32.83 ± 3.18	31.86 ± 3.19	34.61 ± 2.96	33.35 ± 3.53
T_7	30.15 ± 3.15	30.17 ± 2.39	33.64 ± 3.51	32.40 ± 2.99	35.79 ± 3.78	33.99 ± 3.32
T_8	30.15 ± 2.82	30.81 ± 2.53	34.21 ± 3.49	31.98 ± 2.55	37.86 ± 3.58	34.55 ± 3.66
T_9	31.37 ± 3.08	31.36 ± 2.49	35.02 ± 3.64	33.54 ± 3.15	37.97 ± 4.40	35.36 ± 3.07
T_{10}	32.37 ± 3.13	31.83 ± 2.80	35.44 ± 3.53	33.69 ± 2.49	39.08 ± 4.04	35.36 ± 4.71
T_{11}	32.07 ± 2.80	31.78 ± 3.20	34.95 ± 4.87	33.24 ± 3.20	38.08 ± 3.55	36.22 ± 4.75
T_{12}	32.26 ± 2.89	32.29 ± 3.62	34.91 ± 5.27	34.01 ± 3.58	39.42 ± 4.12	37.71 ± 5.65

表 3-2-9　儿童胸椎椎弓根置钉内倾角[6]（均数 ± 标准差）　　　　单位:(°)

测量项目	测量人群					
	5~8 岁		9~11 岁		12~14 岁	
	男性(n=20)	女性(n=20)	男性(n=20)	女性(n=20)	男性(n=20)	女性(n=20)
T_1	30.94 ± 5.25	29.42 ± 5.77	30.83 ± 4.55	31.16 ± 3.71	30.69 ± 4.59	31.40 ± 3.92
T_2	20.14 ± 4.38	20.89 ± 5.79	21.73 ± 5.76	23.17 ± 4.11	20.19 ± 4.02	18.76 ± 6.22
T_3	13.56 ± 3.15	13.72 ± 5.73	13.44 ± 5.18	15.45 ± 6.62	13.17 ± 4.30	12.57 ± 5.57
T_4	9.55 ± 2.84	11.09 ± 5.17	9.27 ± 3.95	8.23 ± 4.83	7.41 ± 3.45	7.57 ± 3.11
T_5	8.23 ± 2.86	8.82 ± 3.81	8.24 ± 3.81	8.24 ± 3.67	6.46 ± 2.99	6.30 ± 3.45
T_6	7.68 ± 2.83	8.21 ± 2.31	6.60 ± 4.36	6.01 ± 3.50	5.14 ± 3.32	5.23 ± 1.95
T_7	6.68 ± 2.47	7.29 ± 2.71	5.86 ± 2.97	5.71 ± 3.27	4.72 ± 2.38	4.42 ± 2.05
T_8	5.90 ± 2.25	7.13 ± 2.89	5.69 ± 2.52	4.21 ± 2.90	4.41 ± 2.91	3.68 ± 1.75
T_9	5.93 ± 1.70	6.81 ± 2.25	5.28 ± 2.68	5.23 ± 3.61	4.24 ± 2.92	4.02 ± 2.07
T_{10}	6.10 ± 2.23	6.45 ± 3.35	5.07 ± 2.72	6.06 ± 4.01	3.94 ± 2.93	4.77 ± 3.09
T_{11}	−5.34 ± 2.93	−6.37 ± 1.84	−5.60 ± 4.14	−3.95 ± 2.49	−3.80 ± 3.00	−4.72 ± 2.21
T_{12}	−5.01 ± 2.78	−5.54 ± 4.42	−4.78 ± 3.01	−4.31 ± 2.98	−4.48 ± 3.00	−4.26 ± 2.93

三、临床意义

（一）进钉点

方法 1：上关节突外侧缘与横突交界区的尾端约 3mm 处[7]。

方法 2：T_{11}、T_{12} 的进钉点位于中分横突的水平线和椎弓根外缘垂线的交点；随着向中胸椎推移，进钉点逐渐向中间偏移，T_7~T_9 的进钉点位于横突上缘水平线和上关节突中点外侧缘垂线的交点；随着向上胸椎推移，进钉点逐渐向外侧偏移，T_1、T_2 的进钉点位于中分横突的水平线和椎弓根峡部外侧缘垂直线的交点[8]。

（二）进钉角度

进钉角度随胸椎节段而异，总体上内倾角从 T_1 到 T_{12} 逐渐减小，同时进针点越靠外侧，内倾角越大。由于个体差异，在置钉过程中，可以通过 C 形臂 X 线机对进针角度进行监测与调整。一般情况下，上胸椎置钉内倾角为 10°~20°，下胸椎为 0°~10°；置钉下倾角为 10°~20°，随胸椎向下递减。此外，尚可通过计算机导航置钉技术更加准确地确定进针方向。

（三）进钉深度

胸椎椎弓根螺钉长度一般选择 35.0~40.0mm，实际中一般以侧位片上置钉达椎体前后径 80% 左右为宜（图 3-2-2）。

（四）螺钉尺寸

由于螺钉尺寸受限于高和宽的最窄径，测量结果表明一般椎弓根横径小于矢状径。椎弓根横径随节段而异，从 T_1~T_{12}，椎弓根置钉直径先减小，再增大。成人一般 T_4~T_6 节段椎弓根横径较窄；T_{11}~T_{12} 节段椎弓根椎弓根直径较大，T_1~T_3、T_7~T_{10} 直径介于两者之间，考虑到椎

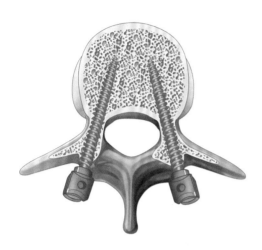
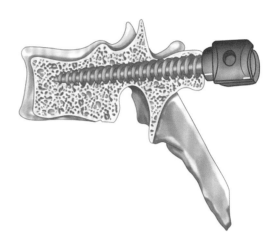

图 3-2-2A　胸椎椎弓根螺钉置钉深度示意图（钉道横截面）　　　图 3-2-2B　胸椎椎弓根螺钉置钉深度示意图（钉道矢状面）

弓根骨质置钉后膨胀，以及部分椎弓根及椎弓根外的固定方式，螺钉直径可选用4.5~6.0mm。由于儿童椎弓根直径小于成年人，使用螺钉直径适当减小。

（五）AIS 及椎体畸形患者

由于该部分患者椎体形状及方向发生改变，并不能采用常规的置钉技术，建议采用如下方法置钉。①解剖标记法：根据术前 CT 的测量结果及术中解剖标记做向导，找出进针点，根据测得的内倾角、头尾倾角及钉道长度置钉；②"漏斗法"置钉技术：同样根据术前 CT 或上述进针方式选择合适的进针点，用磨钻做约 5mm 直径开口，用刮匙紧贴进针点表面以旋转方式刮除骨质，显露椎弓根上壁及内侧皮质，然后用漏斗刮匙以椎弓根上壁及内侧壁作为漏斗向导进入椎体，从而实现置钉；③计算机导航置钉技术：将患者术前 CT 三维重建影像存入计算机，根据三维数据和脊柱结构做多点匹配，创造出三维虚拟环境引导术者置入螺钉。

➢ 螺钉直径：选用直径 4.5~6.0mm。

➢ 进钉点：椎体上关节突外缘线与横突中线的交点或关节突外缘与横突交界区的尾端约 3mm 处。

➢ 进钉角度：上胸椎置钉内倾角为 10°~20°，下胸椎为 0°~10°，下倾角可与椎体终板平行或者与椎板垂直。

➢ 进钉深度：置钉达椎体前后径 80% 左右为宜。

四、影像学标准

术中 C 形臂 X 线机定位标准（图 3-2-3 示右侧椎弓根置钉）：①当正位片上定位针尖抵达椎弓根影的外侧壁，并且针处于 2~3 点钟方位时，侧位片上钉尖位于椎弓根起始部，见 "1" 点；②当正位片上定位针尖位于椎弓根投影中心时，侧位片上定位针位于椎弓根峡部，见 "2" 点；③当正位片上定位针尖距离椎弓根影内侧壁外 1~2mm 时，侧位片上针定位针尖位于椎体与椎弓根交界处，见 "3" 点。

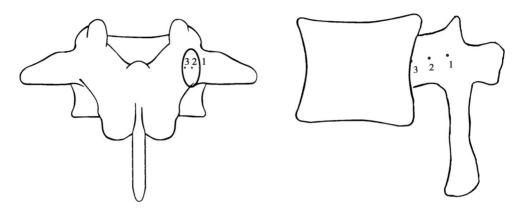

图 3-2-3　定位针置入示意图

1 为定位针抵达椎弓根时的位置投影；2 为定位针进针后，在椎弓根峡部所对应的位置投影；3 为定位针刚到椎体后缘时所对应的投影位置

　　置钉后正位片示螺钉通过椎弓根影中心，并向中间汇聚，但不超过中线，侧位片螺钉从后向前通过椎弓根轴线，无破穿周围皮质，钉尖到达椎体前缘皮质的 80% 左右，一定不能突破椎体前缘，方向与椎体上终板平行，或相对稍斜向下（图 3-2-4）。

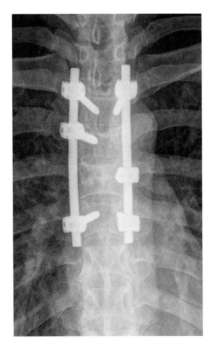

图 3-2-4A　胸椎螺钉内固定正位 X 线片

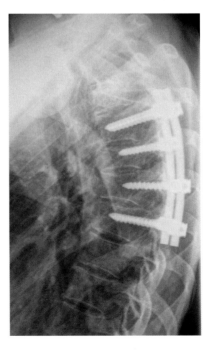

图 3-2-4B　胸椎螺钉内固定侧位 X 线片

（陈熙棒　钱邦平）

参考文献

[1] BOUCHER H H. A method of spinal fusion. J Bone Joint Surg Br, 1959, 41-B(2): 248-259.

[2] ROY-CAMILLE R, SAILLANT G, MAZEL C, et al. Plating of thoracic thoracolumbar and lumbar injuries with pedicle screw plates. Orthop Clin, 1986, 17(1): 147-159.

[3] EBRAHEIM N A, XU R, AHMAD M, et al. Projection of the thoracic pedicle and its morphometric analysis. Spine, 1997, 22(3): 233-238.

[4] 史亚民, 柴伟, 侯树勋, 等. 胸椎椎弓根形态测量研究. 中国脊柱脊髓杂志, 2002, 12(3): 191-193

[5] 李筱贺, 李志军, 牛广明. 青少年脊柱胸腰段椎弓根解剖学特征及其临床意义. 中国临床解剖学杂志, 2007, 25(4): 394-399.

[6] 郑昌坤, 黄其杉, 胡月正, 等. 正常儿童胸椎椎弓根参数测量. 中华小儿外科杂志, 2008, 29(7): 430-433.

[7] FENNELL V S, PALEJWALA S, SKOCH J, et al. Freehand thoracic pedicle screw technique using a uniform entry point and sagittal trajectory for all levels: preliminary clinical experience. J Neurosurg Spine, 2014, 21(5): 778-784.

[8] KIM Y J, LENKE L G, BRIDWELL K H, et al. Free hand pedicle screw placement in the thoracic spine: is it safe? Spine, 2004, 29(3): 333-342.

[9] 侯树勋, 史亚民. 国人下胸椎及腰椎椎弓根形态学特点及其临床意义. 中华骨科杂志, 1994, 14(4): 222-225.

[10] LIEN S B, LIOU N H, WU S S. Analysis of anatomic morphometry of the pedicles and the safe zone for through-pedicle procedures in the thoracic and lumbar spine. Eur Spine J, 2007, 16(8): 1215-1222.

[11] CHUNG K J, SUH S W, DESAI S, et al. Ideal entry point for the thoracic pedicle screw during the free hand technique. Int Orthop, 2008, 32(5): 657-662.

[12] 熊传芝, 郝敬明, 唐天驷. 椎弓根钉道参数的变异性及其相关因素的研究. 中华骨科杂志, 2002, 22(1): 31-35.

第三节 腰椎椎弓根螺钉固定术

一、技术简介

1959 年，Boucher[1]首先提出螺钉可经椎弓根到达椎体。1986 年，Roy-Camille 等[2]报道了腰椎椎弓根螺钉内固定术，置钉后形态见图 3-3-1。在 Roy-Camille 之后，不断有文献报道应用该技术的良好临床效果。为减少手术入路创伤，1982 年，Magerl[3]首先报道经皮椎弓根螺钉固定加用外固定装置治疗腰椎骨折。2004 年，池永龙等[4]使用自行设计的经皮穿刺器械和中空椎弓根螺钉固定器械对 50 例胸腰椎骨折患者进行经皮穿刺椎弓根螺钉内固定治疗并获得良好效果，填补了国内在经皮椎弓根螺钉固定术的空白。目前腰椎椎弓根螺钉固定术由于其具有为腰椎提供坚强固定、实现三柱稳定、矫形力量强大、可大幅度提高融合率等优势，已被广泛应用于腰椎骨折脱位、腰椎滑脱、腰椎畸形等疾病的治疗。

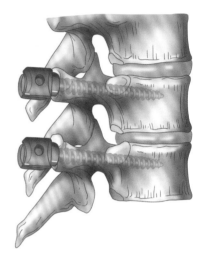

图 3-3-1 腰椎椎弓根螺钉置钉后形态示意图

二、解剖学测量及数据

腰椎测量指标及结果见图 3-3-2A、图 3-3-2B 和表 3-3-1~ 表 3-3-5。①腰椎椎弓根高度（H1）：椎弓上、下皮质外缘之间最短距离；②腰椎椎弓根宽度（D1）：椎弓根内、外侧缘之间最短距离；③腰椎椎弓根螺钉通道长度（D2）：椎弓皮质置钉点沿着椎弓根轴线至前方皮质的距

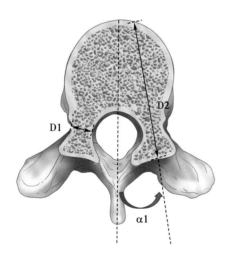

图 3-3-2A 腰椎测量示意图
腰椎椎弓根宽度（D1）；腰椎椎弓根螺钉通道长度（D2）；腰椎椎弓根置钉内倾角（α1）

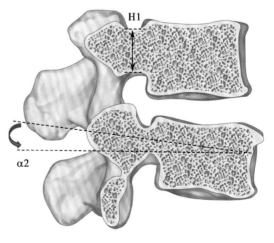

图 3-3-2B 腰椎测量示意图
腰椎椎弓根高度（H1）；腰椎椎弓根头尾倾角（α2）

离;④腰椎椎弓根置钉内倾角,也称 E 角($\alpha1$):椎弓根轴线在椎体横断面上的投影与椎体冠状面垂线的夹角;⑤腰椎椎弓根头尾倾角,也称 F 角($\alpha2$):椎弓根轴线矢状面上的投影与椎体冠状面垂线的夹角。

表 3-3-1　腰椎椎弓根高度　　　　　　　　　　　　　　　　　单位:mm

测量项目	数据来源				
	侯树勋等[5]（干标本,n=40,均数 ± 标准差）	Panjabi 等[6]（新鲜标本,n=12,均数 ± 标准差）		Zindrick 等[7][干标本 +CT,n=83,均数（最小值～最大值）]	李筱贺等[8]（干标本,n=15,青少年,均数 ± 标准差）
		左	右		
L_1	15.8 ± 1.4	15.8 ± 0.74	15.9 ± 0.81	15.4（11.0～21.0）	14.01 ± 1.23
L_2	15.1 ± 1.5	14.9 ± 0.53	15.0 ± 0.53	15.0（10.0～18.0）	13.55 ± 2.27
L_3	14.7 ± 1.6	14.6 ± 0.60	14.2 ± 0.64	14.9（8.3～18.2）	13.60 ± 1.45
L_4	15.0 ± 2.2	15.2 ± 0.46	15.7 ± 0.57	14.8（8.9～18.6）	12.84 ± 1.66
L_5	19.8 ± 3.7	19.5 ± 0.99	19.6 ± 0.74	14.0（9.5～19.0）	12.17 ± 1.58

表 3-3-2　腰椎椎弓根宽度　　　　　　　　　　　　　　　　　单位:mm

测量项目	数据来源				
	侯树勋等[5]（干标本,n=40,均数 ± 标准差）	Panjabi 等[6]（新鲜标本,n=12,均数 ± 标准差）		Zindrick 等[7][干标本 +CT,n=83,均数（最小值～最大值）]	李筱贺等[8]（干标本,n=15,青少年,均数 ± 标准差）
		左	右		
L_1	7.0 ± 1.2	9.2 ± 0.88	8.0 ± 0.95	8.7（4.5～13.0）	6.71 ± 0.71
L_2	7.4 ± 1.3	8.7 ± 0.78	7.8 ± 0.57	8.9（4.0～13.0）	7.01 ± 1.22
L_3	9.2 ± 1.6	10.1 ± 0.53	10.2 ± 0.67	10.3（5.3～16.0）	8.72 ± 1.76
L_4	10.5 ± 1.8	14.7 ± 0.46	13.4 ± 0.18	12.9（9.1～17.0）	10.80 ± 1.74
L_5	12.9 ± 2.7	19.2 ± 1.03	18.0 ± 1.03	18.0（9.1～29.0）	13.86 ± 2.24

表 3-3-3　腰椎椎弓根螺钉通道长度　　　　　　　　　　　　　单位:mm

测量项目	数据来源		
	侯树勋等[5]（干标本,n=40,均数 ± 标准差）	Zindrick 等[7][干标本 +CT,n=83,均数（最小值～最大值）]	李筱贺等[8]（干标本,n=15,青少年,均数 ± 标准差）
L_1	54.5 ± 3.3	50.7（42.0～57.0）	40.41 ± 2.51
L_2	54.6 ± 3.5	51.9（45.0～58.0）	41.41 ± 2.78
L_3	54.8 ± 3.3	51.9（42.0～62.0）	41.86 ± 3.93
L_4	53.2 ± 3.6	49.7（43.0～62.0）	40.76 ± 4.27
L_5	51.4 ± 4.1	51.0（42.0～62.0）	42.26 ± 7.73

表 3-3-4　腰椎椎弓根置钉内倾角　　　　　　　　　　　　　　　　　　　　　单位:(°)

测量项目	数据来源			
	Panjabi 等[6]（新鲜标本，$n=12$，均数 ± 标准差）		Zindrick 等[7]（干标本 +CT，$n=83$，均数，最小值～最大值）	李筱贺等[8]（干标本，$n=15$，青少年，均数 ± 标准差）
	左	右		
L_1	12.4 ± 1.87	16.5 ± 5.02	10.9（6.5～14.5）	5.40 ± 2.95
L_2	11.2 ± 2.02	17.1 ± 3.75	12.0（5.0～17.5）	9.73 ± 4.47
L_3	17.1 ± 1.56	19.8 ± 2.33	14.4（8.0～23.5）	14.70 ± 2.39
L_4	14.7 ± 2.16	18.4 ± 1.66	17.7（5.5～27.5）	25.03 ± 2.19
L_5	23.2 ± 2.51	25.9 ± 1.73	29.8（19.0～44.0）	28.20 ± 1.60

表 3-3-5　腰椎椎弓根头尾倾角　　　　　　　　　　　　　　　　　　　　　　单位:(°)

测量项目	数据来源			
	Panjabi 等[6]（新鲜标本，$n=12$，均数 ± 标准差）		Zindrick 等[7]（干标本 +CT，$n=83$，均数，最小值～最大值）	李筱贺等[8]（干标本，$n=15$，青少年，均数 ± 标准差）
	左	右		
L_1	2.9 ± 0.74	2.2 ± 0.67	2.4（−13.0～15.0）	5.50 ± 4.75
L_2	2.1 ± 0.64	3.3 ± 0.67	1.8（−10.0～13.0）	5.93 ± 3.00
L_3	2.4 ± 0.67	2.9 ± 1.06	0.2（−10.0～12.0）	6.50 ± 3.27
L_4	3.0 ± 1.17	4.8 ± 1.06	0.2（−6.0～7.0）	3.93 ± 2.78
L_5	5.7 ± 1.48	5.2 ± 1.80	−1.8（−8.0～8.0）	1.60 ± 3.21

三、临床意义

（一）进钉点

理想的螺钉进钉点是椎弓根轴线在椎弓根后端的投影点。目前临床上较为常用的进钉点定位方法有 Magerl 法[9]和人字嵴法[10]（图 3-3-3）。①Magerl 法：上关节突外缘垂线与横突水平线的交点即为进钉点；②人字嵴法：“峡部嵴”与副突嵴汇合的交点，其汇合处称为人字嵴顶点，此顶点即为进钉点。

（二）进钉角度

正常成人腰椎椎弓根置钉内倾角（E 角）在 L_1~L_4 为 10°~15°，在 L_5 约 25°；腰椎椎弓根头尾倾角（F 角）在 L_1~L_5 为 2°~5°。但上述角度只是单个椎体的测量且个体差异较大，临床上应根据不同患者的腰椎生理弧度使测量更加准确。

（三）进钉深度

正常成人椎弓根螺钉通道长度为 50~56mm，则椎弓根螺钉长度一般为 40~50mm，建议螺钉长度以 2mm 或 5mm 递增。选择合适长度螺钉，不至于螺钉尾部穿出椎体前方

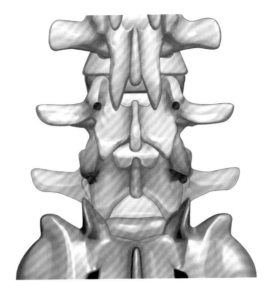

图 3-3-3　腰椎椎弓根螺钉进钉点示意图

皮质。

(四) 螺钉直径

腰椎椎弓根高度稍大于宽度,截面略呈椭圆形。鉴于腰椎椎弓根高度与宽度的测量,螺钉的直径可选用 5.5~7.5mm,以 0.5mm 递增,其中又以直径 6.5mm 螺钉最为常用。但上述直径个体之间也有差异,临床上应个性化测量。

➢ 螺钉直径:螺钉直径一般为 5.5~7.5mm。
➢ 进钉点:上关节突外缘垂线与横突水平线的交点,或"峡部嵴"与副突嵴汇合的交点。
➢ 进钉角度:螺钉置入的角度以与横断面成角 15°、与矢状面成角 5° 为宜。
➢ 进钉深度:螺钉长度一般为 40~50mm。

四、影像学标准

置钉时,先将 C 形臂 X 线机调节到正位为正中位置,左右椎弓根眼对称,侧位透视为 C 形臂 X 线机球管和椎体垂直,使椎体上、下终板及左右椎弓根投影呈一条重叠,不要出现双影。置入导针的透视位置需使导针处于椎弓根眼的 3 或 9 点钟方位。当正位片上定位针尖抵达椎弓根影外侧壁,并且针处于 2~3 点钟方位时,侧位片上钉尖位于椎弓根起始部,见 A 点。当正位片上定位针尖位于椎弓根投影中心时,侧位片上定位针位于椎弓根峡部,见 B 点。当正位片上定位针尖距离椎弓根影内侧壁外 1~2mm 时,侧位片上针定位针尖位于椎体与椎弓根交界处,见 C 点(图 3-3-4A、图 3-3-4B)。置钉完成后,螺钉尾部螺帽接触到腰椎椎弓根后上缘的骨皮质,侧位显示螺钉由后上向前下倾斜,螺钉长度约为椎体前后径的 80%(图 3-3-4C),正位应显示螺钉尖端靠近棘突边缘(图 3-3-4D)。

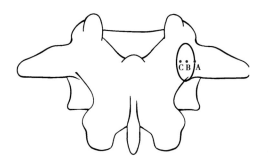

图 3-3-4A 定位针置入示意图（正位片）

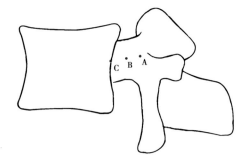

图 3-3-4B 定位针置入示意图（侧位片）

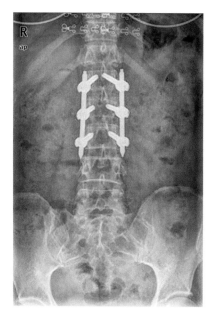

图 3-3-4C 腰椎椎弓根螺钉置钉完成后正位片

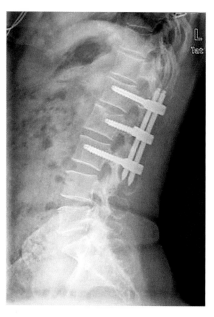

图 3-3-4D 腰椎椎弓根螺钉置钉完成后侧位片

（吴聪聪 朱泽章）

参考文献

［1］BOUCHER H H. A method of spinal fusion. J Bone Joint Surg Br, 1959, 41 (2): 248-259.

［2］ROY-CAMILLE R, SAILLANT G, MAZEL C. Internal fixation of the lumbar spine with pedicle screw plating. Clin Orthop Relat Res, 1986, 203 (203): 7-17.

［3］MAGERL F. External Skeletal fixation of the lower thoracic and the lumbar spine current concepts of external fixation of fractures. Berlin: Springer, 1982, 353-366.

［4］池永龙, 徐华梓, 林焱, 等. 微创经皮椎弓根螺钉内固定治疗胸腰椎骨折的初步探讨. 中华外科杂志, 2004, 42 (21): 1307-1311.

［5］侯树勋, 史亚民. 国人下胸椎及腰椎椎弓根形态学特点及其临床意义. 中华骨科杂志, 1994 (4): 222-

225.

［6］PANJABI M M, GOEL V, OXLAND T, et al. Human lumbar vertebrae. Quantitative three-dimensional anatomy. Spine, 1992, 17(3): 299-306.

［7］ZINDRICK M R, WILTSE L L, DOORNIK A, et al. Analysis of the morphometric characteristics of the thoracic and lumbar pedicles. Spine, 1987, 12(2): 160-166.

［8］李筱贺, 李志军, 牛广明, 等. 青少年脊柱胸腰段椎弓根解剖学特征及其临床意义. 中国临床解剖学杂志, 2007, 25(4): 394-396.

［9］MAGERL F P. Stabilization of the lower thoracic and lumbar spine with external skeletal fixation. Clin Orthop Relat Res, 1984(189): 125-141.

［10］杜心如, 赵玲秀, 张一模, 等. 腰椎人字嵴顶点椎弓根螺钉进钉方法的解剖学研究. 中国临床解剖学杂志, 2002, 20(2): 86-88.

第四节 胸椎椎弓根/肋复合体螺钉固定术

一、技术简介

椎弓根螺钉固定因其坚强可靠的三柱固定特点,被广泛应用于脊柱外科领域,但胸椎椎弓根螺钉置钉的安全性目前仍有争议,尤其在中上胸椎,椎弓根横径显著变小且周围解剖结构复杂,如再合并发育畸形,易导致螺钉置入失败。基于此,学者们提出了胸椎椎弓根外置钉的技术。Dvorak 等[1]最早提出了胸椎椎弓根外置钉的方法,并进行了初步的可行性评价。Husted 等[2-3]首次提出了经胸椎"椎弓根/肋骨复合体"的概念,并通过尸体标本模拟置钉及 CT 测量发现"椎弓根/肋骨复合体"具有更大的置钉空间(图 3-4-1、图 3-4-2)。随后,国内外诸多学者[4-7]也对椎弓根/肋骨复合体置钉进行系统的影像解剖学测量,验证了该置钉方法的可行性,生物力学研究[8-9]也表明经胸椎椎弓根外置钉拥有与经椎弓根置钉相似的生物力学效应。Vougioukas 等[10]报道了 41 例应用胸椎椎弓根/肋骨复合体置钉的临床病例,结果表明该技术十分安全有效。作为一种补充固定手段,经胸椎椎弓根/肋骨复合体置钉在胸椎椎弓根较小、畸形,甚至翻修手术时可作为一种可靠的替代方案。

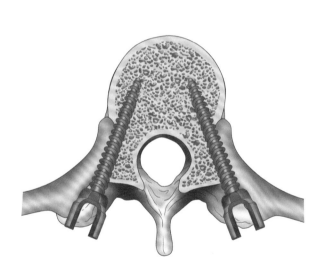

图 3-4-1 椎弓根/肋骨复合体置钉示意图横断面观

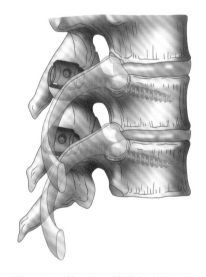

图 3-4-2 椎弓根/肋骨复合体置钉示意图侧面观

二、解剖学测量及数据

成人椎弓根/肋骨复合体置钉测量指标及结果见图 3-4-3A、图 3-4-3B 和表 3-4-1~表3-4-5。①椎弓根/肋骨复合体横径(D):椎弓根内侧缘到肋骨外侧缘的最窄径;②椎弓根/肋骨复合体置钉深度(L):椎弓根/肋骨复合体中心轴与椎节前后界交点的连线;③椎弓根/肋骨复合体高度(H):冠状面上椎弓根与肋骨重叠部分的最窄径;④经椎弓根/肋骨复合体

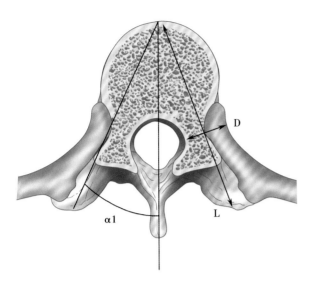

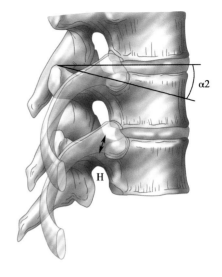

图 3-4-3A　椎弓根 / 肋骨复合体测量示意图（横断面）

α1 内倾角；L 为复合体长度；D 为复合体宽度

图 3-4-3B　椎弓根 / 肋骨复合体测量示意图（侧面观）

α2 为尾倾角；H 为复合体高度

置钉内倾角（α1）：椎弓根 / 肋骨复合体中心轴与椎体中轴线的夹角；⑤椎弓根 / 肋骨复合体尾倾角（α2）：椎弓根 / 肋骨复合体中心轴与椎体上终板的夹角。

表 3-4-1　椎弓根 / 肋骨复合体横径值　　　　　　　　　　　　　　　　　单位：mm

测量项目	数据来源				
	Husted 等[3] [CT,n=6,均数 （最小值~ 最大值）]	Kim 等[4] （CT,n=98, 均数 ± 标准差）	王欢喜[5] （福尔马林标本, n=8,均数 ± 标准差）	欧阳林志等[6] （CT,n=50, 均数 ± 标准差）	崔新刚等[7] （CT,n=60, 均数 ± 标准差）
T_1	—	19.3 ± 2.36	18.4 ± 1.9	15.0 ± 1.5	13.2 ± 1.4
T_2	17.2（16~19）	17.4 ± 1.73	15.4 ± 2.0	14.3 ± 1.0	11.9 ± 0.8
T_3	14.9（11~18）	14.9 ± 1.90	13.1 ± 1.4	14.5 ± 0.9	11.5 ± 1.0
T_4	14.2（10~16）	13.6 ± 1.70	13.4 ± 1.3	14.0 ± 1.1	11.4 ± 1.1
T_5	13.9（10~16）	13.4 ± 2.17	13.5 ± 1.8	14.2 ± 0.9	11.5 ± 1.1
T_6	14.2（11~16）	13.9 ± 1.86	13.2 ± 1.7	14.1 ± 1.2	11.5 ± 1.0
T_7	14.4（12~18）	14.7 ± 2.01	13.0 ± 1.6	14.8 ± 0.9	11.6 ± 1.0
T_8	14.4（12~17）	15.1 ± 2.10	14.0 ± 1.5	15.1 ± 1.1	12.4 ± 1.4
T_9	15.7（14~20）	16.0 ± 2.25	14.1 ± 1.6	16.2 ± 0.8	13.9 ± 1.7
T_{10}	16.9（16~21）	17.0 ± 2.24	14.7 ± 1.6	17.1 ± 1.2	15.2 ± 1.6
T_{11}	17.4（14~20）	17.7 ± 2.46	16.2 ± 1.4		
T_{12}	16.0（13~19）	18.6 ± 2.91	16.1 ± 2.2		

表 3-4-2 椎弓根 / 肋骨复合体的置钉深度 单位:mm

测量项目	数据来源				
	Husted 等[3] [CT, n=6, 均数 (最小值~最大值)]	Kim 等[4] (CT, n=98, 均数 ± 标准差)	王欢喜[5] (福尔马林标本, n=8, 均数 ± 标准差)	欧阳林志等[6] (CT, n=50, 均数 ± 标准差)	崔新刚等[7] (CT, n=60, 均数 ± 标准差)
T_1	—	46.9 ± 3.35	41.6 ± 2.2	53.0 ± 3.8	51.9 ± 4.2
T_2	43.4 (38~48)	49.9 ± 4.03	43.7 ± 2.1	55.2 ± 4.0	54.3 ± 4.3
T_3	46.6 (43~50)	52.0 ± 3.93	48.8 ± 3.2	58.3 ± 3.8	57.2 ± 3.7
T_4	49.4 (47~52)	54.8 ± 4.36	51.4 ± 2.5	60.9 ± 3.9	59.6 ± 3.2
T_5	51.6 (50~54)	56.8 ± 4.25	52.7 ± 3.3	61.0 ± 4.1	60.7 ± 4.0
T_6	54.7 (49~64)	58.7 ± 4.45	54.2 ± 2.2	61.3 ± 3.9	61.5 ± 4.7
T_7	55.2 (51~59)	60.1 ± 4.41	55.2 ± 2.0	62.5 ± 4.3	62.9 ± 4.6
T_8	56.1 (52~60)	60.1 ± 4.53	55.7 ± 2.2	62.1 ± 3.6	62.5 ± 4.5
T_9	58.4 (53~64)	60 ± 4.47	55.6 ± 2.8	63.0 ± 3.5	62.6 ± 3.7
T_{10}	60.0 (53~67)	59.2 ± 4.84	55.4 ± 2.7	63.2 ± 4.0	62.5 ± 3.0
T_{11}	59.7 (58~61)	56.3 ± 5.03	51.4 ± 2.3	—	—
T_{12}	61.8 (60~64)	54.9 ± 4.87	49.0 ± 1.3	—	—

表 3-4-3 椎弓根 / 肋骨复合体的高度(均数 ± 标准差) 单位:mm

测量项目	数据来源	
	王欢喜[5] (福尔马林标本, n=8)	欧阳林志等[6] (CT, n=50)
T_1	7.2 ± 0.9	8.2 ± 0.8
T_2	9.7 ± 1.1	9.8 ± 1.2
T_3	10.5 ± 1.0	10.2 ± 1.4
T_4	12.3 ± 1.3	9.7 ± 2.0
T_5	11.5 ± 0.9	9.7 ± 1.3
T_6	10.6 ± 1.1	9.6 ± 1.2
T_7	9.5 ± 0.8	9.9 ± 1.1
T_8	8.6 ± 1.2	10.6 ± 1.0
T_9	8.4 ± 1.3	11.9 ± 1.4
T_{10}	10.5 ± 0.9	14.0 ± 1.4
T_{11}	11.3 ± 1.3	—
T_{12}	10.5 ± 1.2	—

表 3-4-4　椎弓根/肋骨复合体置钉内倾角（均数 ± 标准差）　　　　　单位:(°)

测量项目	数据来源			
	Kim 等[4] （CT, n =98)	王欢喜[5] （福尔马林标本, n =8)	欧阳林志等[6] （CT, n =50)	崔新刚等[7] （CT, n =60)
T_1	46.2 ± 6.01	48.1 ± 5.5	38.2 ± 2.2	43.1 ± 4.5
T_2	37.6 ± 7.02	39.2 ± 6.2	35.2 ± 2.0	40.2 ± 3.2
T_3	32.1 ± 5.81	35.1 ± 4.0	32.2 ± 2.8	38.7 ± 2.4
T_4	29.4 ± 4.88	32.2 ± 3.8	30.5 ± 2.1	34.7 ± 1.5
T_5	29.2 ± 4.46	31.4 ± 3.4	29.6 ± 2.0	33.9 ± 1.7
T_6	27.8 ± 4.46	29.2 ± 4.4	29.2 ± 1.9	33.6 ± 1.8
T_7	26.9 ± 4.11	29.6 ± 3.3	28.7 ± 1.2	31.5 ± 1.6
T_8	26.3 ± 4.40	27.1 ± 3.0	26.2 ± 1.5	29.1 ± 1.6
T_9	25.3 ± 3.69	27.8 ± 3.1	25.3 ± 1.0	27.9 ± 1.9
T_{10}	24.0 ± 4.13	19.9 ± 4.9	25.0 ± 0.8	27.1 ± 1.8
T_{11}	22.2 ± 3.37	15.6 ± 2.0	—	—
T_{12}	20.4 ± 3.23	12.2 ± 3.5	—	—

表 3-4-5　椎弓根/肋骨复合体置钉尾倾角　　　　　单位:(°)

数据来源	测量项目（CT, n =50,均数 ± 标准差）									
	T_1	T_2	T_3	T_4	T_5	T_6	T_7	T_8	T_9	T_{10}
欧阳林志 等[6]	16.0 ± 1.8	15.1 ± 1.7	15.0 ± 1.8	14.9 ± 1.9	13.0 ± 1.1	13.3 ± 1.7	12.5 ± 1.3	10.6 ± 1.6	9.7 ± 1.5	9.4 ± 1.4

三、临床意义

（一）进钉点及方式

螺钉进钉点可选择在横突中外 1/3 与横突末端的区间。偏外如通过肋横突关节进钉，螺钉大部分位于肋骨横突间隙内，螺钉周围缺乏完整的骨性结构，可能会影响螺钉的固定强度。偏内如从横突的中线进钉，容易损伤血管神经和胸膜。

（二）进钉角度

进钉角度随胸椎节段而异，上胸椎内倾角为 30°~45°，中胸椎为 25°~30°，下胸椎为

15°~25°。尾倾角为 9°~16°,平均 13°,自头端向尾端依次减少。置钉角度与进钉点选择、椎体节段有关,因此需根据术前定位及测量选择合适的角度进行置钉。

(三) 进钉深度

进钉深度也随节段而异,长度为 40~65mm,上胸椎相对较短,中下胸椎相对较长。建议螺钉尺寸以 5mm 递增。术前一定要在 CT 上进行测量和规划,尤其左侧螺钉,避免过长而累及主动脉,文献有因为螺钉挤压主动脉导致动脉瘤的报道。

(四) 螺钉尺寸

椎弓根 / 肋骨复合体横径也随节段而异,宽度为 11~19mm,头尾侧宽,中段胸椎稍窄。椎弓根 / 肋复合体高度在为 7~14mm。由于螺钉尺寸受限于高和宽的最窄径,因此需要根据影像学测量来最终决定螺钉尺寸。

- ➢ 螺钉直径:螺钉直径一般可选择 5.5~6.0mm。
- ➢ 进钉点:横突中外三分之一区域。
- ➢ 进钉角度:上胸椎 40°,中胸椎 27°,下胸椎 20° 左右,尾倾角 13°。
- ➢ 进钉深度:螺钉长度一般为 40~50mm。

四、影像学标准

在正位片上,进钉点位于横突水平,螺钉在椎体上 2/3 水平穿过椎弓根外壁投影,最后双侧钉尖在椎体中线水平内聚至相互接触或少许交叉。在侧位片上,螺钉指向固定椎体前下 1/3 区域。

（田乃锋 赵凤东）

参考文献

[1] DVORAK M,MACDONALD S,GURR K R,et al. An anatomical,radiographic,and biomechanical assessment of extrapedicular screw fixation in the thoracic spine. Spine,1993,18(12):1689-1694.

[2] HUSTED D S,YUE J J,FAIRCHILD T A,et al. An extrapedicular approach to the placement of screws in the thoracic spine:an anatomic and radiographic assessment. Spine,2003,28(20):2324-2330.

[3] HUSTED D S,HAIMS A H,FAIRCHILD T A,et al. Morphometric comparison of the pedicle rib unit to pedicles in the thoracic spine. Spine,2004,29(2):139-146.

[4] KIM J H,CHOI G M,CHANG I B,et al. Pedicular and extrapedicular morphometric analysis in the Korean population:computed tomographic assessment relevance to pedicle and extrapedicle screw fixation in the thoracic spine. J Korean Neurosurg Soc,2009,46(3):181-188.

[5] 王欢喜. 经肋横突结合区胸椎后路固定解剖学、影像学、生物力学研究. 长沙:中南大学,2006.

[6] 欧阳林志,钱久荣,徐厚高,等. 经胸椎肋横突结合区椎弓根外螺钉固定的解剖学研究. 中国临床解剖学杂志,2009,27(4):397-400.

[7] 崔新刚,张佐伦,陈海松,等. 胸椎椎弓根根外内固定的应用解剖及意义. 中华创伤杂志,2005,21(10):768-772.

[8] WHITE K K,OKA R,MAHAR A T,et al. Pullout strength of thoracic pedicle screw instrumentation:comparison of the transpedicular and extrapedicular techniques. Spine,2006,31(12):E355-E358.

[9] WANG H,WANG H,SRIBASTAV S S,et al. Comparison of pullout strength of the thoracic pedicle screw

between intrapedicular and extrapedicular technique：a meta-analysis and literature review. Int J Clin Exp Med,2015,8(12):22237-22245.

[10] VOUGIOUKAS V I,WEBER J,SCHEUFLER K M. Clinical and radiological results after parapedicular screw fixation of the thoracic spine. J Neurosurg Spine,2005,3(4):283-287.

第五节 上胸椎椎板螺钉固定术

一、技术简介

上胸椎椎弓根细小,颈胸交界区解剖结构的变化大,解剖学标志在X线片上可视化的程度低,因此有报道 T_1~T_4 椎弓根皮质破裂率达69%[1]。置钉错误导致合并症的概率增高,引起螺钉内固定效果出现差异。椎板螺钉由于其内固定强度牢靠和操作简便、安全使该技术在腰椎和上颈椎已越来越多地被推广应用。2006年Kretzer等[2]首先在上胸椎使用椎板螺钉,Gardner等[3]采用后路椎板螺钉内固定治疗颈胸段后凸畸形,术后椎体融合效果好且能提供坚强的内固定。胡庆丰等[4]在尸体标本上对 T_1~T_3 椎进行了解剖学研究,钟熙强等[5]在尸体标本上对 T_1~T_4 椎进行了解剖学研究,论证了其上胸椎椎板螺钉应用的可行性(图3-5-1A,图3-5-1B)。

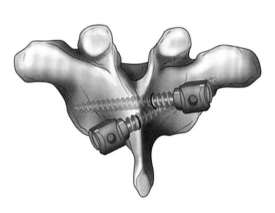

图 3-5-1A 上胸椎椎板螺钉的示意图(后方透视图)

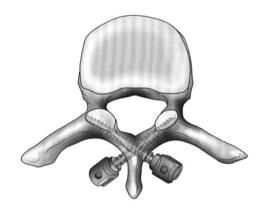

图 3-5-1B 上胸椎椎板螺钉的示意图(上方透视图)

二、解剖学测量及数据

人上胸椎椎板测量指标及结果见图 3-5-2A、图 3-5-2B 和表 3-5-1~ 表 3-5-4。①椎板高度(H):椎板上缘和下缘中点之间的距离;②椎板厚度(W):椎板轴位上最窄的部分;③椎板外倾角(α):测椎板与正中矢状面的夹角;④螺钉长度(L):从进钉点至同侧椎板与横突关节突前外侧交界的距离。

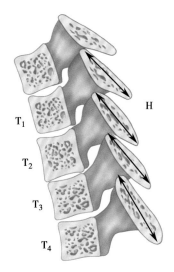

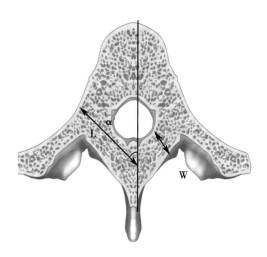

图 3-5-2A　上胸椎椎板的测量(矢状面)　　　　图 3-5-2B　上胸椎椎板的测量(横断面)

表 3-5-1　上胸椎椎板高度的测量参数(均数 ± 标准差)　　　　　　单位:mm

测量项目	数据来源				
	刘杰等[6](干标本,n=21)		钟熙强等[5](干标本,n=40)		Patel 等[7] (CT,n=130)
	左侧	右侧	男性	女性	
T_1	16.61 ± 1.58	16.36 ± 1.48	18.64 ± 0.71	16.86 ± 0.50	12.3 ± 3.4
T_2	17.20 ± 1.83	17.37 ± 1.83	19.22 ± 0.76	16.89 ± 0.62	13.0 ± 3.5
T_3	18.09 ± 1.81	18.41 ± 1.87	20.09 ± 0.92	17.22 ± 0.52	13.4 ± 3.8
T_4	19.04 ± 1.59	19.28 ± 1.54	21.10 ± 0.95	17.45 ± 0.59	14.7 ± 4.1

表 3-5-2　上胸椎椎板宽度的测量参数(均数 ± 标准差)　　　　　　单位:mm

测量项目	数据来源				
	刘杰等[6](干标本,n=21)		钟熙强等[5](干标本,n=40)		Patel 等[7] (CT,n=130)
	左侧	右侧	男性	女性	
T_1	6.72 ± 0.78	6.69 ± 0.74	5.93 ± 0.18	5.86 ± 0.10	6.5 ± 1.3
T_2	6.94 ± 0.78	6.86 ± 0.79	5.97 ± 0.20	5.88 ± 0.11	6.6 ± 1.3
T_3	6.67 ± 0.77	6.57 ± 0.83	6.00 ± 0.19	5.90 ± 0.09	6.6 ± 1.3
T_4	6.59 ± 0.93	6.66 ± 0.94	6.00 ± 0.22	5.94 ± 0.13	6.6 ± 1.4

表 3-5-3 上胸椎椎板外倾角的测量参数(均数 ± 标准差) 单位:(°)

测量项目	数据来源				
	刘杰等[6](干标本,n=21)		钟熙强等[5](干标本,n=40)		Patel 等[7]
	左侧	右侧	男性	女性	(CT,n=130)
T_1	51.2 ± 2.23	51.3 ± 2.25	46.50 ± 1.10	46.00 ± 1.10	47 ± 4
T_2	51.3 ± 2.97	51.4 ± 2.97	46.60 ± 1.10	46.30 ± 0.80	48 ± 4
T_3	51.9 ± 2.66	52.1 ± 2.66	45.30 ± 1.40	45.40 ± 1.40	51 ± 4
T_4	53.1 ± 2.58	53.0 ± 2.67	45.30 ± 1.40	45.30 ± 1.40	53 ± 5

表 3-5-4 上胸椎椎板螺钉长度的测量参数(均数 ± 标准差) 单位:mm

测量项目	数据来源				
	刘杰等[6](干标本,n=21)		钟熙强等[5](干标本,n=40)		Patel 等[7]
	左侧	右侧	男性	女性	(CT,n=130)
T_1	35.39 ± 2.06	35.52 ± 2.21	31.43 ± 2.01	29.23 ± 1.24	29.9 ± 4.1
T_2	29.86 ± 2.44	29.94 ± 2.54	31.29 ± 2.44	29.77 ± 1.48	25.2 ± 3.5
T_3	28.10 ± 1.86	27.91 ± 2.03	30.68 ± 2.25	29.58 ± 1.50	22.7 ± 3.2
T_4	27.20 ± 2.63	26.31 ± 2.64	30.69 ± 2.05	29.94 ± 1.48	21.6 ± 3.1

三、临床意义

(一)进钉点

椎板和棘突交界处(图 3-5-3)。偏下易发生螺钉进入椎管损伤脊髓,偏上易发生椎板劈裂使螺钉固定失效。两侧进针点上下稍有偏差,以免产生"螺钉打架"现象。

(二)进钉角度

根据测量结果,置入螺钉角度为 45°~53°,由 T_1 逐渐增大至 T_4,平均约 49°。

(三)进度深度

螺钉长度一般为 24~34mm,建议以 2mm 递减。国人的螺钉长度建议为 26~36mm,行双皮质固定,增强牢固度。

(四)螺钉直径

上胸椎椎板厚度为 6.0~6.7mm,螺钉两侧必须最少有 1.0mm 的椎板边距[8],因此推荐螺钉的直径为 3.5~4.5mm。

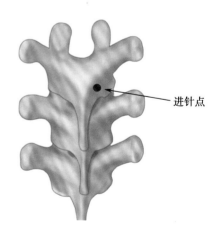

进针点

图 3-5-3 上胸椎椎板螺钉进针点

> 螺钉直径:一般为 3.5~4.5mm。
> 进钉点:椎板和棘突交界处。
> 进钉角度:螺钉置入的角度以与冠状面成角 45°~53°。
> 进钉深度:螺钉长度一般为 24~34mm。

四、影像学标准

除椎板的内侧壁外,椎板外侧壁、上壁及下壁均能在直视下观察,采用 Xia 等[9]改良椎板螺钉置钉技术,在椎板上使用磨钻磨透椎板外壁,直视下观察螺钉置钉情况。术后 CT 复查(图 3-5-4)示螺钉均在椎板内,未进入椎管及胸腔,未劈裂外侧椎板。

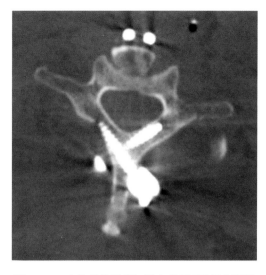

图 3-5-4　上胸椎椎板螺钉置入术后 CT 复查图像

（盛孙仁　方向前）

参考文献

[1] BELMONT P J JR,KLEMME W R,DHAWAN A,et al. In vivo accuracy of thoracic pedicle screws. Spine,2001,26(21):2340-2346.

[2] KRETZER R M,SCIUBBA D M,BAGLEY C A,et al. Translaminar screw fixation in the upper thoracic spine. J Neurosurgery Spine,2006,5(6):527-533.

[3] GARDNER A,MILLNER P,LIDDINGTON M,et al. Translaminar screw fixation of a kyphosis of the cervical and thoracic spine in neurofibromatosis. J Bone Joint Surg Br,2009,91(9):1252-1255.

[4] 胡庆丰,徐荣明,潘浩,等. 上胸椎椎板螺钉内固定可行性的解剖学研究. 中华外科杂志,2012,24(2):268-271.

[5] 钟熙强,何少奇,董伊隆,等. 上胸椎后路椎板螺钉固定的可行性研究. 中医正骨,2016,28(1):1-5.

[6] 刘杰,刘建东,姚建强,等. 上胸椎椎板螺钉内固定的解剖学研究. 当代医学,2014,20(15):17-18.

[7] PATEL A J,CHERIAN J,FULKERSON D H,et al. Computed tomography morphometric analysis for translaminar screw fixation in the upper thoracic spine of the pediatric population. J Neurosurg Pediatr,2011,7(4):383-388.

[8] WANG M Y. C2 crossing laminar screws:cadaveric morphometric analysis. Neurosurgery,2006,59(1 Suppl 1):ONS84-88; discussion ONS84-88.

[9] XIA D D,LIN S L,CHEN W,et al. Computed tomography morphometric analysis of C2 translaminar screw fixation of Wright's technique and a modified technique in the pediatric cervical spine. Eur Spine J,2014,23(3):606-612.

第六节 胸椎横突螺钉/肋-横突螺钉固定术

一、技术简介

对于胸椎疾患引起脊柱不稳或进行外科治疗时,临床上采用椎弓根螺钉技术内固定,但由于胸椎的解剖特异性,使得该项技术在胸椎节段有损伤脊髓、血管等周围组织的巨大风险,再者脊柱侧弯患者及胸椎椎弓根发育细小者,使得椎弓根螺钉固定困难、风险增加。因此,研究者设计了多种手术方式包括胸椎椎弓根外螺钉固定、经肋骨横突螺钉固定、经椎板螺钉固定等来降低胸椎椎弓根螺钉的风险,或作为在椎弓根螺钉置入失败后的补救方案。胸椎横突螺钉/肋骨横突螺钉固定术(图 3-6-1A、图 3-6-1B)是 Xu 等[1]提出的一种用于避免损伤椎管内组织以及由于胸椎节段椎弓根破坏导致无法置入椎弓根螺钉时的补救螺钉技术,Little 等[2]在生物力学角度论证了该技术的力学强度可作为一项备选技术,以减少跨节段固定应力集中的断钉断棒现象,其尤其适用于颈胸段、上胸椎内固定。

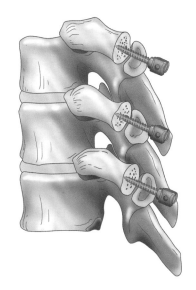

图 3-6-1A 胸椎肋骨横突螺钉示意图
(侧方透视图)

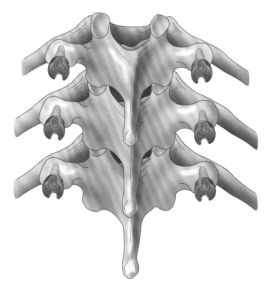

图 3-6-1B 胸椎肋骨横突螺钉示意图
(后方透视图)

二、解剖学测量及数据

成人肋骨横突关节($T_1 \sim T_{10}$)测量指标见图 3-6-2A~ 图 3-6-2C 和表 3-6-1。①$T_1 \sim T_{10}$ 肋骨横突关节螺钉进钉深度(D);②$T_1 \sim T_{10}$ 横突高度(H);③肋骨横突螺钉置钉矢状面成角(α)。

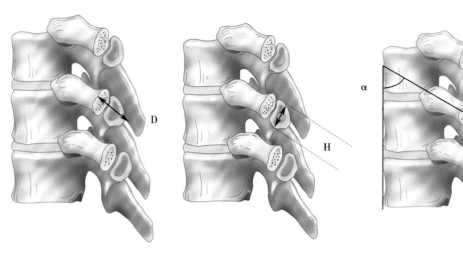

图 3-6-2A　T_1~T_{10} 肋骨横突关节螺钉进钉深度（D）　　图 3-6-2B　T_1~T_{10} 横突高度（H）　　图 3-6-2C　肋骨横突螺钉置钉矢状面成角（α）

表 3-6-1　肋骨横突关节螺钉解剖学参数（均数 ± 标准差）

测量项目	数据来源		
	Xu 等[1]（湿标本，n =9）		Cui 等[3]
	肋骨横突关节宽度 /mm	螺钉矢状面成角 /(°)	（干标本，n =45）
T_1	19.6 ± 2.0	78.13 ± 32.45	11.9 ± 1.06
T_2	15.7 ± 3.0	89.17 ± 2.57	12.3 ± 1.05
T_3	15.0 ± 2.6	89.44 ± 1.62	12.87 ± 1.48
T_4	13.9 ± 1.8	86.11 ± 6.08	12.48 ± 1.24
T_5	13.9 ± 2.5	69.17 ± 12.16	11.89 ± 0.87
T_6	14.2 ± 3.3	60.56 ± 11.49	12.21 ± 1.12
T_7	14.1 ± 3.1	53.82 ± 12.93	11.68 ± 0.8
T_8	15.1 ± 3.0	50.00 ± 12.01	12.06 ± 0.79
T_9	15.8 ± 2.4	53.06 ± 14.05	12.01 ± 1.04
T_{10}	16.3 ± 2.7	54.72 ± 16.22	11.95 ± 1.23

三、临床意义

（一）进钉点

螺钉进钉点应选择在相应节段横突末端背侧的肋横突关节中心（图 3-6-3），偏上或者偏下都有损伤肋间血管和神经的风险。

（二）进钉角度

螺钉置入的角度需与矢状面平行，与冠状面成角 T_1~T_4 为 80°~90°，T_5~T_{10} 为 50°~70°。

(三) 进钉深度

T_1~T_{10}从横突背侧皮质骨至肋骨腹侧皮质骨的距离约14~16mm,因此肋横突螺钉进钉深度大约为14~16mm,以确保不穿破肋骨腹侧皮质骨导致胸膜损伤,同时也能保证相对的力学强度。

(四) 螺钉直径

肋骨横突螺钉的直径主要取决于肋骨及横突的高度和肋横突关节的宽度,横突高度略小于肋骨,根据横突高度最小约10.22mm,横突上下皮质骨厚度分别约2mm,因此,螺钉的直径以3~5mm为宜。

- ➢ 螺钉直径:螺钉的直径一般为3~5mm。
- ➢ 进钉点:相应节段横突末端背侧的肋横突关节中心。
- ➢ 进钉角度:T_1~T_4与冠状面成角为80°~90°,T_5~T_{10}为50°~70°。
- ➢ 进钉深度:螺钉长度约12~16mm(至肋骨腹侧皮质骨而不穿破为理想深度)。

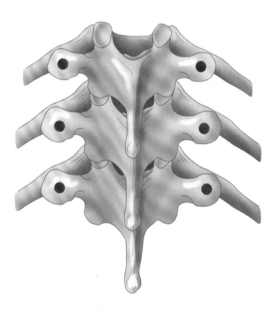

图3-6-3　胸椎肋骨横突螺钉进钉点示意图

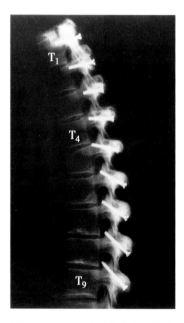

图3-6-4　胸椎肋骨横突螺钉固定后侧位X线片

四、影像学标准

螺钉理想的位置应位于肋骨横突关节中心。螺钉远端应到达肋骨腹侧皮质骨而不穿破,以达到四层皮质固定获得最大的力学强度,侧位片上,T_1~T_4与冠状面近乎垂直,而T_5~T_{10}角度在50°~70°(图3-6-4)。注意置钉时利用带刻度的钻头丝攻以确认进钉深度合适,避免穿破肋骨腹侧皮质骨可能损伤壁层胸膜。

(沈中海　崔　赓)

参考文献

［1］XU R,EBRAHEIM N A,OU Y,et al. Anatomic considerations of costotransverse screw placement in the thoracic spine. Surg Neurol,2000,53(4):349-354; discussion 354-345.

［2］LITTLE A S,BRASILIENSE L B,LAZARO B C,et al. Biomechanical comparison of costotransverse process screw fixation and pedicle screw fixation of the upper thoracic spine.Neurosurgery,2010,66(3 Suppl Operative):178-182 ;discussion 182.

［3］CUI X G,CAI J F,SUN J M,et al. Morphology study of thoracic transverse processes and its significance in pedicle-rib unit screw fixation. J Spinal Disord Tech,2015,28(2):E74-E77.

第七节　胸、腰椎前路螺钉内固定术

一、技术简介

胸腰椎前路螺钉内固定术已在临床广泛应用,在胸腰段骨折、侧弯畸形矫正、结核及非特异性感染病灶清除、椎体肿瘤切除等许多疾病发挥重要作用。随着生物力学及内固定的发展,不断出现新型前路内固定系统,总体上分为长节段及短节段两大类,包括钉棒装置、钉板装置及特殊内固定装置。胸腰椎手术前方入路包括开胸入路、胸腰段经胸腔胸膜外入路及腰椎经腹外侧腹膜后入路,腹直肌切口及腹正中入路。20世纪中期已有学者对脊柱侧弯行前方入路进行器械固定,后Dwyer[1]首次研制前路螺钉联合钢缆内固定系统,应用于脊柱侧弯患者矫正并发布6例病例报告。Dunn[2]及Kaneda等[3]分别设计了相应前路钉棒装置用于治疗胸腰椎骨折,有效地解除脊髓压迫,避免过多牵拉脊髓和神经。而后文献不断报道前路开放及内镜辅助下微创手术在治疗胸腰段病变的应用[4-6]。该技术具有直视病灶,更彻底清除病变及有效的重建等优点。鉴于胸腰椎为人体应力集中部,且邻近解剖涉及胸腹腔较多重要脏器及血管,胸腰椎前路手术螺钉的置入需符合脊柱生物力学及安全原则。

二、解剖学测量及数据

鉴于前路内固定置钉方式,置钉长度与椎体横径及置钉角度相关。成人上胸椎、中胸椎、下胸椎及腰椎测量指标见图3-7-1。①上横径(D1):椎体上缘两侧最侧端的投影距离;②中横径(D2):椎体中段两侧最侧端的投影距离;③下横径(D3):椎体下缘两侧最侧端的投影距离;其测量结果依次见表3-7-1及表3-7-2;④螺钉后倾安全角(α)[11-12]:不同进钉点处螺钉最大后倾钉道轨迹与冠状面的夹角(图3-7-2A~图3-7-2C)。胸椎螺钉后倾安全角,其后进钉点为肋凹前缘,中进钉点为距后进钉点5mm处,前进钉点为距后进钉点10mm处。腰椎螺钉后倾安全角,其后进钉点为椎体椎弓根连接处,中进钉点为距后进钉点10mm处,前进钉点为距后进钉点20mm处。后、中、前进钉点的螺钉后倾安全角测量结果依次见表3-7-3、表3-7-4。

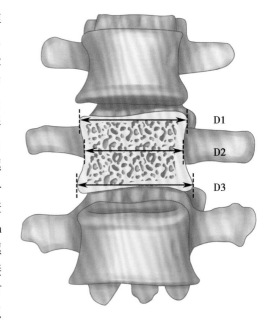

图3-7-1　椎体横径测量

表 3-7-1　胸椎椎体横径测量参数（均数 ± 标准差）

单位:mm

测量项目	数据来源							
	李伟等[7]（男性，干标本，n=70）			李伟等[7]（女性，干标本，n=55）			Tan等[8]（干标本，n=10）	
	上横径	中横径	下横径	上横径	中横径	下横径	上横径	下横径
T$_1$	29.85±3.01	24.52±2.83	31.79±2.27	26.43±3.29	22.02±2.82	28.65±2.27	24.7±0.2	27.1±0.4
T$_2$	27.23±2.36	25.41±2.42	31.38±2.36	24.70±2.53	26.45±2.61	31.25±3.31	23.6±0.2	25.3±0.4
T$_3$	26.82±2.28	23.35±2.22	30.46±2.57	23.83±2.58	20.82±1.98	26.93±2.10	23.3±0.4	24.4±0.4
T$_4$	27.03±2.03	22.13±1.83	30.24±2.31	24.33±1.99	20.54±1.87	27.34±1.98	22.5±0.3	25.0±0.4
T$_5$	27.38±2.12	22.89±1.76	31.02±2.15	24.36±2.14	21.13±2.02	27.71±2.00	23.3±0.3	23.8±0.1
T$_6$	28.48±1.89	24.67±2.24	32.69±2.73	25.77±2.16	22.57±2.14	29.39±2.25	23.7±0.3	24.8±0.5
T$_7$	28.20±2.09	26.26±2.09	29.92±2.54	25.57±1.93	23.99±1.98	27.14±2.28	24.6±0.3	26.8±0.3
T$_8$	29.80±2.33	27.69±2.11	31.49±2.49	26.77±.86	25.12±1.99	28.59±2.17	25.9±0.5	27.9±0.4
T$_9$	31.09±2.49	29.00±2.30	33.22±2.66	27.60±2.23	26.26±2.23	30.27±2.52	27.0±0.3	29.2±0.4
T$_{10}$	32.62±2.29	30.95±2.44	35.95±2.57	29.49±2.39	27.80±2.59	32.82±2.68	28.8±0.4	31.9±0.2
T$_{11}$	35.75±2.51	33.15±2.36	39.25±2.71	32.32±2.39	30.41±2.08	35.54±2.30	31.6±0.3	35.3±0.2
T$_{12}$	38.84±2.94	35.29±2.25	40.97±2.88	35.24±2.39	32.30±2.36	37.58±2.70	34.5±0.3	36.4±0.4

表 3-7-2　腰椎椎体横径测量参数（均数 ± 标准差）

单位:mm

测量项目	数据来源						
	孙文琢等[9]（干标本，n=151）			Tan等[10]（干标本，n=12）		Tan等[8]（干标本，n=10）	
	上横径	中横径	下横径	上横径	下横径	上横径	下横径
L$_1$	41.51±3.05	35.98±3.32	44.26±3.23	42.68±0.44	46.16±0.59	36.3±0.4	39.2±0.5
L$_2$	43.43±3.67	37.02±3.05	45.98±3.59	44.90±0.48	48.66±0.41	38.2±0.4	41.4±0.3
L$_3$	45.65±3.23	39.31±2.96	48.84±3.64	46.96±0.39	51.19±0.39	39.9±0.3	43.5±0.3
L$_4$	47.85±3.49	41.67±2.77	50.74±3.51	49.35±0.22	53.34±0.57	42.0±0.2	45.3±0.5
L$_5$	50.16±4.13	43.65±4.36	49.6±3.59	48.89±0.40	51.42±0.49	41.6±0.3	43.7±0.4

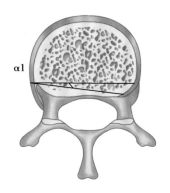

图 3-7-2A 椎体不同进钉点螺钉后倾安全角测量（后进钉点）

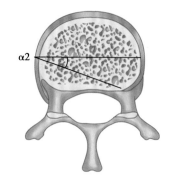

图 3-7-2B 椎体不同进钉点螺钉后倾安全角测量（中进钉点）

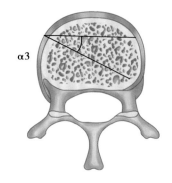

图 3-7-2C 椎体不同进钉点螺钉后倾安全角测量（前进钉点）

表 3-7-3 胸椎不同进钉点螺钉后倾安全角[11][干标本, n =470, 均数 ± 标准差（最小值 ~ 最大值）]

单位:(°)

测量项目	进针点					
	后进钉点		中进钉点		前进钉点	
	男性	女性	男性	女性	男性	女性
T_3	14.0 ± 3.4 (10~20)	13.1 ± 2.6 (10~16)	23.2 ± 4.9 (19~34)	21.4 ± 2.0 (20~25)	30.7 ± 4.7 (26~34)	28.5 ± 2.8 (25~32)
T_4	13.9 ± 3.2 (10~19)	12.6 ± 1.8 (11~15)	22.6 ± 2.2 (20~25)	22.1 ± 1.6 (20~25)	31.0 ± 2.3 (25~34)	29.6 ± 1.8 (27~32)
T_5	13.1 ± 1.7 (10~15)	12.3 ± 1.8 (10~15)	23.1 ± 1.9 (20~25)	21.6 ± 2.3 (19~25)	32.1 ± 1.4 (30~34)	31.0 ± 1.3 (30~34)
T_6	13.6 ± 2.1 (11~17)	11.7 ± 1.7 (10~15)	23.2 ± 2.1 (20~26)	21.9 ± 2.3 (19~25)	32.9 ± 1.7 (30~35)	31.3 ± 1.3 (30~33)
T_7	11.8 ± 2.2 (8~16)	10.7 ± 1.5 (9~16)	22.5 ± 3.0 (16~30)	22.2 ± 2.0 (20~26)	33.7 ± 2.7 (29~38)	34.1 ± 2.8 (30~40)
T_8	12.0 ± 2.6 (7~15)	11.8 ± 2.6 (8~15)	22.5 ± 3.9 (15~30)	23.6 ± 2.5 (20~28)	34.2 ± 2.7 (29~39)	34.1 ± 2.9 (30~39)
T_9	11.2 ± 2.1 (9~15)	12.0 ± 1.6 (10~16)	22.0 ± 2.8 (17~28)	23.1 ± 1.8 (21~27)	33.2 ± 2.7 (28~40)	34.4 ± 1.7 (31~39)
T_{10}	11.0 ± 1.5 (8~15)	11.9 ± 2.5 (7~15)	21.5 ± 3.0 (16~26)	21.9 ± 2.5 (16~25)	31.8 ± 2.7 (27~28)	32.5 ± 2.0 (29~35)
T_{11}	11.5 ± 2.3 (9~16)	12.1 ± 3.1 (7~16)	21.5 ± 2.6 (17~26)	22.6 ± 2.6 (18~26)	32.5 ± 3.5 (27~34)	34.4 ± 3.2 (30~39)
T_{12}	11.1 ± 1.8 (8~15)	10.8 ± 2.1 (7~14)	20.5 ± 2.2 (14~25)	19.9 ± 2.9 (16~25)	31.4 ± 2.3 (27~35)	30.7 ± 2.4 (27~34)

表 3-7-4 腰椎不同进钉点螺钉后倾安全角[12] [干标本, n =170,均数 ± 标准差(最小值 ~ 最大值)]

单位:(°)

测量项目	进针点					
	后进钉点		中进钉点		前进钉点	
	男性	女性	男性	女性	男性	女性
L₁	2.4 ± 2.0 (2~12)	2.8 ± 0.9 (3~6)	22.2 ± 3.2 (10~25)	27.8 ± 2.4 (25~33)	43.3 ± 3.2 (39~48)	45.1 ± 2.4 (45~52)
L₂	4.7 ± 2.1 (2~10)	5.3 ± 1.9 (2~8)	25.0 ± 3.3 (22~32)	28.2 ± 2.2 (23~30)	46.0 ± 1.5 (45~50)	47.8 ± 2.3 (44~50)
L₃	9.0 ± 2.0 (8~16)	9.4 ± 2.3 (6~13)	28.9 ± 1.7 (30~37)	30.9 ± 2.5 (28~34)	47.6 ± 1.7 (46~52)	48.6 ± 1.7 (46~50)
L₄	13.3 ± 2.4 (12~20)	14.4 ± 2.0 (12~18)	30.1 ± 2.9 (25~35)	33.2 ± 2.3 (30~36)	48.2 ± 2.3 (45~52)	52.4 ± 2.1 (50~55)

三、临床意义

(一) 进钉点

螺钉应在椎体骨质较密集并且为应力集中处进入,每个螺钉均须放置在椎体相同的解剖位置,故椎弓根基底部前方区域常作为进钉点。鉴于胸椎肋骨小头及肋凹解剖位置在术中易分辨,常将其作为进钉点参考,但须注意肋凹自身存在一定的变异。临床中常在 T₁₀、T₁₁、T₁₂ 椎体选择肋骨小头前方 3~5mm 进钉,其余胸椎椎体则可平肋骨小头进钉,腰椎则常选择椎弓根基底部作为恒定参照位置,同一椎体上位螺钉需在椎弓根上缘的延长线,下位螺钉需在椎弓根下缘的延长线,离椎体后缘 5~10mm 较为合适[13-15](图 3-7-3)。对于单椎体双螺钉内固定系统,其前进钉点则需根据后进钉点及内固定规格适当前移,平行终板置钉。

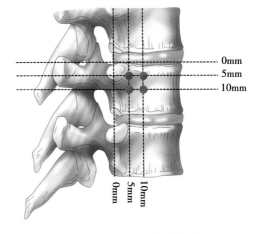

图 3-7-3 进钉点示意图

(二) 进钉角度

螺钉始终平行上、下终板,进钉角度与进钉点相关。椎体单螺钉置钉,主进钉点位于肋凹前缘或椎弓根根部前缘处时,常以平行冠状位水平或自后向前与冠状面水平呈 5°~10° 置钉。对于单节段需置入双螺钉的前路内固定系统,后方螺钉常自后向前以 5°~10° 置钉,前方螺钉则自前向后以 0~10° 攻入。进钉点越靠前,螺钉前倾的角度越小,甚至需要后倾。螺钉向后置钉时,需注意螺钉后倾安全角(图 3-7-4A、图 3-7-4B 及图 3-7-4C)。胸椎进钉点在肋凹处、远离肋凹 5mm 及 10mm 处时,其螺钉后倾安全角均值范围分别为 10.7°~14.0°、19.9°~23.6°、28.5°~34.4°。腰椎进钉点在椎弓根基底部、远离椎弓根基底部 10mm 及 20mm

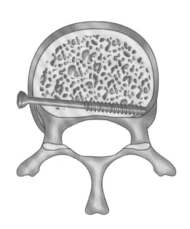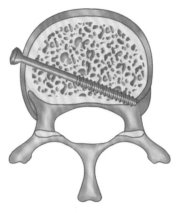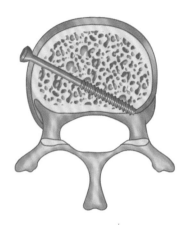

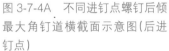

图 3-7-4A　不同进钉点螺钉后倾最大角钉道横截面示意图(后进钉点)　　图 3-7-4B　不同进钉点螺钉后倾最大角钉道横截面示意图(中进钉点)　　图 3-7-4C　不同进钉点螺钉后倾最大角钉道横截面示意图(前进钉点)

处时,其螺钉后倾安全角均值范围分别为 2.4°~14.4°、22.2°~33.2°、43.3°~52.4°。但螺钉后倾安全角个体差异较大,且不同椎体存在差异,故螺钉后倾置钉时,需避免角度过大而突破椎管。

(三) 进钉深度

进钉深度取决于椎体横径及进钉角度,不同椎体、同一椎体不同层次其横径存在差异。选择合适螺钉长度,使螺钉末端攻入并突破椎体对侧皮质 1~2mm,但需避免螺钉过长,损伤椎前血管及交感神经。脊柱侧弯患者常存在主动脉与椎体相对位置的改变,更需谨慎。椎体横径测量差异较大,且置钉角度不同时,其长度相应改变,故解剖数据只提供参考,一般上胸椎选择 20~25mm,中胸椎 25~30mm,下胸椎 30~35mm,腰椎 40~45mm。

(四) 螺钉直径

目前应用于临床的前路内固定系统较多,不同的内固定系统,其规格不尽相同。上胸段及中胸段常选择直径 4.5mm 螺钉,可适当增大。下胸段及腰椎常选择直径 6.5mm 螺钉。避免螺钉直径过小导致内固定失败。

> 螺钉直径:螺钉的直径一般为 4.5~6.5mm。
> 进钉点:在胸椎常以肋椎关节为参照,于肋凹前缘处作为进钉点。腰椎以椎弓根为参照,主进钉点需位于椎弓根延长线上,上位进钉点需位于椎弓根延长线上缘,下位进钉点需位于椎弓根延长线下缘,距离椎体后缘 5~10mm。
> 进钉角度:螺钉后置入钉自后向前呈 5°~10°,前置入钉自前向后以 0~10° 置钉。
> 进钉深度:螺钉长度上胸椎选择 20~25mm,中胸椎 25~30mm,下胸椎 30~35mm,腰椎 40~45mm。

四、影像学标准

理想的螺钉位置在平片侧位中(图 3-7-5A),螺钉中心应置于椎弓根上缘或下缘水平延长线上,钉尾不超过椎体后缘线,避免进入椎间隙及椎管,不同椎体节段的螺钉需置于相同的解剖位置。正位片中(图 3-7-5B),螺钉平行于终板,可适当攻破椎体对侧皮质,使每个椎体至少有 2 点的双皮质固定,以保证能够重建足够的稳定性(图 3-7-5C),但需权衡血管损伤增加的风险。

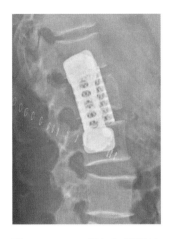
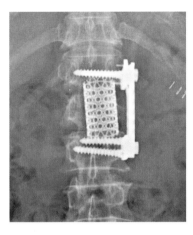
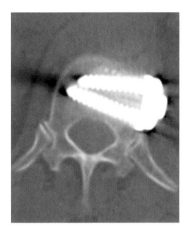

图 3-7-5A 双螺钉钉板系统术后 CT 侧位平片

图 3-7-5B 双螺钉钉板系统术后 CT 正位平片

图 3-7-5C 双螺钉钉板系统术后 CT 横断面片

(李 耀 杨 操)

参考文献

[1] DWYER A F. Experience of anterior correction of scoliosis. Clin Orthop Relat Res,1973(93):191-206.

[2] DUNN H K. Anterior stabilization of thoracolumbar injuries. Clin Orthop Relat Res,1984(189):116-124.

[3] KANEDA K,ABUMI K,FUJIYA M. Burst fractures with neurologic deficits of the thoracolumbar lumbar spine. Results of anterior decompression and stabilization with anterior instrumentation. Spine,1984,9(8):788-795.

[4] THALGOTT J S,KABINS M B,TIMLIN M,et al. Four year experience with the AO anterior thoracolumbar locking plate. Spinal Cord,1997,35(5):286-291.

[5] EBARA S,KAMIMURA M,ITOH H,et al. A new system for the anterior restoration and fixation of thoracic spinal deformities using an endoscopic approach. Spine,2000,25(7):876-883.

[6] SHIMAMOTO N,KOTANI Y,SHONOY,et al. Biomechanical evaluation of anterior spinal instrumentation systems for scoliosis:in vitro fatigue simulation. Spine,2001,26(24):2701-2708.

[7] 李伟,张毅,高予中,等 . 国人椎体的测量与分析 . 河南医学研究,1999,8(2):109-112.

[8] TAN S H,TEO E C,CHUA H C. Quantitative three-dimensional anatomy of cervical,thoracic and lumbar vertebrae of Chinese Singaporeans. Eur Spine J,2004,13(2):137-146

[9] 孙文琢,易翼 . 腰椎的测量 . 解剖学杂志,1989,12(2):144-147.

[10] TAN S H,TEO E C,CHUA H C. Quantitative three-dimensional anatomy of lumbar vertebrae in Singaporean Asians. Eur Spine J,2002,11(2):152-158.

[11] EBRAHEIM N A,XU R,AHMAD M,et al. Anatomic considerations of anterior instrumentation of the thoracic spine. Am J Orthop,1997,26(6):419-424.

［12］EBRAHEIM N A, XU R, URBANCIC R, et al. Anatomic considerations for anterior instrumentation of the lumbar spine. Orthopedics, 1999, 22 (10): 935-939.

［13］GHANAYEM A J, ZDEBLICK T A. Anterior instrumentation in the management of thoracolumbar burst fractures. Clin Orthop Relat Res, 1997 (335): 89-100.

［14］金大地, 陈建庭, 张浩, 等. 胸腰椎前路 "Z" 形钛钢板内固定系统应用的初步报告. 中华骨科杂志, 1999, 19 (4): 201-204.

［15］贺永雄, 邱勇, 王斌. 脊柱侧凸患者胸主动脉与相邻椎体的解剖关系及临床意义. 中国脊柱脊髓杂志, 2004, 14 (7): 395-398.

第八节 经前路胸椎椎弓根螺钉内固定术

一、技术简介

前路手术可直达病灶,有效重建前柱稳定,避免破坏后方椎旁组织,已广泛应用于治疗脊柱骨折、肿瘤及结核或感染等病变。但对于治疗前路多节段减压重建或合并骨质疏松患者中,传统前路钢板内固定系统提供的生物力学稳定性有限。为将前路手术特点与椎弓根螺钉的内固定生物力学优势有效结合,Koller 等[1-2]提出了前路椎弓根螺钉内固定技术(anterior transpedicular screw fixation,ATPS),并应用于临床。体外生物力学研究表明,颈椎前路椎弓根螺钉拔出力显著高于单皮质椎体螺钉,且前者在过屈过伸及抗旋转有更优越的表现[3-4]。此后文献不断报道该技术在骨折、退变疾病及翻修术中的应用,但多数研究局限于下颈椎[5-7]。贺聚良等[8]在标本上利用 ATPS 技术在上胸椎置钉,表明该技术在上胸椎的可行性(图 3-8-1A、图 3-8-1B)。但在胸椎节段,ATPS 技术目前主要应用于颈胸交界处及上胸椎区域,多数为尸体标本、影像学及数字化研究。

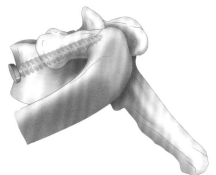

图 3-8-1A 上胸椎体前路椎弓根螺钉示意图(侧面观)　　图 3-8-1B 上胸椎体前路椎弓根螺钉示意图(横断面)

二、解剖学测量及数据

成人胸椎相关测量指标见图 3-8-2A、图 3-8-2B。①椎弓根宽度(D1):椎弓根内、外骨皮质外缘之间的最短距离;②椎弓根高度(H1):椎弓根上、下骨皮质外缘之间的最短距离;③前路椎弓根螺钉置入长度(D2):椎体前缘经椎弓根中轴线至椎弓后缘的距离;④横向进钉点距离(D3):椎弓根中轴线与椎体前缘交点至椎体中位矢状线的距离,交点位于椎弓根同侧为正值,越过中位矢状线为负值;⑤矢状面进钉点距离(D4):椎弓根中轴线与椎体前缘交点至椎体上终板的距离;⑥水平位外倾角(α):水平轴位上,椎弓根轴线与矢状位所成的夹角;⑦置钉矢状位倾角(β):矢状轴位上,椎弓根轴线与椎体前壁所成的夹角。各参数测量结果依次见表 3-8-1~ 表 3-8-7。

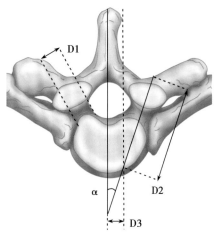

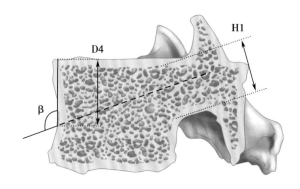

图 3-8-2A 上胸椎相关参数测量示意图（横断面）

图 3-8-2B 上胸椎相关参数测量示意图（矢状面）

表 3-8-1 胸椎椎弓根宽度（$\bar{x} \pm s$） 单位:mm

测量项目	数据来源					
	贺聚良等[8]（干标本）		史亚民等[9]（干标本）		Zhuang 等[10]（CT）	
	男性（$n=5$）	女性（$n=5$）	男性（$n=20$）	女性（$n=20$）	男性（$n=126$）	女性（$n=126$）
T_1	8.14 ± 0.74	7.04 ± 0.62	8.8 ± 0.8	8.2 ± 0.9	8.74 ± 0.88	7.42 ± 0.81
T_2	6.20 ± 0.93	5.25 ± 0.66	6.8 ± 1.1	6.2 ± 1.1	6.86 ± 0.93	5.58 ± 0.81
T_3	5.03 ± 0.91	4.12 ± 0.55	5.3 ± 0.7	4.5 ± 0.9	5.40 ± 0.86	4.33 ± 0.75
T_4	4.39 ± 0.74	3.47 ± 0.45	4.6 ± 0.7	3.9 ± 0.9	4.77 ± 0.89	3.80 ± 0.76

表 3-8-2 胸椎椎弓根高度（$\bar{x} \pm s$） 单位:mm

测量项目	数据来源					
	贺聚良等[8]（干标本）		史亚民等[9]（干标本）		Zhuang 等[10]（CT）	
	男性（$n=5$）	女性（$n=5$）	男性（$n=20$）	女性（$n=20$）	男性（$n=126$）	女性（$n=126$）
T_1	8.38 ± 0.61	6.89 ± 0.70	9.6 ± 0.7	8.9 ± 0.7	10.07 ± 0.86	8.82 ± 0.73
T_2	9.33 ± 0.86	7.87 ± 0.81	11.2 ± 1.2	10.3 ± 1.0	11.94 ± 1.01	9.91 ± 0.79
T_3	10.15 ± 0.71	8.53 ± 0.84	12.0 ± 1.1	10.5 ± 1.3	12.24 ± 1.02	10.11 ± 0.93
T_4	10.29 ± 0.72	8.98 ± 0.94	11.2 ± 2.4	10.2 ± 1.3	11.77 ± 1.03	9.86 ± 0.82

表 3-8-3 前路椎弓根螺钉置入长度($\bar{x} \pm s$)　　　　　　　　　　　　　　　　单位:mm

测量项目	数据来源					
	贺聚良等[8](干标本)		洪锦炯等[11](CT)		Koller 等[1](CT)	
	男性(n=5)	女性(n=5)	男性(n=29)	女性(n=21)	左(n=29)	右(n=29)
T_1	34.96 ± 0.82	32.88 ± 0.92	32.15 ± 2.51	31.01 ± 2.31	35.89 ± 5.27	35.53 ± 5.03
T_2	34.97 ± 0.85	32.68 ± 0.92	33.75 ± 1.72	32.52 ± 1.97	—	—
T_3	34.94 ± 1.04	32.95 ± 0.75	—	—	—	—
T_4	35.96 ± 1.19	32.52 ± 1.29	—	—	—	—

表 3-8-4 横向进钉点距离($\bar{x} \pm s$)　　　　　　　　　　　　　　　　单位:mm

测量项目	数据来源					
	贺聚良等[8](干标本)		洪锦炯等[11](CT)		Koller 等[1](CT)	
	男性(n=5)	女性(n=5)	男性(n=29)	女性(n=21)	左(n=29)	右(n=29)
T_1	2.50 ± 0.37	1.80 ± 0.95	3.77 ± 1.85	3.22 ± 1.98	−1.18 ± 2.94 (−9.11~5.46)	−1.19 ± 3.07 (−9.08~6.30)
T_2	4.47 ± 0.90	3.88 ± 0.70	4.75 ± 2.03	4.08 ± 1.53	—	—
T_3	5.27 ± 0.97	5.88 ± 0.62	—	—	—	—
T_4	5.50 ± 0.74	5.75 ± 0.91	—	—	—	—

注:表中括号内数据为最小值~最大值。

表 3-8-5 矢状面进钉点距离($\bar{x} \pm s$)　　　　　　　　　　　　　　　　单位:mm

测量项目	数据来源					
	贺聚良等[8](干标本)		洪锦炯等[11](CT)		Koller 等[1](CT)	
	男性(n=5)	女性(n=5)	男性(n=29)	女性(n=21)	左(n=29)	右(n=29)
T_1	6.67 ± 0.89	5.95 ± 0.50	7.15 ± 2.00	6.69 ± 1.77	7.11 ± 1.33 (4.63~10.3)	7.11 ± 1.62 (4.63~10.3)
T_2	7.55 ± 0.93	6.88 ± 0.73	9.82 ± 2.28	8.77 ± 1.82	—	—
T_3	7.70 ± 1.01	7.07 ± 0.73	—	—	—	—
T_4	8.76 ± 0.75	7.64 ± 0.92	—	—	—	—

注:表中括号内数据为最小值~最大值。

表 3-8-6 水平位外倾角($\bar{x} \pm s$)　　　　　　　　　　　　　　　　　　　　　　　单位:(°)

测量项目	数据来源					
	贺聚良等[8](干标本)		洪锦炯等[11](CT)		Koller 等[1](CT)	
	男性(n=5)	女性(n=5)	男性(n=29)	女性(n=21)	左(n=29)	右(n=29)
T_1	31.97 ± 1.20	32.80 ± 1.03	30.59 ± 3.04 (25.34~36.76)	28.18 ± 4.19 (20.70~35.77)	36.10 ± 4.96 (28.10~47.70)	35.90 ± 3.80 (27.20~44.80)
T_2	20.54 ± 1.67	21.24 ± 2.09	19.98 ± 3.27 (11.54~26.17)	20.08 ± 3.66 (12.28~24.88)	—	—
T_3	14.14 ± 1.09	13.71 ± 1.71	—	—	—	—
T_4	11.89 ± 1.49	11.42 ± 1.36	—	—	—	—

注:表中括号内数据为最小值~最大值。

表 3-8-7 置钉矢状位倾角($\bar{x} \pm s$)　　　　　　　　　　　　　　　　　　　　　　　单位:(°)

测量项目	数据来源					
	贺聚良等[8](干标本)		洪锦炯等[11](CT)		Koller 等[1](CT)	
	男性(n=5)	女性(n=5)	男性(n=29)	女性(n=21)	左(n=29)	右(n=29)
T_1	104.47 ± 1.01	103.28 ± 1.3	14.81 ± 4.10 (7.94~23.70)	14.18 ± 3.17 (9.22~23.29)	103.01 ± 4.81 (92.90~112.30)	102.52 ± 5.69 (90.0~113.80)
T_2	108.11 ± 2.50	109.03 ± 2.00	19.23 ± 4.56 (11.12~31.28)	22.53 ± 5.15 (10.14~34.68)	—	—
T_3	111.80 ± 1.53	112.93 ± 2.03	—	—	—	—
T_4	114.91 ± 2.02	116.43 ± 2.14	—	—	—	—

注:1. 洪锦炯等[11]定义的置钉矢状位倾角为椎弓根轴线与椎体前壁垂线所成的夹角。
　　2. 表中括号内数据为最小值~最大值。

三、临床意义

(一) 进钉点

前路椎弓根螺钉内固定技术的进钉点常采用空间定位的方法,通过距离来确定进钉点(图 3-8-3)。横切面上的进钉点通过与正中矢状线的距离来确定,即横向进钉点距离;矢状面的进钉点通过与上终板的距离确定,即矢

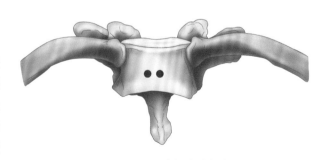

图 3-8-3 上胸椎体进钉点

状面进钉点距离。T$_1$椎体其横向进钉点距离范围为 –9.11~6.30mm，均值为 –1.18~3.77mm，个体差异较大，且相对靠近椎体正中矢状线，部分个体其进钉点越过正中矢状线，故往往存在单侧置钉可能。同时，鉴于螺钉直径及钉尾空间的占用，往往因钉尾交叉而不能双侧置钉。T$_2$~T$_4$椎体其横向进钉点距离范围均值为 3.88~5.88mm，故可距离正中矢状线 5mm 进钉。单侧置钉时，进钉点可适当向对侧移动。矢状面进钉点则选取距离椎体上缘 7~8mm 处进钉，常位于椎体下 1/3 处。

（二）进钉角度

置钉角度由水平位外倾角及矢状位倾角决定。T$_1$椎体中，水平外倾角一般为 28.18°~36.10°。T$_2$椎体的外倾角一般为 19.98°~21.24°。T$_3$、T$_4$椎体中，其外倾角进一步减小，一般为 11.42°~14.14°。外倾角在 T$_1$ 为 25°~35°，T$_2$ 为 15°~25°，T$_3$、T$_4$ 为 10°~15°进行置钉。单侧置钉时，角度可适当增加，螺钉置入椎弓根肋骨复合体，但需避免角度过大导致螺钉突破椎管。矢状位倾角在不同椎体中变化较小，一般为 102.52°~116.43°（图 3-8-4），随椎体节段下移而增加。但需注意置钉角度存在个体差异。

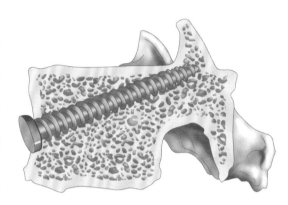

图 3-8-4 上胸椎体前路椎弓根螺钉通道矢状位截面示意图

（三）进钉深度

进钉深度与前路椎弓根螺钉置入长度相关，前路椎弓根螺钉置入长度一般为 31.01~35.96mm，并且参照后路椎弓根螺钉置入技术，可推测螺钉长度为 30~35mm。

（四）螺钉直径

螺钉直径与椎弓根高度及最窄宽度相关，与常规后入路椎弓根螺钉直径相似，T$_1$、T$_2$椎体可容纳 3.5~4.5mm 直径螺钉，而 T$_3$、T$_4$椎体椎弓根宽度则相对较小，选择 3.5~4.5mm 直径螺钉存在椎体内侧壁破裂可能，此时置入椎弓根肋骨复合体相对安全。

➤ 螺钉直径：螺钉直径在 T$_1$、T$_2$椎体一般为 3.5~4.5mm，T$_3$、T$_4$选择 3.5~4.5mm 时置入椎弓根肋骨复合体相对安全。

➤ 进钉点：T$_1$ 及 T$_2$ 横向进钉点距离椎体中线 2~4mm 处置入，鉴于螺钉钉帽及螺钉直径空间占用，必要时于中线或者跨域中线 1~2mm 单侧置钉，T$_3$ 及 T$_4$ 横向进钉点距离椎体中线 5~6mm。T$_1$~T$_4$ 矢状进钉点常位于椎体下 1/3 处，距椎体上缘 6~8mm。

➤ 进钉角度：螺钉置入的水平位外倾角在 T$_1$ 成角 25°~35°，T$_2$ 成角 15°~25°，T$_3$、T$_4$ 10°~15°。矢状位尾倾角常为 100°~120°置钉。

➤ 进钉深度：螺钉长度一般为 30~35mm。

四、影像学标准

侧位时，螺钉理想的位置应于椎弓根骨松质通道轴线及椎体延长线中，其前方钉板贴于椎体前缘,符合椎体序列曲度。平扫位中,椎弓根内侧壁及椎体皮质完整,椎管未侵及,T_3、T_4 椎体螺钉可适当突破外侧壁置入椎弓根肋骨复合体中,钉头可适当突破椎弓后部皮质。

(李 耀 蒋盛旦)

参考文献

［1］ KOLLER H,HEMPFING A,ACOSTA F,et al. Cervical anterior transpedicular screw fixation. Part Ⅰ:Study on morphological feasibility,indications,and technical prerequisites. Eur Spine J,2008,17(4):523-538.

［2］ KOLLER H,HITZL W,ACOSTA F,et al. In vitro study of accuracy of cervical pedicle screw insertion using an electronic conductivity device(ATPS part Ⅲ). Eur Spine J,2009,18(9):1300-1313.

［3］ KOLLER H,ACOSTA F,TAUBER M,et al. Cervical anterior transpedicular screw fixation(ATPS): Part Ⅱ:accuracy of manual insertion and pull-out strength of ATPS. Eur Spine J,2008,17(4):539-555.

［4］ WU C,CHEN C,WU W,et al. Biomechanical analysis of differential pull-out strengths of bone screws using cervical anterior transpedicular technique in normal and osteoporotic cervical cadaveric spines. Spine,2015,40(1):E1-E8.

［5］ YUKAWA Y,KATO F,ITO K,et al. Anterior cervical pedicle screw and plate fixation using fluoroscope-assisted pedicle axis view imaging:a preliminary report of a new cervical reconstruction technique. Eur Spine J,2009,18(6):911-916.

［6］ ARAMOMI M,MASAKI Y,KOSHIZUKA S,et al. Anterior pedicle screw fixation for multilevel cervical corpectomy and spinal fusion. Acta Neurochir(Wien),2008,150(6):575-582.

［7］ 赵刘军,徐荣明,华群,等.下颈椎前路椎弓根螺钉最佳进钉点和进钉方向的影像学研究及其临床运用. 中国骨伤,2012,25(12):1030-1035.

［8］ 贺聚良,肖增明,杨立井.上胸椎前路逆向椎弓根螺钉内固定技术的可行性研究.中国脊柱脊髓杂志, 2014,24(4):359-365.

［9］ 史亚民,柴伟,侯树勋,等.胸椎椎弓根形态测量研究.中国脊柱脊髓杂志,2002,12(3):191-193.

［10］ ZHUANG Z,CHEN Y,HAN H,et al. Thoracic pedicle morphometry in different body height population:a three-dimensional study using reformatted computed tomography. Spine,2011,36(24):E1547-E1554.

［11］ 洪锦炯,赵刘军,蒋伟宇,等.颈胸段前路椎弓根螺钉固定技术的影像学研究.中国脊柱脊髓杂志, 2015,25(2):137-141.

第九节　腰椎经椎板关节突螺钉固定术

一、技术简介

小关节作为腰骶椎中唯一真正的关节,可通过对其的固定融合获得有效的脊柱稳定。1984 年,Magerl[1]在脊柱外固定支架固定术中,首先描述了一种以长螺钉穿过一侧棘突基底、对侧椎板、关节突关节和横突基底的辅助性固定方法,即经椎板关节突关节螺钉固定术(图 3-9-1A、图 3-9-1B)。与椎弓根螺钉固定术相比,具有操作简单、并发症少、固定较可靠、费用较低等优势。随后,经椎板关节突关节螺钉作为一种后路内固定方法很快获得广泛应用。但常规经椎板关节突关节螺钉置入需要广泛组织切开暴露,导致肌肉萎缩和瘢痕形成,是引起术后腰痛的重要原因。1998 年,Grob 等[2]提出在腰椎前路椎间融合后,可辅助经皮关节突关节螺钉内固定术来加强脊柱节段稳性,但缺乏详细的技术描述和临床疗效评价。2003 年,Jang 等[3]为置经皮关节突关节螺钉发明了一套特殊导向器械并应用于前路腰椎融合术,18 例病例均未损伤神经,但目前该器械市场上尚未推广。2005 年,Shim 等[4]在 X 线片辅助下进行经皮关节突关节螺钉内固定术并取得满意效果。

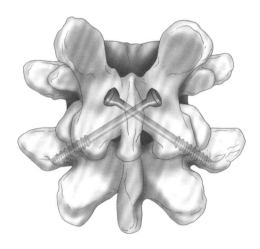
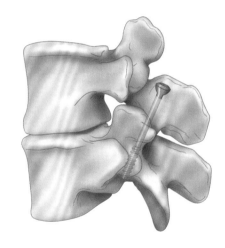

图 3-9-1A　经椎板关节突置钉技术图(正面观)　　图 3-9-1B　经椎板关节突置钉技术图(侧面观)

二、解剖学测量及数据

成人行经椎板关节突关节螺钉固定术解剖学参数测量指标及结果见图 3-9-2 和表 3-9-1~表 3-9-4。①钉道长度(L):一侧椎板下缘上方 5mm 的椎板与棘突移行处经过对侧椎板、关节突关节中央到横突基底的距离;②钉道尾侧倾斜角(α):钉道与脊柱横断面的成角;③钉道外侧倾斜角(β):钉道自后中央向下、向外侧与脊柱矢状面的成角;④椎板下厚:距椎板下缘 3mm 处椎板厚度。

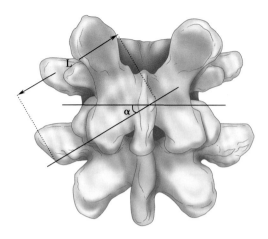

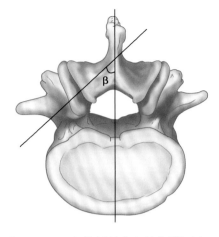

图 3-9-2A　经椎板关节突关节螺钉测量示意图（钉道长度与尾侧倾斜角）　　　图 3-9-2B　经椎板关节突关节螺钉测量示意图（钉道外侧倾斜角）

表 3-9-1　经椎板关节突关节螺钉钉道长度（$\bar{x} \pm s$）　　　单位：mm

测量项目	数据来源	
	Lu 等[5]（干标本，n=30）	殷渠东等[6]（新鲜、干标本，n=40）
$T_{12}L_1$	—	36 ± 7.4
L_1L_2	41 ± 2.3	38 ± 7.8
L_2L_3	45.3 ± 3.4	41 ± 8.0
L_3L_4	47.2 ± 2.2	43 ± 8.0
L_4L_5	50.6 ± 2.6	45 ± 8.2
L_5S_1	54.3 ± 2.5	46 ± 8.4

表 3-9-2　经椎板关节突关节螺钉钉道尾侧倾斜角（$\bar{x} \pm s$）　　　单位：(°)

测量项目	数据来源	测量项目	数据来源
	Lu 等[5]（干标本，n=30）		Lu 等[5]（干标本，n=30）
L_1L_2	60.5 ± 5.8	L_4L_5	45.5 ± 3.7
L_2L_3	58.7 ± 5.7	L_5S_1	38.5 ± 5.1
L_3L_4	50.0 ± 5.1		

表 3-9-3　经椎板关节突关节螺钉钉道外侧倾斜角($\bar{x} \pm s$)　　　　　　单位:(°)

测量项目	数据来源	
	Lu 等[5] (干标本,n=30)	殷渠东等[6] (新鲜、干标本各 20 具)
$T_{12}L_1$	—	38 ± 6.2
L_1L_2	39.0 ± 3.6	42 ± 7.8
L_2L_3	42.7 ± 1.9	43 ± 7.7
L_3L_4	46.3 ± 2.8	48 ± 8.3
L_4L_5	52.1 ± 2.6	50 ± 8.9
L_5S_1	59.5 ± 2.9	55 ± 9.1

表 3-9-4　经椎板关节突关节螺钉椎板下厚($\bar{x} \pm s$)　　　　　　单位:mm

测量项目	数据来源	
	Lu 等[5] (干标本,n=30)	殷渠东等[6] (新鲜、干标本各,n=40)
$T_{12}L_1$	—	5.3 ± 1.1
L_1L_2	6.7 ± 1.5	5.5 ± 1.2
L_2L_3	6.9 ± 1.3	5.7 ± 1.2
L_3L_4	7.4 ± 1.3	6.0 ± 1.3
L_4L_5	7.7 ± 1.1	6.3 ± 1.3
L_5S_1	7.8 ± 1.0	5.2 ± 1.2

三、临床意义

(一) 进钉点

螺钉进钉点选择在对侧椎板与棘突结合部中下 1/3 处(图 3-9-3)。如果两侧置钉,第一枚螺钉进入点应比理想进入点略偏头端或尾端,以便给第二枚螺钉置入留下空间。

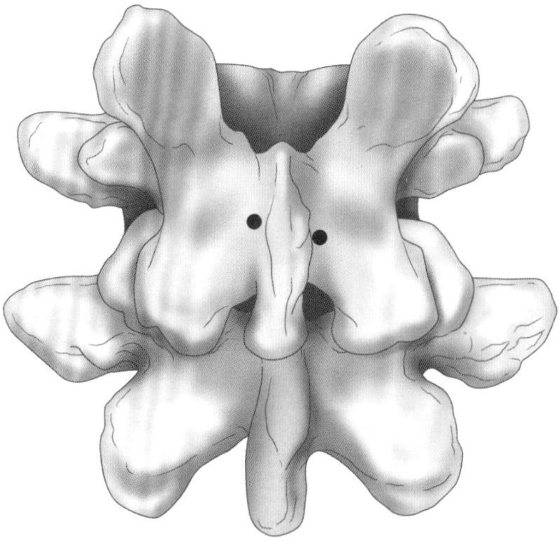

(二) 进钉长度

国人骨骼略小,建议螺钉长度在 $T_{12}L_1 \sim L_2L_3$ 节段选用 35mm,在 $L_3L_4 \sim L_5S_1$ 节段选用 40mm。螺钉长度自 $T_{12}L_1$ 至 L_5S_1 逐渐增加,术中可通过导针置入的深度结合影像学进行测量。

(三) 进钉角度

腰椎关节突关节基本呈矢状位、略向上向外,椎板向外向下、略向前倾斜,置钉时宜向

图 3-9-3　经椎板关节突关节螺钉进针点

下、向外、向前倾斜,以便穿过椎板和垂直穿过关节突关节。钉道外侧倾斜角自上向下逐渐增加,$T_{12}L_1$ 节段为 $38°$,L_5S_1 节段为 $55°$;而钉道尾侧倾斜角在 L_1L_2 节段为 $60.5°$,L_5S_1 节段为 $38.5°$,自上向下逐渐减小(图 3-9-4)。

(四) 螺钉直径

根据殷渠东等[6]测量结果表明,国人椎板厚度为 5.3~6.3mm,而外国人腰椎椎板厚度为 6.7~8mm,因此建议在国人选用直径 3.5~4.5mm 螺钉。需要注意的是,大部分人腰椎中,L_5 椎板的厚度最薄、高度最小,在 L_5S_1 节段置入螺钉最容易穿破椎板,不宜使用较粗的螺钉,可将螺钉从棘突基底拧入并从骶骨翼穿出。

➢ 进钉点:螺钉进钉点选择在对侧椎板与棘突结合部中下 1/3 处。

➢ 进钉深度:螺钉长度一般为 36~54mm。

➢ 进钉角度:螺钉置入的钉道外侧倾斜角为 $38°$~$55°$;钉道尾侧倾斜角为 $38°$~$60°$。

➢ 螺钉直径:螺钉的直径一般为 3.5~4.5mm。

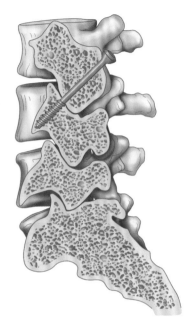

图 3-9-4 经椎板关节突关节螺钉矢状面图

四、影像学标准

基于 Phillips 等[7]的研究,理想的螺钉位置正位片上,在棘突椎板结合点的中下 1/3 进针(箭头处),并指向关节突关节(星号处)(图 3-9-5A);侧位片上,螺钉通过对侧关节突关节中央且顶端应终止于椎弓根的后方(虚线处)(图 3-9-5B),接近横突基底部;出口位片上,当

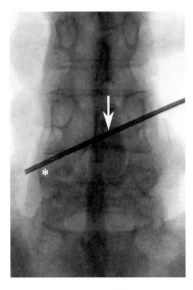

图 3-9-5A 经椎板关节突关节螺钉术中正位片

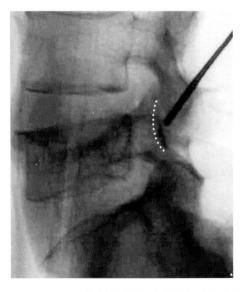

图 3-9-5B 经椎板关节突关节螺钉术中侧位片

螺钉朝向小关节前进时,应保持在椎板间皮质(箭头)和椎管外侧之间(图 3-9-5C);"Scottie dog"斜位片上螺钉靠近"狗腹"(虚线),穿过小关节的中心部分(箭头)(图 3-9-5D)。成功固定后的 X 线、CT 表现见图 3-9-5E、图 3-9-5F、图 3-9-5G。

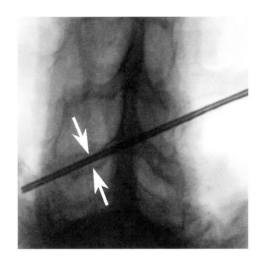

图 3-9-5C 经椎板关节突关节螺钉术中出口位片

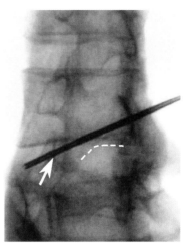

图 3-9-5D 经椎板关节突关节螺钉术中斜位片

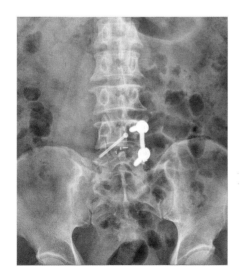

图 3-9-5E 经椎板关节突关节螺钉固定后正位 X 线片

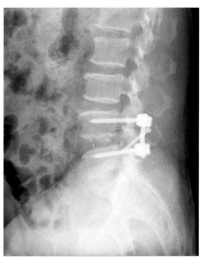

图 3-9-5F 经椎板关节突关节螺钉固定后侧位 X 线片

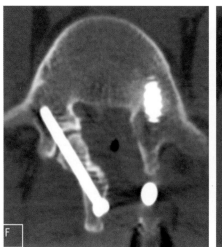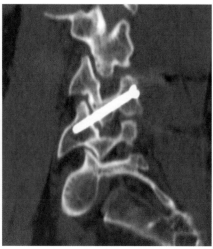

图 3-9-5G　经椎板关节突关节螺钉固定后 CT 图像

（徐道亮　宋滇文）

参考文献

［1］MAGERL F P. Stabilization of the lower thoracic and lumbar spine with external skeletal fixation. Clin Orthop Relat Res, 1984 (189): 125-141.

［2］GROB D, HUMKE T. Translaminar screw fixation in the lumbar spine: technique, indications, results. Eur Spine J, 1998, 7 (3): 178-186.

［3］JANG J S, LEE S H, LIM S R. Guide device for percutaneous placement of translaminar facet screws after anterior lumbar interbody fusion. J Neurosurg, 2003, 98 (1 Suppl): 100-103.

［4］SHIM C S, LEE S H, JUNG B, et al. Fluoroscopically assisted percutaneous translaminar facet screw fixation following anterior lumbar interbody fusion: technical report. Spine, 2005, 30 (7): 838-843.

［5］LU J, EBRAHEIM N A, YEASTING R A. Translaminar facet screw placement: an anatomic study. Am J Orthop, 1998, 27 (8): 550-555.

［6］殷渠东, 郑祖根, 夏存林. 置入经椎板关节突关节螺钉的应用解剖. 中国临床解剖学杂志, 2004, 22 (3): 277.

［7］PHILLIPS F M, HO E, CUNNINGHAM B W. Radiographic criteria for placement of translaminar facet screws. Spine J, 2004, 4 (4): 465-467.

第十节 腰椎经关节突椎弓根螺钉固定术

一、技术简介

经关节突关节螺钉固定的生物力学性能接近于椎弓根螺钉,在腰椎融合术的融合率及临床效果也相似,是除椎弓根螺钉之外另一个较为可靠的选择。该技术发展至今,主要有经椎板关节突螺钉和经关节突椎弓根螺钉两种固定方式。而经关节突椎弓根螺钉最先由King[1]于1945年报道,通过应用腰椎小螺钉经关节突关节固定联合后路融合来提高植骨融合率。1959年,Boucher[2]在脊柱融合中用较长的螺钉经关节突关节至椎弓根做内固定,即经关节突椎弓根螺钉(图3-10-1A、3-10-1B)。20世纪70年代,Roy Camille等[3]经椎弓根固定同时用小螺钉固定关节突关节。2012年,Chin等[4]详细地描述了微创或经皮置入经关节突椎弓根螺钉的手术步骤,取得满意疗效。2015年,Manfré[5]术中在CT介导下置入经关节突椎弓根螺钉,进一步缩短手术时间并取得满意效果,结果表明该内固定技术具有手术切口、暴露范围小、软组织切除少、手术出血量少、手术时间短等优势,且与传统椎弓根螺钉具有相同的生物力学稳定性。

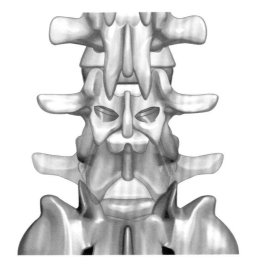 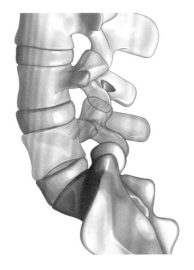

图3-10-1A 经关节突椎弓根螺钉置钉技术图(正面观)

图3-10-1B 经关节突椎弓根螺钉置钉技术图(侧面观)

二、解剖学测量及数据

经关节突椎弓根螺钉固定术的解剖学测量指标及结果见图3-10-2和表3-10-1~表3-10-5。①钉道长度(L):上位椎体下终板和椎弓根内侧缘垂线的交点至下位椎体椎弓根和椎体连接处的距离;②钉道外侧倾斜角(α):钉道向下、向外侧与脊柱矢状面的成角;③钉道尾侧倾斜角(β):脊柱矢状面上,钉道与椎间盘水平面的成角;④上关节突关节面最大高度(H)和最大宽度(D)。

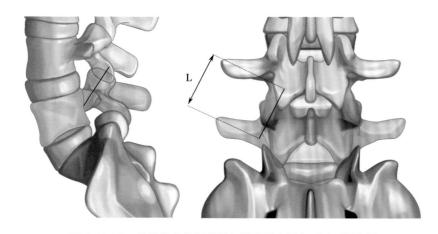

图 3-10-2A 经关节突椎弓根螺钉测量示意图（L 为钉道长度）

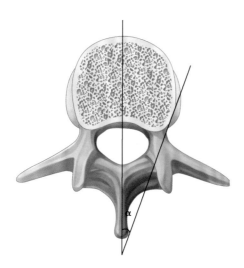

图 3-10-2B 经关节突椎弓根螺钉测量示意
图（α 为钉道外侧倾斜角）

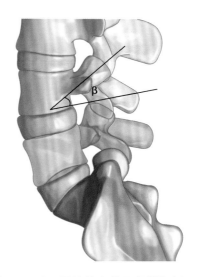

图 3-10-2C 经关节突椎弓根螺钉测量示
意图（β 为钉道尾侧倾斜角）

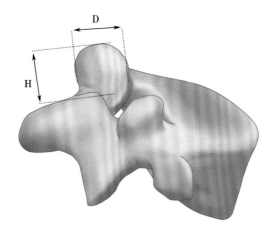

图 3-10-2D 经关节突椎弓根螺钉测量示意图［上关节
突关节面最大高度（H）和最大宽度（D）］

表 3-10-1　经关节突椎弓根螺钉
钉道长度（$\bar{x} \pm s$）

单位：mm

测量项目	数据来源
	Su 等[6]（新鲜标本，$n=8$）
L_3L_4	32.4 ± 4.0
L_4L_5	30.5 ± 4.3
L_5S_1	48.6 ± 5.5

表 3-10-2　经关节突椎弓根螺钉
钉道外侧倾斜角（$\bar{x} \pm s$）

单位：(°)

测量项目	数据来源	
	Su 等[6]（新鲜标本，$n=8$）	邵荣学[7]（干标本，$n=26$）
L_3L_4	14.6 ± 7.0	14.8 ± 6.8
L_4L_5	15.3 ± 8.1	16.4 ± 5.9
L_5S_1	17.6 ± 7.9	18.1 ± 7.5

表 3-10-3　经关节突椎弓根螺钉钉道尾侧倾斜角（$\bar{x} \pm s$）　　　单位：(°)

测量项目	数据来源	
	Su 等[6]（新鲜标本，$n=8$）	邵荣学[7]（干标本，$n=26$）
L_3L_4	26.0 ± 10.5	34.8 ± 13.1
L_4L_5	28.5 ± 12.0	39.1 ± 12.1
L_5S_1	30.5 ± 8.3	41.8 ± 9.7

表 3-10-4　腰椎上关节突关节面最大高度（$\bar{x} \pm s$）　　　单位：mm

测量项目	数据来源		
	Su 等[6]（新鲜标本，$n=8$）	邵荣学[7]（干标本，$n=26$）	Masharawi 等[8]（正常人影像，$n=120$）
L_1	—	—	12.7 ± 2.1
L_2	—	—	14.2 ± 2.4
L_3	17.0 ± 2.5	14.5 ± 1.1	14.7 ± 2.1
L_4	16.6 ± 2.5	14.7 ± 1.3	15.1 ± 2.3
L_5	18.2 ± 2.6	15.4 ± 1.6	15.5 ± 2.3
S_1	19.1 ± 3.5	14.9 ± 1.2	—

表3-10-5　腰椎上关节突关节面最大宽度($\bar{x} \pm s$)　　　　　　　单位:mm

测量项目	数据来源		
	Su 等[6] （新鲜标本,n=8）	邵荣学[7] （干标本,n=26）	Masharawi 等[8] （正常人影像,n=120）
L_1	—	—	11.3 ± 2.3
L_2	—	—	12.7 ± 1.8
L_3	15.7 ± 2.0	15.1 ± 1.3	14.2 ± 1.9
L_4	15.9 ± 2.4	15.4 ± 1.3	14.8 ± 2.1
L_5	16.9 ± 2.4	16.2 ± 1.7	15.3 ± 2.2
S_1	17.3 ± 2.1	17.7 ± 1.7	—

三、临床意义

关节突椎弓根螺钉仅适用于 L_3 至以下椎体,因为 L_2 及以上关节突关节的关节面几乎与棘突方向平行,无法经关节突中心置入螺钉[6]。

（一）进钉点

螺钉进钉点选择在上位椎体下终板和椎弓根内侧缘垂线在椎板的交点处(图3-10-3),进针点不可偏向内侧,因为受棘突的影响,当进针点偏向内侧时,侧方进针角度亦会偏小,从而易误入椎管;进针点偏向外侧时,则不能穿过关节突中心,无法起到坚强固定。

（二）进钉角度

螺钉置入的角度为矢状面与螺钉置入方向的夹角(钉道外侧倾斜角)14°~18°,水平面与螺钉置入方向的夹角(钉道尾侧倾斜角)26°~42°。

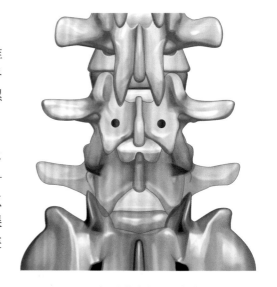

图3-10-3　经关节突椎弓根螺钉进钉点

（三）进钉深度

$L_3 \sim S_1$ 的钉道测量长度为 30.5~48.6mm,可推测螺钉长度一般为 30~48mm,建议螺钉长度以 2mm 递增(图3-10-4)。

（四）螺钉直径

从 $L_3 \sim S_1$ 的小关节最大高度范围为 16.6~19.1mm,最大宽度范围为 15.7~17.3mm,可提供约 3.3cm² 可用表面积于置钉,因此绝大多数人小关节有足够宽敞的空间以容纳较大直径(≥4.5mm)的螺钉固定。

➢ 进钉点:螺钉进钉点选择在上位椎体下终板和椎弓根内侧缘垂线在椎板的交点处。

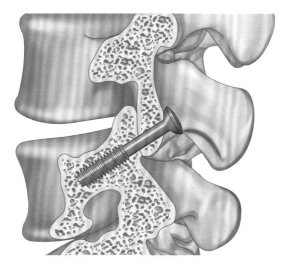

图 3-10-4　经关节突椎弓根螺钉截面图

➤ 进钉角度：螺钉置入的钉道外侧倾斜角为 14°~18°，钉道尾侧倾斜角为 26°~42°。
➤ 进钉深度：螺钉长度一般为 30~48mm。
➤ 螺钉直径：螺钉的直径可大于 4.5mm。

四、影像学标准

X 线平片下螺钉进针点位于上位椎体下终板和椎弓根内侧缘垂线的交点，进针方向为左侧 6~9 点、右侧 3~6 点方向，螺钉的终点在正位片上，应为下位椎体椎弓根皮质投影的下外侧象限；侧位片上，应为下位椎体椎弓根和椎体交界线的中点上，斜位片示其位于"Scotty dog"的眼睛处（图 3-10-5A）。成功固定后的 X 线表现见图 3-10-5B、3-10-5C。

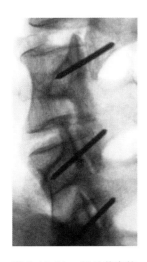

图 3-10-5A　经关节突椎弓根螺钉术中斜位片

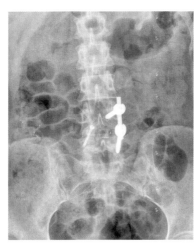

图 3-10-5B　经关节突椎弓根螺钉固定后正位 X 线片

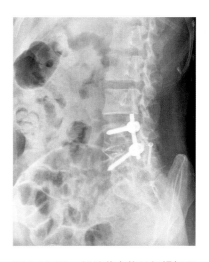

图 3-10-5C　经关节突椎弓根螺钉固定后侧位 X 线片

（徐道亮　史建刚）

参考文献

［1］KING D. Internal fixation for lumbosacral fusion. J Bone Joint Surg Am,1948,30a(3):560-565.

［2］BOUCHER HH. A method of spinal fusion. J Bone Joint Surg Am,1959,41-b(2):248-259.

［3］ROY-CAMILLE R,ROY-CAMILLE M,DEMEULENAERE C. Osteosynthesis of dorsal,lumbar,and lumbosacral spine with metallic plates screwed into vertebral pedicles and articular apophyses. La Presse medicale,1970,78(32):1447-1448.

［4］CHIN K R,SEALE J,CUMMING V. Mini-open or percutaneous bilateral lumbar transfacet pedicle screw fixation:a technical note. J Spinal Disord Tech,2015,28(2):61-65.

［5］MANFRÉ L. CT-Guided Transfacet Pedicle Screw Fixation in Facet Joint Syndrome:A Novel Approach. Interv Neuroradiol,2014,20(5):614-620.

［6］SU B W,CHA T D,KIM P D,et al. An anatomic and radiographic study of lumbar facets relevant to percutaneous transfacet fixation. Spine,2009,34(11):E384-E390.

［7］邵荣学. 经皮下腰椎关节突椎弓根螺钉内固定的解剖学、影像学和临床研究. 温州:温州医科大学,2011.

［8］MASHARAWI Y,DAR G,PELEG S,et al. Lumbar facet anatomy changes in spondylolysis:a comparative skeletal study. Eur Spine J,2007,16(7):993-999.

第十一节 胸椎皮质骨螺钉固定术

一、技术简介

胸椎螺钉固定术后椎弓根螺钉松动,拔出及断裂经常引起脊柱术后不稳,在骨质较差的患者这种现象尤其突出[1]。文献报道 12.9% 骨质疏松患者由于骨 - 螺钉把持力不足导致出现螺钉松动[2]。增大螺钉的直径、改变螺钉的形状和螺纹、螺钉表面修饰等改良螺钉设计或使用骨水泥和同种异体骨强化椎体[3-5],对于严重骨质疏松患者均难以获得满意的骨 - 螺钉把持力。2009 年,Santoni 等[6]提出腰椎经皮质骨通道(cortical bone trajectory,CBT)螺钉固定术的概念,其优点是最大限度地接触皮质骨面,从而获得更高的骨 - 螺钉把持力。Matsukawa 等[7]通过 CT 对下胸椎经皮质骨通道螺钉解剖参数进行了研究,确定了下胸椎($T_9 \sim T_{12}$)CBT 螺钉的进钉点及置钉角度,论证了下胸椎使用 CBT 螺钉的可行性。Xuan 等[9]提出了椎弓根肋骨复合体的概念,拓宽了下胸椎 CBT 螺钉的应用。Sheng 等[8]通过影像学对中上胸椎($T_3 \sim T_8$)CBT 螺钉解剖参数进行了研究,确定了其进针点及角度,验证了中上胸椎 CBT 螺钉应用的可行性(图 3-11-1A、图 3-11-1B)。

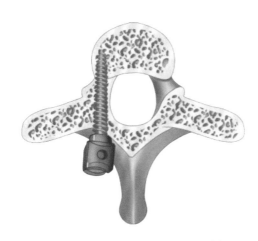 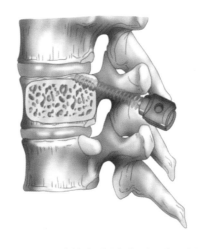

图 3-11-1A 胸椎皮质骨螺钉的示意图(横断面)　　图 3-11-1B 胸椎皮质骨螺钉的示意图(矢状面)

二、解剖学测量及数据

成人胸椎解剖测量及结果见图 3-11-2 和表 3-11-1~ 表 3-11-4。①椎弓根宽度(W);②椎弓根高度(H);③椎弓根横向角度(α):椎体中线和椎弓根横断位轴线的交角;④椎弓根矢状位角度(β):上终板和椎弓根矢状位轴线的交角;螺钉规格及进针角度见图 3-11-2 和表 3-11-1;⑤CBT 螺钉最宽直径(D):椎弓根松质骨的最大宽度;⑥CBT 螺钉最长长度(L):从椎弓峡部进针点经过椎弓根到达上终板后 1/3 的长度;⑦CBT 螺钉矢状位角度(γ):上终板和 CBT 螺钉轨迹的交角。

表 3-11-1 椎弓根宽度解剖参数（$\bar{x} \pm s$）

测量项目	数据来源										
	盛孙仁等[8]（CT 测量，n=80）				Matsukawa 等[7]（CT 测量，n=50）			Xuan 等[9]（CT 测量，n=100）			
	螺钉最宽直径 /mm	螺钉最长长度 /mm	螺钉矢状位角度 /(°)	螺钉横断位角度 /(°)	螺钉最宽直径 /mm	螺钉最长长度 /mm	螺钉矢状位角度 /(°)	螺钉最宽直径 /mm	螺钉最长长度 /mm	螺钉矢状位角度 /(°)	螺钉横断位角度 /(°)
T_3	3.61±0.46	23.63±1.96	18.77±1.83	3.61±0.46	—	—	—	—	—	—	—
T_4	3.88±0.41	25.44±1.88	19.20±1.25	3.88±0.41	—	—	—	—	—	—	—
T_5	3.97±0.28	26.84±1.82	19.46±2.23	3.97±0.28	—	—	—	—	—	—	—
T_6	4.42±0.31	28.22±1.42	20.59±1.32	4.42±0.31	—	—	—	—	—	—	—
T_7	4.90±0.39	29.80±1.69	21.15±1.16	4.90±0.39	—	—	—	—	—	—	—
T_8	5.43±0.29	31.06±1.58	21.84±1.32	5.43±0.29	—	—	—	—	—	—	—
T_9	—	—	—	—	5.8±1.1	29.7±4.6	21.4±3.3	4.92±0.64	29.64±0.94	19.03±2.68	7.37±1.39
T_{10}	—	—	—	—	—	—	24.6±3.0	5.83±0.86	30.79±1.45	22.10±2.67	8.58±2.25
T_{11}	—	—	—	—	—	32.0±2.1	26.9±2.9	6.88±1.10	31.64±1.34	25.62±3.09	10.14±2.69
T_{12}	—	—	—	—	8.5±1.4	32.0±2.1	27.6±3.9	7.47±1.08	32.84±1.82	27.50±3.63	10.47±2.90

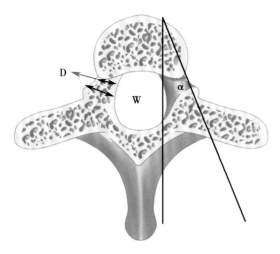

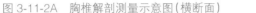

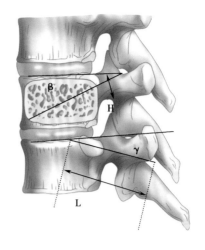

图 3-11-2A　胸椎解剖测量示意图（横断面）　　　图 3-11-2B　胸椎解剖测量示意图（矢状面）

三、临床意义

（一）中上胸椎

1. 进钉点　$T_3 \sim T_4$ 上 CBT 螺钉进针点为横突中线与上关节突中线连线交点，$T_5 \sim T_6$ CBT 螺钉进针点为横突上 1/3 线与上关节突中线连线交点，$T_7 \sim T_8$ 上 CBT 螺钉进针点为横突中线与上关节突中线连线交点（图 3-11-3）。

2. 进钉角度　螺钉置入的角度在横断位为角度垂直于椎板，矢状位角度在 T_3 为 16°~18°，逐渐增大至 T_8 的 21°~25°。

3. 进钉深度　中上胸椎 CBT 螺钉最长长度由 T_3 的 23.63mm ± 1.96mm 逐渐增大至 T_8 的 31.06mm ± 1.58mm，因此中上胸椎 CBT 螺钉的长度为 25~30mm，$T_3 \sim T_5$ 建议为 25mm，$T_6 \sim T_8$ 建议为 30mm。

4. 螺钉直径　椎弓根宽度 T_3 为 3.61mm ± 0.46mm，T_8 为 5.43mm ± 0.29mm，因此中上胸椎 CBT 螺钉的直径应该为 3.5~5.0mm。

（二）下胸椎

1. 进钉点　经上关节突中外 1/3 结合点垂线与横突下界交点上方 1mm 处（T_9、T_{10}），与横突下界交点处（T_{11}），与横突下界交点下方 1mm 处（T_{12}）（图 3-11-4）。

2. 进钉角度　螺钉置入的角度在横断位上偏外 7°~10°，矢状位角度 T_9 是 19°~20°，逐渐增大至 T_{12} 的 27°左右。

3. 进钉深度　下胸椎 CBT 螺钉最长长度由

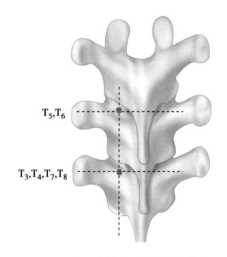

图 3-11-3　中上胸椎皮质骨螺钉进针点

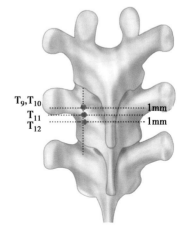

图 3-11-4　下胸椎皮质骨螺钉进针点

T_9 的 29.7mm ± 4.6mm 逐渐增大至 T_{12} 的 32.0mm ± 2.1mm，因此下胸椎 CBT 螺钉的长度为 25~35mm。

4. 螺钉直径 椎弓根宽度 T_9 为 4.92mm ± 0.64mm，T_{12} 为是 7.47mm ± 1.08mm，因此下胸椎 CBT 螺钉的直径应该为 4.5~6.0mm。

> ➤ 螺钉直径：螺钉的直径一般为 4.5~6.0mm。
> ➤ 进钉点：上关节突 2/3 与横突下界上下方 1mm 的结合点。
> ➤ 进钉角度：偏外 7°~10°，矢状位 19°~27°。
> ➤ 进钉深度：螺钉长度一般为 25~35mm。

四、影像学标准

胸椎螺钉理想的位置：正位片上，将椎弓根投影分为Ⅰ、Ⅱ、Ⅲ区（图 3-11-5A），螺钉位于Ⅰ区表示偏内，Ⅲ区偏外，Ⅱ区为螺钉正确位置（图 3-11-6A）；侧位片上，螺钉未突破椎弓根上、下壁，椎弓根头端位于椎体后 1/3（图 3-11-5B、图 3-11-6B）。

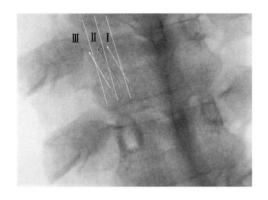

图 3-11-5A 胸椎皮质骨螺钉理想位置（正位）

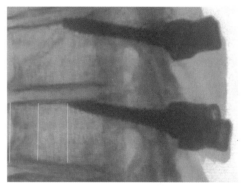

图 3-11-5B 胸椎皮质骨螺钉理想位置（侧位）

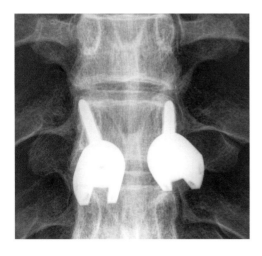

图 3-11-6A 胸椎皮质骨螺钉固定后正位 X 线片

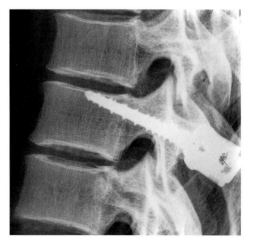

图 3-11-6B 胸椎皮质骨螺钉固定后侧位 X 线片

（盛孙仁 赵长清）

参考文献

［1］ TAN J S,BAILEY C S,DVORAK M F,et al. Cement augmentation of vertebral screws enhances the interface strength between interbody device and vertebral body. Spine,2007,32(3):334-341.

［2］ WU Z X,GONG F T,LIU L,et al. A comparative study on screw loosening in osteoporotic lumbar spine fusion between expandable and conventional pedicle screws. Arch Orthop Trauma Surg,2012,132(4):471-476.

［3］ SHEA T M,LAUN J,GONZALEZ-BLOHM S A,et al. Designs and techniques that improve the pullout strength of pedicle screws in osteoporotic vertebrae:current status. Biomed Res Int,2014,2014:748393.

［4］ PFEIFER B A,KRAG M H,JOHNSON C. Repair of failed transpedicle screw fixation.A biomechanical study comparing polymethylmethacrylate,milled bone,and matchstick bone reconstruction. Spine,1994,19(3):350-353.

［5］ RENNER S M,LIM T H,KIM W J,et al. Augmentation of pedicle screw fixation strength using an injectable calcium phosphate cement as a function of injectiontiming and method. Spine,2004,29(11):E212-E216.

［6］ SANTONI B G,HYNES R A,MCGILVRAY K C,et al. Cortical bone trajectory for lumbar pedicle screws. Spine J,2009,9(5):366-373.

［7］ MATSUKAWA K,YATO Y,HYNES R A,et al. Cortical bone trajectory for thoracic pedicle screws:a technical note. Clin Spine Surg,2017,30(5):E497-497;E504.

［8］ SHENG S R,CHEN J X,CHEN W,et al. Cortical bone trajectory screws for the middle-upper thorax:An anatomico-radiological study. Medicine(Baltimore),2016,95(35):E4676.

［9］ XUAN J,CHEN J,HE H,et al. Cortical bone trajectory screws placement via pedicle or pedicle rib unit in the pediatric thoracic spine(T9-T12):A 2-dimensional multiplanar reconstruction study using computed tomography. Medicine(Baltimore),2017,96(5):E5852.

第十二节　腰椎皮质骨螺钉固定术

一、技术简介

椎弓根螺钉技术可贯穿脊柱前中后三柱,具有显著的三维矫形和固定作用,目前已广泛应用于脊柱外科手术[1-5]。但是置入传统椎弓根螺钉时,需要对肌肉进行较大范围的剥离以显露进针点,特别是在腰骶段。尽管经皮椎弓根螺钉能够弥补上述缺陷,但需要通过另外的手术入路进行植骨和减压。另外,由于螺钉松动导致手术置入的构件稳定性下降是公认的术后并发症,尤其对于骨质疏松患者术后出现螺钉松动的可能性更大。通过改良螺钉设计和注入强化椎体的材料可以提高骨-螺钉把持力,但上述方式都存在一定缺陷。Santoni等[6]首次提出腰椎经皮质通道(cortical bone trajectory,CBT)螺钉固定术(图 3-12-1A、图 3-12-1B),该技术较传统椎弓根螺钉轴向拔出力增加 30%,且抗疲劳性能两者相似。此外,CBT 螺钉可减少对椎旁肌的损伤[7],并且能够挽救失败的椎弓根螺钉[8]。

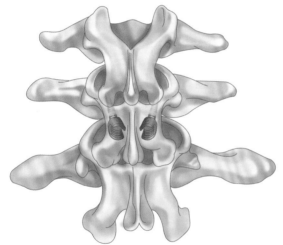

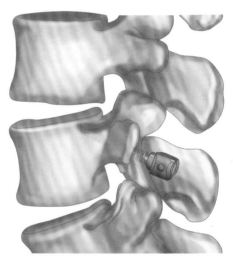

图 3-12-1A　腰椎 CBT 螺钉置钉后方透视图　　图 3-12-1B　腰椎 CBT 螺钉置钉侧方透视图

二、解剖学测量及数据

成人 CBT 螺钉测量指标及结果见图 3-12-2 和表 3-12-1。①理想螺钉长度(D1):理想进针点至椎体后外侧边缘之间的距离;②理想螺钉直径(D2):椎弓根内、外壁皮质骨之间的距离;③理想外偏角度(β):理想螺钉长度的轴线与椎体正中矢状线之间的夹角;④理想头倾角度(α):理想进针点至理想终结点的连线与椎体上终板之间的夹角。

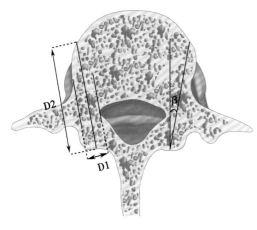 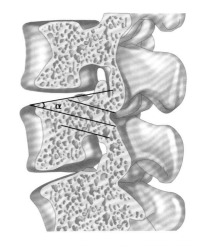

图 3-12-2A 腰椎 CBT 螺钉理想螺钉长度(D1)、　图 3-12-2B 腰椎 CBT 螺钉理想头倾角度
直径(D2)、外偏角度(β)

表 3-12-1 腰椎 CBT 螺钉解剖学参数(最小值～最大值)

测量项目	数据来源	
	Matsukawa 等[9](成人 CT 资料，n=100)	陈文杰等[10](成人 CT 资料，n=80)
理想螺钉长度 /mm	36.8~39.8	37.56~39.78
理想螺钉直径 /mm	6.2~8.4	6.04~8.68
理想螺钉外偏角度 /(°)	8.5~9.1	8.46~9.62
理想螺钉头倾角度 /(°)	25.8~26.2	25.94~26.89

三、临床意义

(一) 进钉点

腰椎 CBT 螺钉的进针点位于上关节突 1/2 的垂线与横突下方 1mm 水平线之间的交点(图 3-12-3A)，即腰椎椎弓根投影的 5 点或 7 点钟位置(图 3-12-3B)。进针点偏外易引起峡部骨折，

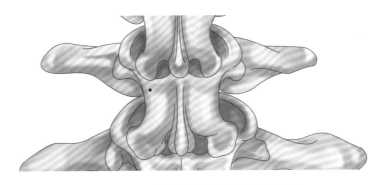

图 3-12-3A 腰椎 CBT 螺钉进钉点后面观

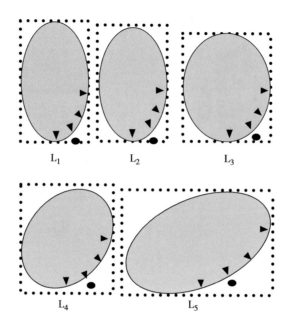

图 3-12-3B　腰椎 CBT 螺钉进钉点与椎弓根投影的关系

偏内棘突可干扰置钉,偏下将会增加损伤神经根的风险。

（二）进钉角度

$L_1 \sim L_5$ CBT 螺钉技术理想外偏角度分别为 8.6°±2.3°（L_1）、8.5°±2.4°（L_2）、9.1°±2.4°（L_3）、9.1°±2.3°（L_4）、8.8°±2.1°（L_5），理想头倾角度分别为 26.2°±4.5°（L_1）、25.5°±4.5°（L_2）、26.2°±4.9°（L_3）、26.0°±4.4°（L_4）、25.8°±4.8°（L_5）（图 3-12-4）。外偏角度与头倾角度个体差异较大,且与术中体位相关,外偏角度过大存在穿出椎体后外侧边缘的风险,头倾角度过大可穿破椎弓根下壁损伤神经根。

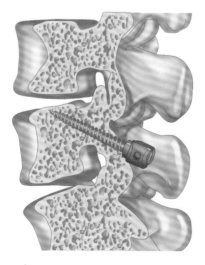

图 3-12-4A　CBT 螺钉通道矢状面截面示意图

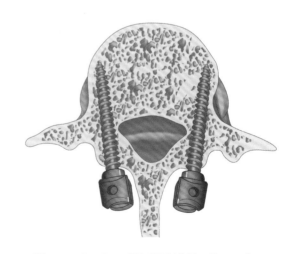

图 3-12-4B　CBT 螺钉通道横断面截面示意图

(三)进钉深度

L_1~L_5 CBT 螺钉技术理想螺钉长度分别为 36.8mm ± 3.2mm(L_1)、38.2mm ± 3.0mm(L_2)、39.3mm ± 3.3mm(L_3)、39.8mm ± 3.5mm(L_4)、38.3mm ± 3.9mm(L_5)。根据文献报道,腰椎 CBT 螺钉一般选用长度为 25.0~35.0mm 的皮质骨螺钉,螺钉不宜过长以减少贯穿椎间盘的风险。

(四)螺钉直径

理想螺钉直径由 6.2mm(L_1/L_2)增至 8.4mm(L_5),根据文献报道,腰椎 CBT 螺钉技术一般选用直径为 4.5~5.5mm 的皮质骨螺钉。螺钉直径不宜过粗,置钉时需要选用与螺钉直径一致的丝攻进行攻丝,以降低腰椎峡部骨折的风险。

- ➢ 螺钉直径:螺钉的直径一般为 4.5~5.5mm。
- ➢ 进钉点:上关节突 1/2 的垂线与横突下方 1mm 水平线之间的交点。
- ➢ 进钉角度:理想外偏角度 8.6°~9.1°,理想头倾角度 25.5°~26.2°。
- ➢ 进钉深度:螺钉长度一般为 25.0~35.0mm。

四、影像学标准

腰椎 CBT 螺钉理想位置,正位片上为螺钉从椎弓根 5 点或 7 点钟方向置入椎弓根 11(12)或 12(13)点位置,侧位片上为螺钉贯穿椎弓根解剖轴线且螺钉头部接近椎体上终板(图3-12-5)。

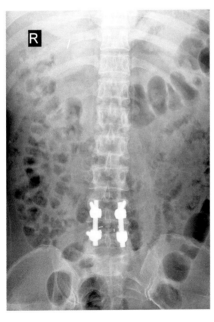 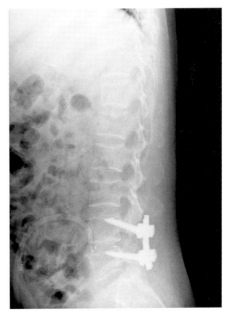

图 3-12-5A　腰椎 CBT 螺钉固定后正位X 线片

图 3-12-5B　腰椎 CBT 螺钉固定后侧位X 线片

(宣 俊　李长青)

参考文献

［1］DELORME S,LABELLE H,AUBIN C E,et al. A three-dimensional radiographic comparison of Cotrel-Dubousset and Colorado instrumentations for the correction of idiopathic scoliosis. Spine,2000,25(2):205-210.

［2］ESSES S I,SACHS B L,DREYZIN V. Complications associated with the technique of pedicle screw fixation. A selected survey of ABS members. Spine,1993,18(15):2231-2238;discussion 2238-2239.

［3］LILJENQVIST U R,HALM H F,LINK T M. Pedicle screw instrumentation of the thoracic spine in idiopathic scoliosis. Spine,1997,22(19):2239-2245.

［4］SASSO R C,COTLER H B,REUBEN J D. Posterior fixation of thoracic and lumbar spine fractures using DC plates and pedicle screws. Spine,1991,16(3 Suppl):S134-139.

［5］SUK S I,LEE C K,KIM W J,et al. Segmental pedicle screw fixation in the treatment of thoracic idiopathic scoliosis. Spine,1995,20(12):1399-1405.

［6］SANTONI B G,HYNES R A,MCGILVRAY K C,et al. Cortical bone trajectory for lumbar pedicle screws. Spine J,2009,9(5):366-373.

［7］MIZUNO M,KURAISHI K,UMEDA Y,et al. Midline lumbar fusion with cortical bone trajectory screw. Neurol Med Chir(Tokyo),2014,54(9):716-721.

［8］CALVERT G C,LAWRENCE B D,ABTAHI A M,et al. Cortical screws used to rescue failed lumbar pedicle screw construct:a biomechanical analysis. J Neurosurg Spine,2015,22(2):166-172.

［9］MATSUKAWA K,YATO Y,NEMOTO O,et al. Morphometric measurement of cortical bone trajectory for lumbar pedicle screw insertion using computed tomography. J Spinal Disord Tech,2013,26(6):E248-E253.

［10］陈文杰,王洪立,姜建元,等. 成人腰椎皮质骨钉道的解剖学研究. 中华骨科杂志,2015,35(12):1213-1221.

第四章

骶段固定术

第一节 骶段解剖

一、骶骨和尾骨

骶骨(sacrum,S)由5块骶椎融合而成,底部朝上,上接L_5,尖端朝下,下接尾骨。骶骨底部由S_1构成,横径大于矢径,前缘向前凸起称为骶骨岬,是腰骶部前路手术重要解剖标志,S_1椎孔为三角形,是骶管起始部。椎板位于骶骨两侧,两侧椎板在后正中连接形成骶正中嵴,其外侧有4对骶后孔。骶骨前面有4条横线,由5节骶骨融合形成,横线两端分别有一骶前孔,与骶后孔相对应,分别有一骶神经前支通过。骶孔呈"漏斗状",骶前孔孔径较骶后孔大,骶前孔上、外、下、内侧壁与骶后孔四壁相距分别为6mm、10mm、3mm、3mm,第1骶后孔距离骶正中线3cm,第1~2、第2~3及第3~4骶后孔间距分别为2.5cm、2.5cm和2.0cm[1]。骶神经前、后支分别从骶前、后孔穿出。骶神经前支从骶前孔穿出后并不完全沿骶骨外侧的骶神经沟走行,而是偏向其前内下走行,S_1~S_4神经根前支与正中线成角分别为63.1°、71.2°、70.2°、79.7°[2](图4-1-1)。

骶骨外侧为骶椎横突,S_1~S_3横突相互融合形成耳状结构,与髂骨耳状结构构成骶髂关节。Mahato[3]根据耳状结构起止点不同将耳状结构分为三型:Ⅰ型,正常型,位于S_1上缘和S_3中点之间;Ⅱ型,高跨型,最高点位于S_1之上,最低点位于S_3上1/2;Ⅲ型,低沉型,最高点位于S_1下1/2,最低点位于S_3下面。S_1左、右两侧各有一上关节突,与L_5下关节突相关节,上关节突外侧为骶骨切迹,有L_5神经根后支通过。骶骨椎弓根呈"三棱柱"状,自后外斜向前内,S_1~S_5椎弓根外倾角相仿(22.7°~24.1°),S_1~S_5逐渐减小,椎弓根长度S_1为42.4mm,至S_5逐渐减小为9.7mm;宽度S_1~S_5也逐渐减小(16.0~10.6mm)[4]。除骶正中嵴外,由内向外还可观察到骶中间嵴和骶外侧嵴,由棘突、关节突和横突演变而来,横突末端与骶髂关节面接触部融合(含髂骨翼),统称为侧块,侧块上半部分是形如"翅膀"的骶骨翼,由后上向前下方走行,与冠状面呈30°角,S_1~S_4侧块逐渐减小,部分人群S_5侧块消失[5]。

腰骶移行椎是腰骶椎数量及伴随的L_5和S_1形态学变化,在临床上也较为常见。Castellvi根据横突形态及与骶骨是否形成假关节或融合将腰骶移行椎分为四型:Ⅰ型,横突高度>19mm(Ⅰa:单侧;Ⅰb:双侧);Ⅱ型,横突与骶骨形成假关节(Ⅰa:单侧;Ⅰb:双侧);Ⅲ型,横突与骶骨发生融合(Ⅰa:单侧;Ⅰb:双侧);Ⅳ型,横突与骶骨一侧形成假关节,另一侧发生骨性融合[6]。发生L_5骶化或S_1腰化时,椎弓根形态常发生变化。L_5骶化时,S_1椎弓根高度、

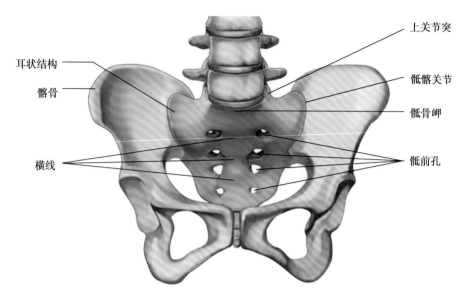

图 4-1-1A 骶骨前面观

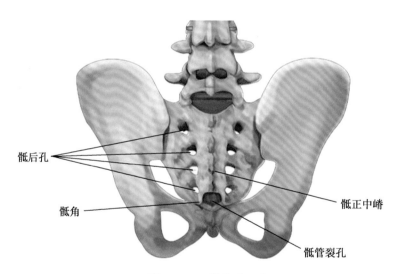

图 4-1-1B 骶骨后面观

长度及外倾角等参数均较正常减小,尾倾角增大;S_1 腰化时,则 S_1 椎弓根外倾角增大,尾倾角减小[7]。

尾椎呈三角形,上端为底,下端尖,由 3~5 节尾骨融合而来,底部与骶骨尖端相关节,部分人群骶骨和尾骨融合。

二、髂骨和骶髂关节

(一) 髂骨

髂骨(ilium)位于髋骨上部,分为髂骨体和髂骨翼,髂骨体构成髋臼上 2/5,髂骨翼扁阔状,髂骨上缘增厚部位为髂嵴,呈 S 形,其前下方为髂前上棘,其后方 5~7cm 有一唇样突起,称髂结节。髂嵴后方有髂后上棘,髂前、后上棘下方各有髂前、后下棘,髂后下棘下方有坐骨大切迹。

(二) 骶髂关节

骶髂关节(sacroiliac joint)由骶骨和髂骨耳状面构成,是微动关节。骶骨耳状面向外向后,髂骨耳状面向前向内,关节面间结合不紧密,关节周围韧带结构加强关节稳定。骶髂关节周围主要有骶前韧带、骶后韧带、骶结节韧带、骶棘韧带、骶骨间韧带等。

三、骶尾部周围肌肉

骶尾部肌肉分浅、中、深三层。浅层有臀大肌,中层有臀中肌、梨状肌、闭孔内肌、闭孔外肌、股方肌等,深层有臀小肌。臀大肌起于髂骨臀后线以后的髂骨臀面、髂后上棘、骶骨下部与尾骨背面、骶结节韧带和腰背筋膜,移行于髂胫束深面和臀肌粗隆,由臀下神经支配。臀中肌起于臀后线及臀前线以前的髂骨臀面、髂嵴外唇和阔筋膜,止于股骨大转子尖端上面和外侧面,由臀上神经支配,对固定髋关节、髋关节后伸动作起重要作用。梨状肌起于$S_2 \sim S_4$骶前孔外侧,出骨盆后移行为肌腱止于大转子上缘后部,其上缘有臀上动脉及神经通过,下缘有臀下动脉、臀下神经、坐骨神经、阴部神经等重要结构通过,对伸髋时髋外旋、屈髋时髋外展起重要作用。闭孔内肌起自闭孔膜周围骨面肌膜内面,止于转子窝内侧面。股方肌起于坐骨结节外侧面,斜向后外至坐骨结节外侧缘,止于转子间嵴及外侧。上孖肌起于坐骨小孔上缘,下孖肌起于坐骨小孔下缘,上、下孖肌分别伴闭孔内肌肌腱上、下缘行走于梨状肌和股方肌之间。臀小肌起于臀前线以下及髋臼以上的髂骨背面,止于大转子上面和外侧面。

四、骶段神经

(一) 骶丛

骶丛(sacral plexus)由腰骶干和骶、尾神经前支组成,位于盆腔内,在梨状肌和筋膜之间、髂血管后方,前方有乙状结肠、回肠袢等结构,发出坐骨神经、臀上神经、臀下神经、阴部神经、股后皮神经等(图4-1-2)。

1. 坐骨神经(sciatic nerve)　起自$L_4 \sim S_3$,是全身最粗、最长的神经,从骶丛出发后经梨状肌下孔穿出盆腔至臀大肌深面,在坐骨结节与大转子连线中点深面下行达股后区,继而下行于股二头肌深面,支配股二头肌、半腱肌、半膜肌等。股神经在股后区分为胫神经和腓总神经。

2. 臀上、下神经(superior/inferior gluteal nerve)　臀上神经起自$L_4 \sim S_1$,从骶丛出发后在梨状肌上孔伴臀上血管出盆腔,行于臀中、小肌之间,支配臀中、小肌和阔筋膜张肌。臀下神经起自$L_5 \sim S_2$,伴臀下血管经梨状肌下孔穿出,行走于臀大肌深面,并支配该肌。

3. 阴部神经(pudendal nerve)　起自$S_2 \sim S_4$神经前根,与阴部内动、静脉一起经梨状肌下孔出骨盆,绕过坐骨棘经坐骨小孔进入坐骨肛门窝,分布于会阴部皮肤、肌肉及外生殖器皮肤,其体表投影为髂后上棘与坐骨结节连线中下1/3内侧12mm。

4. 股后皮神经(posterior femoral cutaneous nerve)　起自$S_1 \sim S_3$,经梨状肌下孔出骨盆至臀部,而后在臀大肌深面下行直至浅出股后区皮肤,分布于臀区、股后区和腘窝皮肤。

(二) 髂骨毗邻神经

1. 股外侧皮神经(nervus cutaneus femoris lateralis)　是腰丛的分支,来自$L_2 \sim L_3$神经

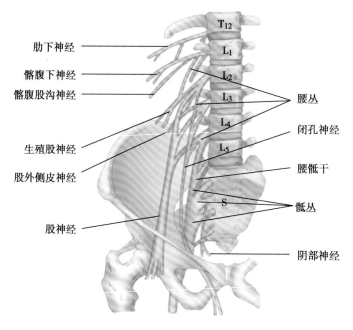

图 4-1-2 骶丛及周围神经示意图

前支,经髂肌前面在髂前上棘内侧向前穿过腹股沟韧带深面至股部。在髂前上棘处剥离肌肉或牵拉肌肉可能损失神经,引起股外侧麻木。

2. 髂腹股沟神经(ilioinguinal nerve) 来自 T_{12}~L_1 神经,出现在腰大肌外缘,在腰方肌前面经髂嵴内唇后部内侧沿髂肌前面行走,在髂前上棘下侧前方穿腹内斜肌后远离髂嵴。该神经损伤后出现阴部皮肤不适。

3. 臀上皮神经(superior gluteal nerve) 来自 L_1~L_3 后支,在骶棘肌外缘跨越髂嵴后部支臀部皮下,在髂嵴处常有 1~3 支分支。

(三) 盆腔内脏神经

1. 骶交感干(sacro-sympathetictrunk) 由腰交感干延续而来,沿骶前孔内侧下降,在尾骨前方两侧交感干汇合形成单一的奇神经节,又称尾神经。骶交感干至骶正中线距离在骶段各个水平不同,S_1~S_2 水平最大,为22.4mm,随序列增加越靠近中线,S_5~C_1 水平为9.5mm[8]。

2. 盆内脏神经(pelvic splanchnic nerve) 又称盆神经,发自 S_2~S_4 神经前支,大部分神经纤维随盆丛支配内脏器官,小部分神经纤维随肠系膜动脉分布结肠脾区、降结肠和乙状结肠。

3. 上/下腹下丛(superior/inferior hypogastric plexus) 上腹下丛又称骶前神经,是腹主动脉丛向下延续部分,位于 L_5 椎体前面及左、右髂总动脉之间,发出左、右腹下神经,在 S_3 椎体水平与盆内神经和骶交感神经的节后神经纤维共同组成左、右腹下丛,位于直肠、精囊、前列腺或子宫颈和引道两侧,支配盆内脏器(图 4-1-3)。

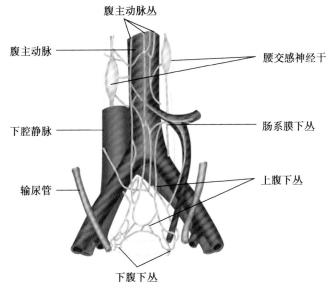

腹主动脉丛

腹主动脉

腰交感神经干

下腔静脉

肠系膜下丛

输尿管

上腹下丛

下腹下丛

图 4-1-3　上 / 下腹下丛

五、盆腔内血管

(一) 髂总动脉

髂总动脉(common iliac artery)起始于 L_4 椎体水平腹主动脉分叉处,在骶髂关节处分为髂内、外动脉。髂内动脉(internal iliac artery)从髂总动脉分出后斜向内下进入盆腔,其前外侧有输尿管,后方有腰骶干、髂内静脉和闭孔神经,发出髂腰动脉、骶外侧动脉、臀上动脉、臀下动脉、闭孔动脉、膀胱上动脉、膀胱下动脉等。髂外动脉(external iliac artery)沿腰大肌内侧缘下行,至腹股沟韧带中点移行为股动脉,发出腹壁下动脉、旋髂深动脉等。在男性,髂外动脉起始部前方有输尿管横行,外侧有睾丸动、静脉及生殖神经;在女性,髂外动脉起始部前方有卵巢动、静脉越过。骶正中动脉起自腹主动脉后壁,距分叉处 1~15mm,位于骶骨前方,其在骶段位置不固定,超过半数骶正中动脉位于骶正中线右侧,其与骶正中线距离在 S_1~S_2、S_2~S_3、S_3~S_4、S_4~S_5 水平分别为 8.0mm、9.0mm、8.7mm、8.6mm[8]。

(二) 髂内静脉

髂内静脉(internal iliac vein)位于髂内动脉内侧,贴骨盆侧壁在髂内动脉后内侧上升,髂外静脉(external iliac vein)是股静脉的延续,两者在骶髂关节处汇合成髂总静脉(common iliac vein),与髂总动脉伴行,在第 5 腰椎水平左、右髂总静脉汇合成下腔静脉。左髂总静脉较右髂总静脉更靠近骶骨岬中点,骶骨岬中点至左、右髂总静脉汇合点距离为 30.8mm,其至左、右髂总静脉距离分别为 19.3mm、21.7mm[9](图 4-1-4)。

(三) 骶前静脉丛

骶前静脉丛(presacral veniplex)由骶外侧静脉和骶前静脉汇合而成,骶骨骨折时易损伤。

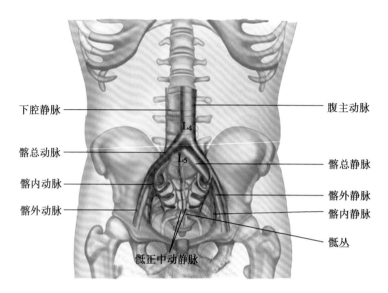

图 4-1-4　盆腔血管

下腔静脉　腹主动脉

髂总动脉　髂总静脉

髂内动脉　髂外静脉

髂外动脉　髂内静脉

骶正中动静脉　骶丛

L4　L5

（陈教想　钱 列　林 焱）

参考文献

［1］XU R,EBRAHEIM N A,ROBKE J,et al. Radiologic and anatomic evaluation of the anterior sacral foramens and nerve grooves. Spine,1996,21(4):407-410.

［2］刘永刚,白靖平,锡林宝勒日,等. 骶骨前孔区应用解剖学研究. 中国临床解剖学杂志,2004,22(2):143-147.

［3］MAHATO N K. Variable positions of the sacral auricular surface:classification and importance. Neurosurg Focus,2010,28(3):E12.

［4］李孟军,戴国强,占新华,等. 骶骨椎弓根及侧块的应用解剖研究. 中国脊柱脊髓杂志,2010(10):864-867.

［5］BASALOGLU H,TURGUT M,TASER F A,et al. Morphometry of the sacrum for clinical use. Surg Radiol Anat,2005,27(6):467-471.

［6］CASTELLVI A E,GOLDSTEIN L A,CHAN D P. Lumbosacral transitional vertebrae and their relationship with lumbar extradural defects. Spine,1984,9(5):493-495.

［7］MAHATO N K. Pedicular anatomy of the first sacral segment in transitional variations of the lumbo-sacral junction. Spine,2011,36(18):E1187-E1192.

［8］GUVENCER M,DALBAYRAK S,TAYEFI H,et al. Surgical anatomy of the presacral area. Surg Radiol Anat,2009,31(4):251-257.

［9］AKHGAR J,TERAI H,SUHRAB R M,et al. Anatomical location of the common iliac veins at the level of the sacrum:relationship between perforation risk and the trajectory angle of the screw. Biomed Res Int,2016,2016:1457219.

第二节 第1骶椎螺钉固定术

一、技术简介

下腰椎骨折、腰椎滑脱等疾病常常需要骶骨螺钉固定技术[1]。胸腰椎螺钉的置入方向很大程度由胸腰椎椎弓根的方向所决定,不同的椎弓根螺钉置入技术差异不大,而骶骨螺钉的置入技术却差别较大。这是由于骶骨具有独特的三维解剖结构,椎弓根不典型,允许骶骨螺钉有不同的置入方向,并且骶骨骨质的相对多孔性、腰骶部承受较大的载荷和腰骶角的存在而引起局部剪切力等因素,故骶骨螺钉置入的牢固度相对较差,再加上腰、骶椎前面重要的血管、神经走行及变异,术后假关节形成,螺钉松动或脱出等并发症发生率较高。Harrington等[2]首先提出以椎板为参考在第1骶后孔外进钉,朝前内方向(内偏35°,尾偏20°)置入。Cotrel等[3]、Roy-Camille等[4]提出钉端往外侧倾斜30°。Krag[5]提出横断面上螺钉指向骶骨中线,在矢状面上的角度则指向骶骨岬。现在临床上比较常用的置钉方法大致有三种:①螺钉经椎弓根向前内方向至骶骨岬(图4-2-1A);②螺钉向前外方向至骶骨翼(图4-2-1B);③螺钉垂直置入(图4-2-1C)。骶骨螺钉固定一般仅在S_1、S_2进行,S_3以下螺钉固

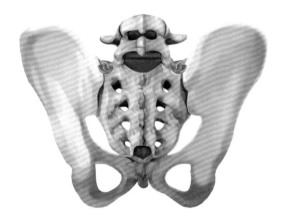

图 4-2-1A　前内侧骶岬方向 S_1 螺钉透视图(前面观)

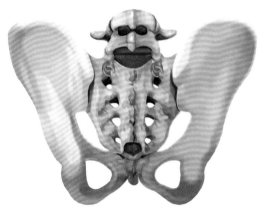

图 4-2-1B　垂直骶骨翼方向 S_1 螺钉透视图(前面观)

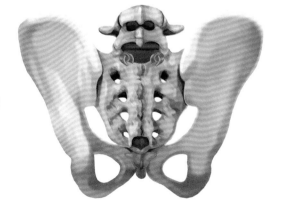

图 4-2-1C　前外骶骨翼方向 S_1 螺钉透视图(前面观)

定在腰骶固定中没有实用价值。

二、解剖学测量及数据

成人第 1 骶椎测量指标及结果见图 4-2-2 和表 4-2-1。①进钉深度（D1）：前内侧骶岬方向 S_1 螺钉进钉点到骶骨岬正中点之间连线；②D2：垂直骶骨翼方向 S_1 螺钉进钉点垂直矢状面与上终板平行方向到椎体前方的连线；③D3：前外骶骨翼方向 S_1 螺钉进钉点到骶骨翼外侧缘的连线；④钉道矢状面角度（α1，α2）：前内侧及前外侧置钉通道分别与矢状面的夹角。

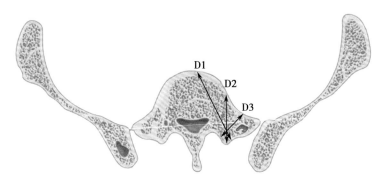

图 4-2-2A　S_1 螺钉进钉深度测量示意图

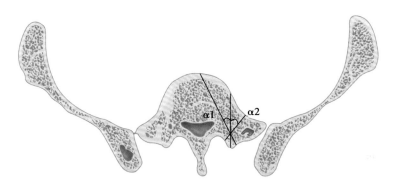

图 4-2-2B　S_1 螺钉进钉角度测量示意图

表 4-2-1　S_1 解剖学测量参数

测量项目	数据来源				
	王奇等[6]	李孟军等[7]		杨凯等[8]	Koller 等[9]
	（干标本，n=32，均数 ± 标准差）	（CT，n=60，均数 ± 标准差）	（干标本，n=15，均数 ± 标准差）	（干标本，n=40，均数 ± 标准差）	［CT，n=40，最小值～最大值/（均数 ± 标准差）］
D1/mm	38.73 ± 5.29	41.3 ± 5.6	42.4 ± 6.5	52.1 ± 2.2	17.5~27.9
D2/mm	31.15 ± 4.68	—			
D3/mm	41.47 ± 6.18	37.6 ± 5.4	36.5 ± 6.2	—	
α1/(°)	31.88 ± 4.32	22.6 ± 5.4	24.1 ± 7.6	32.6 ± 3.0	27 ± 11
α2/(°)	34.31 ± 5.12	22.6 ± 4.6	22.7 ± 5.2	—	—

三、临床意义

(一) 进钉点

根据螺钉进入的部位及角度,在横切面上,可以分为三种方法。

方法一:前内侧骶岬方向 S_1 螺钉。S_1 关节突外缘与关节突下缘水平线的交点 A(图 4-2-3)。

方法二:垂直骶骨翼方向 S_1 螺钉。同方法一。

方法三:前外骶骨翼方向 S_1 螺钉。进钉点相较上述两种方式可适当朝内移动。

对于 S_1 由于解剖上的变异,螺钉可以从不同的点、不同的方向进入,主要决定于骨骼的质量与术者对手术方式的熟练程度。S_1 螺钉在放

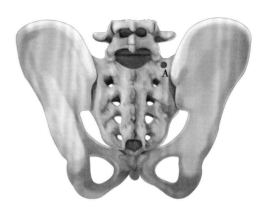

图 4-2-3 S_1 螺钉进钉点

置时可能的最大危险性是损伤前方的腰骶神经干、髂内静脉和骶髂关节,尤其是在外偏 22° 置钉时,损伤前方 L_5 神经根的风险较高。S_1 螺钉放置的区域以前内侧最为安全。

(二) 进钉角度

方法一:内倾角度 20°~30°,通过椎弓根部,进入 S_1 椎体前部(图 4-2-4A)。

方法二:垂直骶翼方向,矢状面与骶骨终板平行,与冠状面垂直向前至骶翼,该方法螺钉通道最短(图 4-2-4B)。

方法三:与骶骨翼外侧成 30°~45° 角,通过椎弓根,进入骶骨翼区,故也称为骶骨翼螺钉固定(图 4-2-4C)。置入骶骨翼螺钉时,一般螺钉尖部要穿透骶骨前皮质,以获得双皮质固定,提高螺钉拔出力。它有一个狭窄而安全的区域,避开了腰骶干、髂内静脉和骶髂关节面。侧面 45° 方向骶骨翼螺钉有最高的拔出力,主要缺点在于可能损伤前方的腰骶干。外侧 30°螺钉置入髂内静脉潜在损伤率增高。

方法一最为常用。俯卧位时向头倾斜 25°~30°,瞄向骶骨岬,进入软骨下骨。骶骨为片状骨,骶骨椎弓根和骶骨翼处的骨量相对较少,骶骨椎弓根螺钉可以从标准的前内侧方向拧入骶骨体或骨岬部,或从前外方进入骶骨翼。在骶椎上不同的位置骨密度有着较大的差异,软骨下骨最硬,而骶骨侧块相当疏松,有时甚至是空的。

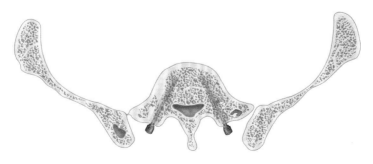

图 4-2-4A 前内侧骶岬方向 S_1 螺钉沿钉道截面图

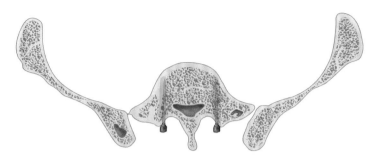

图 4-2-4B 垂直骶骨翼方向 S_1 螺钉沿钉道截面图

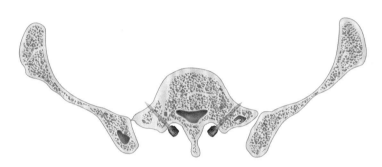

图 4-2-4C 前外骶骨翼方向 S_1 螺钉沿钉道截面图

(三) 进钉深度

方法一:一般情况下 S_1 椎弓根螺钉进钉深度为 30~45mm。

方法二:一般进钉深度为 30~40mm。

方法三:30° 侧偏角时螺钉长度平均为 38mm,而 45° 侧偏角时螺钉长度约 44mm。

(四) 螺钉直径

骶骨螺钉的直径可选用 6.5~7.0mm。直径过大容易出现螺纹切入椎管,损伤神经;另外,螺钉一旦位置不佳,较粗的钉道将给翻修带来困难。Techy 等[10]等通过增加椎弓根螺钉直径来翻修失败病例,他们分别使用直径 7.0mm 和 8.0mm 的等长椎弓根螺钉修复直径 6.0mm 失败的椎弓根螺钉,结果发现,直径 8.0mm 比直径 7.0mm 的椎弓根螺钉可获得更高的固定强度。国内一些学者的研究表明,螺钉的直径增加 1.5mm 以上可有效地翻修松动的椎弓根螺钉。

➢ 螺钉直径:螺钉的直径一般为 6.5~7.0mm。

➢ 进钉点:

1. 前内侧骶岬方向:S_1 关节突外缘与关节突下缘水平线的交点。

2. 垂直骶骨翼方向 S_1 螺钉:同上。

3. 前外骶骨翼方向 S_1 螺钉:进钉点较上述两种方式可适当朝内移动。

➢ 进钉角度:

1. 前内侧骶岬方向:内倾 20°~30°。

2. 垂直骶骨翼方向 S_1 螺钉:垂直骶翼方向,矢状面与骶骨终板平行,与冠状面垂直向前至骶翼。

3. 前外骶骨翼方向 S_1 螺钉：与骶骨翼外侧成 30°~45° 角。

➤ 进钉深度：

1. 前内侧骶岬方向：S_1 椎弓根螺钉进钉深度为 30~45mm。

2. 垂直骶骨翼方向 S_1 螺钉：进钉度为 30~40mm。

3. 前外骶骨翼方向 S_1 螺钉：30° 侧偏角时螺钉长度平均为 38mm，而 45° 侧偏角时螺钉长度约 44mm。

四、影像学标准

1. 前内侧骶岬方向 S_1 螺钉理想的位置　正位片，进钉点位于 S_1 上关节突投影的下外侧缘，螺钉位于椎弓根正中，不超过椎弓根内壁的投影（图 4-2-5A）。侧位片，螺钉指向骶骨岬。螺钉的尾部螺帽接触到椎弓根后缘的骨皮质（图 4-2-5B）。

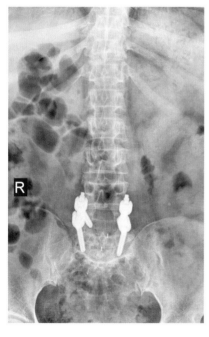
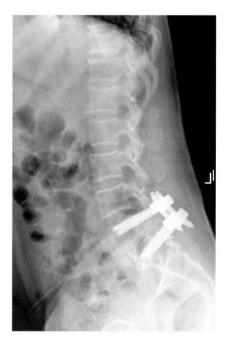

图 4-2-5A　前内侧骶岬方向 S_1 螺钉固定后正位 X 线片　　图 4-2-5B　前内侧骶岬方向 S_1 螺钉固定后侧位 X 线片

2. 垂直骶骨翼方向 S_1 螺钉理想的位置　正位片，进钉点位于 S_1 上关节突投影的下外侧缘，螺钉不超过椎弓根内壁的投影，螺钉无内外偏角（图 4-2-6A）。侧位片，螺钉平行于 S_1 上终板并且穿透骶骨前方骨皮质。螺钉的尾部螺帽接触到椎弓根后缘的骨皮质（图 4-2-6B）。

3. 前外骶骨翼方向 S_1 螺钉理想的位置　正位片，进钉点位于 S_1 上关节突投影的下外侧缘稍偏内，螺钉不超过椎弓根内壁的投影（图 4-2-7A）。侧位片，螺钉平行于 S_1 上终板并且穿透骶骨翼前方骨皮质。螺钉的尾部螺帽接触到椎弓根后缘的骨皮质（图 4-2-7B）。

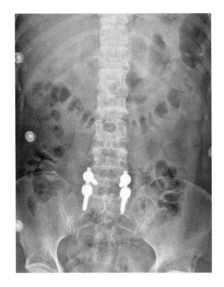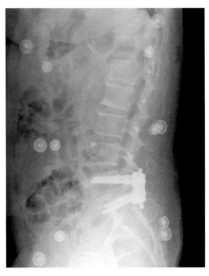

图 4-2-6A 垂直骶骨翼方向 S_1 螺钉固定后正位 X 线片

图 4-2-6B 垂直骶骨翼方向 S_1 螺钉固定后侧位 X 线片

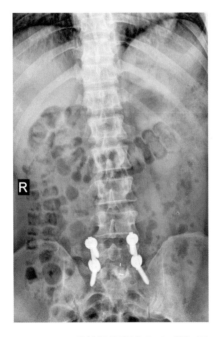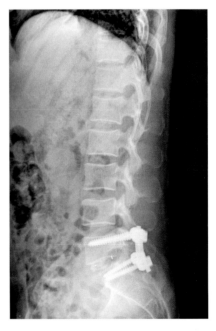

图 4-2-7A 前外骶骨翼方向 S_1 螺钉固定后正位 X 线片

图 4-2-7B 前外骶骨翼方向 S_1 螺钉固定后侧位 X 线片

（冯振华　倪文飞）

参考文献

［1］ ESSES S I, BOTSFORD D J, HULER R J, et al. Surgical Anatomy of the Sacrum. Spine, 1991, 16(Supplement): S283-S288.

［2］ HARRINGTON P R, DICKSON J H. Spinal instrumentation in the treatment of severe progressive spondylolisthesis. Clin Orthop Relat Res, 1976(117): 157-163.

［3］ COTREL Y, DUBOUSSET J, GUILLAUMAT M. New universal instrumentation in spinal surgery. Clin Orthop Relat Res, 1988, 227: 10-23.

［4］ ROY-CAMILLE R, SAILLANT G, MAZEL C. Internal fixation of the lumbar spine with pedicle screw plating. Clin Orthop Relat Res, 1986(203): 7-17.

［5］ KRAG M H. Biomechanics of thoracolumbar spinal fixation: a review. Spine, 1991, 16(3 Suppl): 84-99.

［6］ 王奇, 黄其杉, 王向阳, 等. 骶骨后路钉板固定的解剖学研究. 中华骨科杂志, 2010, 30(3): 277-281.

［7］ 李孟军, 戴国强, 占新华, 等. 骶骨椎弓根及侧块的应用解剖研究. 中国脊柱脊髓杂志, 2010, 20(10): 864-867.

［8］ 杨凯, 赵海. 正常成人骶1椎弓根解剖学测量与临床应用. 中国矫形外科杂志, 1998(4): 320-321.

［9］ KOLLER H, ZENNER J, HEMPFING A, et al. Reinforcement of lumbosacral instrumentation using S1-pedicle screws combined with S2-alar screws. Oper Orthop Traumatol, 2013, 25(3): 294-314.

［10］ TECHY F, MAGESWARAN P, COLBRUNN R W, et al. Properties of an interspinous fixation device (ISD) in lumbar fusion constructs: a biomechanical study. Spine J, 2013, 13(5): 572-579.

第三节　第2、3、4骶椎螺钉固定术

一、技术简介

骶骨骨折是一种较为常见的损伤,其治疗一直存在较大争议[1],后路钉棒系统是最基本、最常用的内固定器械,无论长、短节段固定,其核心是可靠的螺钉固定。临床上对于 S_1 螺钉应用报道较多。但当 S_1 椎体存在病变或畸形时,如 S_1 椎体肿瘤、炎症、结核或严重骨质疏松,此时就无法置入 S_1 螺钉。而且据报道,26.1%~42.9%的骶骨骨折合并有神经损伤[2],对于骶骨横形骨折或伴有神经损伤,多数学者主张开放复位,对骶管、骶孔减压的同时进行内固定,重建骨盆稳定性[3]。由于骶骨结构特殊,缺乏类似胸腰椎椎弓根的典型结构,且局部毗邻结构复杂, S_2、S_3、S_4 螺钉的置入在安全性、可靠性方面均有较高要求。

二、解剖学研究及数据

由于 S_2、S_3、S_4 椎体存在较大变异,术前需要确定骶骨螺钉进钉点,测量螺钉置入角度、进钉深度及确定螺钉直径。

成人 S_2、S_3、S_4 椎体测量指标及结果见图4-3-1、图4-3-2和表4-3-1。①相邻骶后孔连线中点(A)和经A点的水平线与骶外侧嵴交点(B);②最大内倾进钉深度(A1,B1):经A点和B点分别做骶管外侧缘切线交于骶骨盆面;③最大外倾进钉深度(A2,B2):A点和B点与骶骨盆面外侧缘连线;④钉道内倾角($\alpha 1$, $\alpha 2$):分别为A1和B1与矢状面的夹角;⑤钉道外倾角($\beta 1$, $\beta 2$):分别为A2和B2与矢状面的夹角。

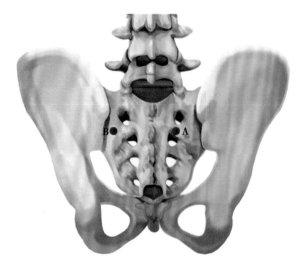

图4-3-1　螺钉进钉点

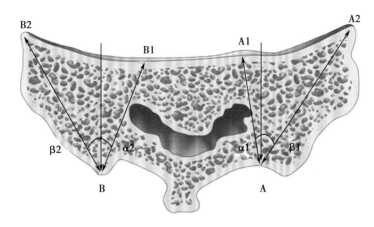

图 4-3-2　进钉角度、深度测量

表 4-3-1　S_2、S_3、S_4 解剖学测量参数（$\bar{x} \pm s$）

测量项目	数据来源			
	王奇等[4]	陈康乐等[5]	黄其杉等[6]	陈鸥等[7]
	（S_2 干标本，n=30）	（S_2 干标本，n=20）	（S_3 干标本，n=32）	（S_4 干标本，n=32）
A1/mm	—	24.10 ± 2.18	20.12 ± 2.54	18.06 ± 4.29
B1/mm	28.53 ± 2.19	25.53 ± 2.19	30.62 ± 3.15	29.35 ± 6.63
A2/mm	—	37.06 ± 4.62	28.84 ± 5.19	18.27 ± 3.58
B2/mm	34.89 ± 5.13	38.69 ± 5.13	24.66 ± 5.13	11.36 ± 2.69
α1/（°）	—	14.70 ± 3.54	33.00 ± 9.29	48.73 ± 13.26
α2/（°）	14.70 ± 3.54	15.31 ± 7.45	52.00 ± 7.55	66.19 ± 8.14
β1/（°）	—	35.87 ± 5.37	47.00 ± 4.74	56.50 ± 8.52
β2/（°）	20.48 ± 5.35	34.48 ± 5.35	39.00 ± 5.50	32.88 ± 8.20

三、临床意义

（一）进钉点

分别选择相邻骶后孔连线中点 A 和经 A 点的水平线与骶外侧嵴交点 B 为螺钉进钉点（图 4-3-1）。也有学者认为[8]，应理解为局限的进钉点区域（介于 A 与 B 之间）。

（二）进钉角度和深度

生物力学实验证明，螺钉的稳定性与其长度成正比，进钉深度越深，把持力越强，安全性越高。因此，若从 A 点进钉，S_2 螺钉最佳进钉深度约为 37mm，最佳进钉角度为外倾 35°；S_3 螺钉最佳进钉深度约为 28mm，最佳进钉角度为外倾 47°；S_4 最佳进钉深度约为 18mm，最佳进钉角度为内倾 48°或外倾 56°。若从 B 点进钉，S_2 螺钉最佳进钉深度约为 38mm，最佳进钉角度为外倾 34°；S_3 螺钉最佳进钉深度约为 30mm，最佳进钉角度为内倾 52°；S_4 最佳进钉深度约为 29mm，最佳进钉角度为内倾 66°。分别与相应椎体上终板平行进针（图 4-3-3A、图 4-3-3B）。

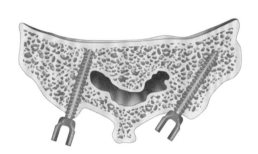

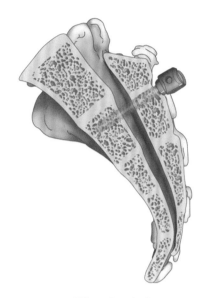

图 4-3-3A　螺钉固定横断截面示意图　　　　图 4-3-3B　螺钉固定矢状截面示意图

（三）螺钉直径

骶椎相互融合，S_2、S_3、S_4 椎体没有解剖学上定义的椎弓根，因此无需考虑螺钉穿破狭小椎弓根的问题，最常选用的螺钉直径与腰椎椎弓根螺钉直径相似，为 6.5~7.0mm。

➢ 螺钉直径：一般为 6.0~7.0mm。

➢ 进钉点：相邻骶后孔连线中点（A）或经此中点（A）的水平线与骶外侧嵴交点（B）。

➢ 进钉角度：S_2 螺钉外倾 35°（A 点）/ 外倾 34°（B 点）；S_3 螺钉外倾 47°（A 点）/ 内倾 52°（B 点）；S_4 螺钉内倾 48°（A 点）/ 内倾 66°（B 点）；上倾角与相应椎体上终板平行。

➢ 进钉深度：S_2 约为 37mm（A 点）/38mm（B 点）；S_3 约为 28mm（A 点）/30（B 点）；S_4 约为 18mm（A 点）/29mm（B 点）。

四、影像学标准

螺钉理想的位置应正位、横断位左右对称，侧位平行相应椎体上终板。螺钉螺纹全部位于椎体内，螺钉尖部应避免穿透椎体前缘骨皮质，以免损伤神经和内脏器官，除非需要提供更强大的把持力。

由于 S_2、S_3、S_4 螺钉在螺钉直径、进针深度、进针方向上要求较高，且存在个体差异，术前需行骶骨 CT 平扫和二维重建，在 CT 影像上精确测量螺钉所允许的安全直径、长度和进针方向，达到既坚强固定又无并发症出现的目的。

（许　聪　黄其杉）

参考文献

[1] 戴力扬. 骶骨骨折的诊断与治疗方法选择. 临床骨科杂志, 2000, 3（3）：177-178.

［2］TEMPLEMAN D,GOULET J,DUWELIUS P J,et al. Internal fixation of displaced fractures of the sacrum. Clin Orthop Relat Res,1996(329):180-185.

［3］GÄNSSLEN A,PAPE H C,LEHMANN U,et al. Open reduction and internal fixation of unstable sacral fractures. Zentralbl Chir,2003,128(1):40-45.

［4］王奇,黄其杉,王向阳,等.骶骨后路钉板固定的解剖学研究.中华骨科杂志,2010(3):277-281.

［5］陈康乐,黄其杉,尹利和,等.第二骶骨置钉的解剖学研究及固定的可行性与安全性.中国现代医生,2012,50(4):81-83.

［6］黄其杉,王奇,王向阳,等.第三骶骨置钉的解剖学研究及临床应用.温州医学院学报,2010,40(3):243-246.

［7］陈鸥,陈康乐,王奇,等.第三、四骶骨螺钉应用的解剖学研究.浙江创伤外科,2012,17(1):22-25.

［8］瞿东滨,钟世镇,金大地,等.脊柱内固定学.北京:科学出版社,2012.

第四节　经髂骨翼螺钉固定术

一、技术简介

在现代内固定技术发展之前,唯一用于维持腰骶部畸形和创伤融合治疗的方式是体外支具固定,如石膏床、石膏背心或支具等。然而,这些方法的并发症明显,且矫形效果不一定确切。Allen 和 Ferguson 最早应用的 Galveston 技术在一定程度上解决这些问题,其采用骨盆固定,达到腰骶部更加稳定、更加坚强的固定[1]。但由于该技术是将光滑金属棒置入髂骨内,抗拔出力差,术后常出现内固定松动,同时在对棒进行预弯和置入时的手术操作也较为麻烦[2]。为了克服这些难题,出现了髂骨翼螺钉技术,其特点是在髂骨内外板之间置入全螺纹螺钉,通过金属棒与其他内固定物相连,达到坚强内固定,同时在操作上也更加简便(图 4-4-1A)。目前广泛应用于神经源性和特发性脊柱侧弯矫形、骶骨肿瘤切除术后稳定性重建、腰椎滑脱复位固定、骶骨不稳定骨折和髂骨后部骨折等[3]。为克服髂骨翼螺钉皮下凸起的并发症,又提出了改良髂骨翼螺钉技术(图 4-4-1B)[4]。

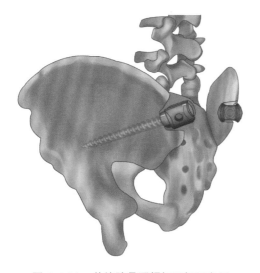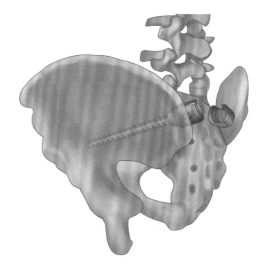

图 4-4-1A　传统髂骨翼螺钉置钉示意图　　　　图 4-4-1B　改良髂骨翼螺钉置钉示意图

二、解剖学测量及数据

成人髂骨测量指标及结果见图 4-4-2 和表 4-4-1。①钉道长度(L):髂后上棘到髂前下棘的距离;②髂骨内外板之间的距离(D):连接髂后上棘与髂前下棘,在该连线上确定髂骨切面上最狭窄处的内径(D1)和外径(D2);③钉道横截面外倾角(α):从髂后上棘与髂前下棘的连线在横断面上与矢状面的夹角。

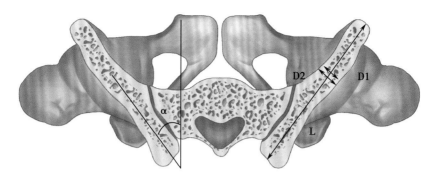

图 4-4-2　髂骨翼螺钉固定技术相关测量指标示意图(横断面)

表 4-4-1　髂骨翼螺钉固定相关解剖参数测量

测量项目	数据来源					
	郑召民等[5] (CT,$\bar{x}\pm s$)		Tian 等[6] [干标本,$\bar{x}\pm s$ (最小值~最大值)]		Berry 等[7] [干标本,$\bar{x}\pm s$ (最小值~最大值)]	
	男性 (n=64)	女性 (n=56)	男性 (n=9)	女性 (n=9)	男性 (n=120)	女性 (n=120)
钉道长度 /mm	140.6 ± 6.8	140.6 ± 5.3	135.6 ± 14.0 (117.6~159.5)	125.3 ± 15.2 (96.8~145.1)	147.1 ± 8.0 (114.0~166.8)	141.2 ± 7.5 (126.3~159.0)
髂骨最窄处 内径 /mm	11.8 ± 3.0	8.1 ± 2.8	13.0 ± 2.2 (8.4~16.2)	10.8 ± 2.5 (6.6~14.4)	—	—
髂骨最窄处 外径 /mm	22.7 ± 2.0	19.1 ± 2.9	—	—	—	—
横断面外偏角 / (°)	—	—	26.3 ± 4.5 (16.4~31.8)	25.5 ± 5.2 (17.1~33.2)		

三、临床意义

(一)进钉点

传统的进钉点为髂后上棘上缘的深处 1cm(图 4-4-3A、图 4-4-3B 中的点 a)。进钉时需将髂后上棘上缘的部分皮质骨除去,深度约为 1cm,以容纳螺钉尾部,使螺钉尾部的高度尽量与原有的髂后上棘一致,避免内植物凸起。但去除皮质骨后,必然会影响髂骨翼螺钉的生物力学特性[8]。因此产生了改良髂骨翼螺钉技术,从髂后上棘与 S_2 之间的髂后上棘内前方髂骨部进钉(图 4-4-3A、图 4-4-3B 中的点 b)[4],由于该进钉点位于髂骨与骶骨形成的夹角内,避免了螺钉尾部凸起不适,同时螺钉又具有较高的锚定强度。

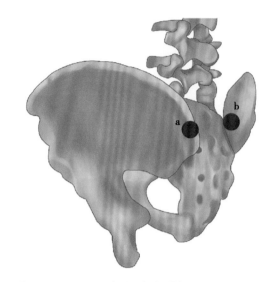

图 4-4-3A 髂骨翼螺钉进钉点示意图

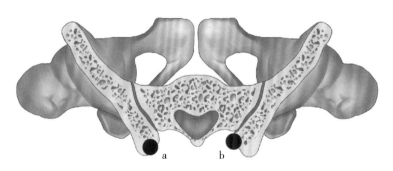

图 4-4-3B 髂骨翼螺钉进钉点横断面示意图

（二）进钉角度

髂骨翼螺钉是从髂后上棘指向髂前下棘,螺钉与水平面夹角为 12.48°±7.16°,平均约为 13°;与冠状面夹角为 56.41°±6.47°,平均约为 56°;与矢状面夹角为 29.91°±5.55°,平均约为 30°[9]。若外偏角度过大或过小,容易穿透骨皮质损伤周围神经血管,若尾偏角过大,容易损伤坐骨大切迹周围结构,如臀上动脉、坐骨神经以及髋臼。术中可采用骨盆后前位、骨盆入口位以及骨盆闭孔位透视下辅助下置钉。传统髂骨翼螺钉和改良髂骨翼螺钉置钉截面图分别见图 4-4-4A、图 4-4-4B。

（三）进钉深度

表 4-4-1 中,根据 Tian 和 Berry 的报道,从髂后上棘到髂前下棘的距离,男性为 114.0~166.8mm,一般为 135.6~147.1mm,女性为 96.8~159.0mm,一般为 125.3~141.2mm,因此,该钉道内可以容纳下相应最长长度的螺钉。从表 4-4-1 中也可以看出,不同的人群所得数值变异较大,可以通过缩短螺钉长度来降低手术风险。常用的髂骨翼螺钉长度为 60~80mm。

（四）螺钉直径

表 4-4-1 中,在髂后上棘与髂前下棘的连线上确定髂骨切面上最狭窄处的内径,男性为

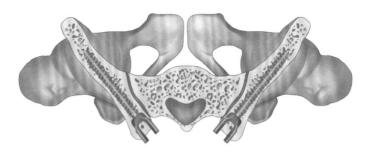

图 4-4-4A 传统髂骨翼螺钉通道横断面示意图

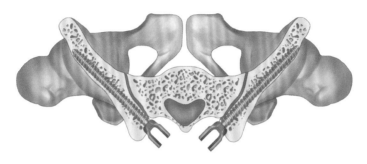

图 4-4-4B 改良髂骨翼螺钉通道横断面示意图

8.4~16.2mm,平均 13.0mm,女性为 6.6~14.4mm,平均 10.8 mm。该狭窄处的内径限制了螺钉的直径。因此,常用的髂骨翼螺钉直径为 6.5~8.5mm。

> 螺钉直径:螺钉的直径一般为 6.5~8.5mm。
> 进钉点:髂骨翼螺钉的进钉点一般在髂后上棘上缘深处 1cm。改良髂骨翼螺钉的进钉点在髂后上棘与 S_2 之间的髂后上棘内前方的髂骨部。
> 进钉角度:螺钉与水平面夹角约为 13°,冠状面夹角约为 56°,矢状面夹角约为 30°。
> 进钉深度:螺钉长度一般为 60~80mm。

四、影像学标准

传统髂骨翼螺钉是从髂后上棘向髂前下棘方向置钉(图 4-4-5A、图 4-4-5B、图 4-4-5C),改良髂骨翼螺钉是从髂后上棘与 S_2 之间的髂后上棘内前方的髂骨部向髂前下棘方向置钉(图 4-4-6A、图 4-4-6B、图 4-4-6C),该方法可有效降低螺钉皮下凸起的并发症。置钉过程中,

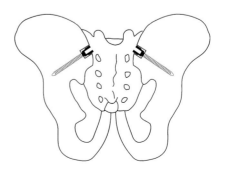

图 4-4-5A 传统髂骨翼螺钉置钉示意图

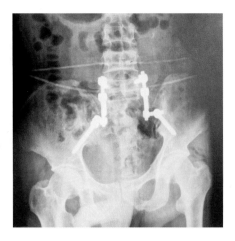 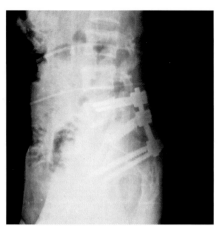

图 4-4-5B　传统髂骨翼螺钉置钉术后正位 X 线片

图 4-4-5C　传统髂骨翼螺钉置钉术后侧位 X 线片

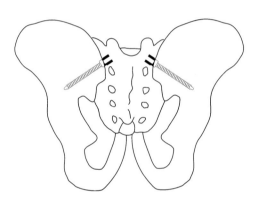

图 4-4-6A　改良髂骨翼螺钉置钉示意图

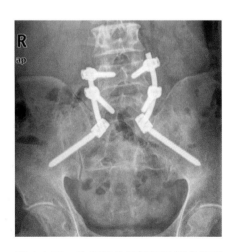 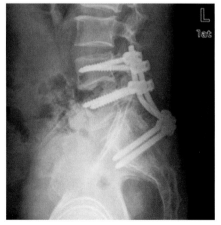

图 4-4-6B　改良髂骨翼螺钉置钉术后正位 X 线片

图 4-4-6C　改良髂骨翼螺钉置钉术后侧位 X 线片

螺钉最好不要穿破髂骨皮质,角度不可过于向下,以免损伤坐骨大切迹周围结构,如臀上动脉、坐骨神经以及髋臼。

(张　迪　周许辉)

参考文献

［1］ALLEN B L JR,FERGUSON R L. The Galveston technique for L rod instrumentation of the scoliotic spine. Spine,1982,7(3):276-284.

［2］贺云,段洪,张云峰,等.脊柱骨盆固定中髂骨钉的应用解剖学.解剖学报,2010,41(4):611-615.

［3］项泱,谭军,任甜甜,等.髂骨螺钉置入技术研究进展.现代实用医学,2016,28(10):1261-1264.

［4］HARROP J S,Jeyamohan S B,Sharan A,et al. Iliac Bolt Fixation An Anatomic Approach. J Spinal Disord Tech,2009,22(8):541-544.

［5］郑召民,陈辉,吕游.成人髂骨钉钉道的影像学研究.中华骨科杂志,2007,27(8):586-589.

［6］TIAN X,LI J,SHENG W,et al. Morphometry of iliac anchorage for transiliac screws:a cadaver and CT study of the Eastern population. Surg Radiol Anat,2010,32(5):455-462.

［7］BERRY J L,STAHURSKI T,ASHER M A. Morphometry of the supra sciatic notch intrailiac implant anchor passage. Spine,2001,26(7):E143-E148.

［8］臧振华,金昌洙,张平.髂骨螺钉在成人腰椎骨盆固定术中的置钉路径及参数分析.中华临床医师杂志:电子版,2015,9(7):1088-1091.

［9］杨运平,陈鸿奋,王富明,等.椎弓根钉-髂骨钉系统内固定治疗骶髂关节脱位的CT影像解剖学研究.中国临床解剖学杂志,2012,30(4):404-407.

第五节 第 2 骶椎骶髂螺钉固定术

一、技术简介

胸腰椎矫形手术远端固定节段和方法的选择非常重要,远端固定不可靠会导致固定失败、假关节形成等并发症。第 2 骶椎骶髂螺钉(Sacral-2 alar iliac,S_2-AI)固定由 O'Brien 和 Chang 等[1-2]率先报道,并在尸体标本上研究了这种固定方式的可行性(图 4-5-1A,图 4-5-1B),和髂骨螺钉相比可以减少外侧软组织剥离,置钉点和腰椎部位线性关系好,上棒更加容易。之后,O'Brien 等[3]和 Martin 等[4]在经皮条件下置入第 2 骶椎骶髂螺钉,或机器人导航条件下置钉[5],具有微创、出血少、恢复快、感染发生率低等潜在优势,亦可通过徒手置钉[6]。国内 Zhu 等[7]和 Wu 等[8]也通过 CT 三维数据报道了第 2 骶椎骶髂螺钉固定的可行性。体外生物力学实验也验证了第 2 骶椎骶髂螺钉固定和髂骨螺钉力学性能相当[9-10]。

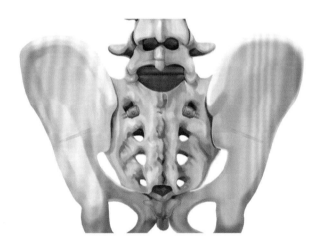

图 4-5-1A 第 2 骶椎骶髂螺钉示意图(后方透视图)

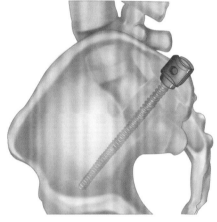

图 4-5-1B 第 2 骶椎骶髂螺钉示意图(侧方透视图)

二、解剖学测量及数据

第 2 骶椎骶髂螺钉固定相关测量指标及结果见图 4-5-2A~ 图 4-5-2C 和表 4-5-1。①钉道长度(D1):螺钉从 S_2 置钉点到髂骨前末端总距离;②骶骨部钉道长度(D2):螺钉从 S_2 置钉点穿入到穿出骶骨,在骶骨内走行的总长度;③髂骨最窄处宽度(D3):髂骨前后皮质骨距离最窄位置宽度;④矢状面下倾角(α):矢状面上钉道和水平线之间的夹角;⑤横断面外倾角(β):横断截面上钉道和中线之间的夹角;⑥冠状面外倾角(γ):冠状面上钉道和中垂线之间的夹角。

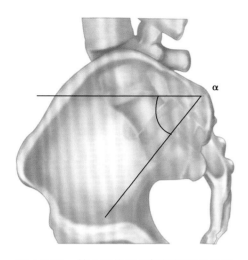

图 4-5-2A　第 2 骶椎骶髂螺钉钉道矢状面
下倾角（α）测量示意图

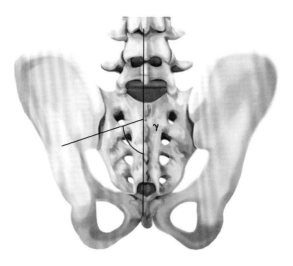

图 4-5-2B　第 2 骶椎骶髂螺钉钉道冠状面外倾角（γ）
测量示意图

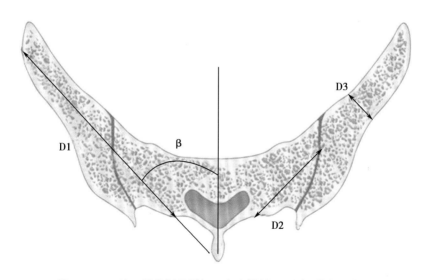

图 4-5-2C　第 2 骶椎骶髂螺钉固定术横断面上测量指标示意图

三、临床意义

（一）进钉点

螺钉进钉点选择在 S_1 后孔下方 1mm、外侧 1mm 处（图 4-5-3）。偏外易导致骶骨处螺钉
吃骨量少，偏内易导致角度过浅，置钉困难。

（二）进钉角度

螺钉在横断截面上和中线之间的夹角为 30.8°~67.3°（图 4-5-4），一般为 35.7°~52.2°；在
冠状面上钉道和中垂线的夹角为 19.0°~49.2°，一般为 29.0°~34.6°；在矢状面上钉道和水平线
的夹角为 28.5°~48.8°，一般为 29.2°~39.0°，但以上数据也显示不同患者倾斜角度个体差异比

表 4-5-1　第 2 骶椎骶髂螺钉固定相关解剖参数测量

测量项目		数据来源				
		O'Brien 等[1]	O'Brien 等[3]	Chang 等[2]	Zhu 等[7]	
		[新鲜标本， $n=10, \bar{x} \pm s$ （最小值～最大值）]	[新鲜标本， $n=8, \bar{x} \pm s$ （最小值～最大值）]	[CT， $n=20, \bar{x} \pm s$ （最小值～最大值）]	男性 （$n=30$）	女性 （$n=30$）
钉道长度 / mm	左	84.0 ± 10.7 (70~100)	89.5 ± 18.7 (69~118.2)	106.3 ± 8.9[②] (88.3~124)	121.3 ± 8.3[②]	114.8 ± 9.4[②]
	右	84.0 ± 10.7 (70~100)	95.4 ± 20.4 (71.3~120)	103.7 ± 9.9[②] (77.5~122.5)	120.6 ± 7.5[②]	115.7 ± 8.2[②]
骶骨部钉道 长度 /mm	左	42 ± 11 (25.6~59.4)	28.2 ± 9.7 (10~35)	35.5 ± 4.6 (25.7~43.4)	26.2 ± 3.3	27.7 ± 6.0
	右	43 ± 12 (22.1~61.0)	31.2 ± 5.0 (26.0~41.3)	33.9 ± 5.3 (19~41.8)	26.9 ± 4.8	28.0 ± 5.2
髂骨最窄处 宽度 /mm	左	—	—	12.4 ± 1.9 (10.4~17.3)	17.0 ± 3.5	14.8 ± 2.5
	右	—	—	12.2 ± 2.1 (7.5~16.9)	17.0 ± 2.8	14.9 ± 2.6
横断面外倾 角 / (°)	左	46.0 ± 10.8[①] (33.9~67.3)	50.1 ± 5.4[①] (43.8~58)	38.9 ± 3.3 (31.7~46.5)	36.5 ± 3.1	35.7 ± 3.8
	右	52.2 ± 5.4[①] (44.0~60.4)	45.4 ± 8.8[①] (32.0~57.0)	40.8 ± 6.1 (30.8~58.0)	37.1 ± 3.1	36.3 ± 3.3
矢状面下倾 角 / (°)	左	—	—	38.4 ± 5.5 (28.5~48.8)	29.2 ± 8.6	34.5 ± 6.6
	右	—	—	39.0 ± 5.0 (29.1~48.6)	30.0 ± 8.3	35.7 ± 7.5
冠状面外倾 角 / (°)	左	32.0 ± 5.3 (21.6~40.0)	29.4 ± 7.7 (22.9~45.0)	—	—	—
	右	34.6 ± 6.6 (24.5~49.2)	29.0 ± 9.8 (19.0~46.2)	—	—	—

注：①通过原文互补角数据计算所得；②钉道最大长度。

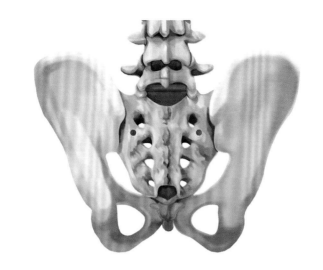

图 4-5-3 第 2 骶椎骶髂螺钉进钉点示意图

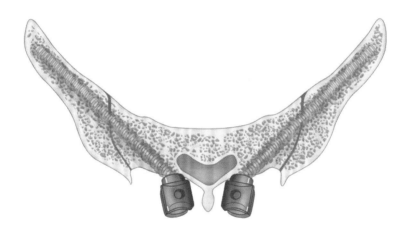

图 4-5-4 第 2 骶椎骶髂螺钉通道横断面示意图

较大,术中 X 线平片定位非常重要。

(三)进钉深度

根据不同个体,螺钉长度可在 65~120mm 选择。生物力学实验发现,65mm 长度、80mm 长度 S_2-AI 螺钉和 90mm 长度髂骨螺钉固定的力学性能无明显差异,同时让 S_2-AI 螺钉穿过四层皮质并不增加固定的生物力学性能。

(四)螺钉直径

根据髂骨最窄处宽度为 7.5~17.3mm,一般为 12.2~17.0mm,因此螺钉直径可以选择 6.5~8.5mm。

➤ 螺钉直径:螺钉直径一般为 6.5~8.5mm。

➤ 进钉点:螺钉进钉点选择在 S_1 后孔下方 1mm、外侧 1mm 处。

➤ 进钉角度:螺钉在横断截面上和中线之间的夹角为 35.7°~52.2°,在冠状面上钉道和中垂线的夹角为 29.0°~34.6°，在矢状面上钉道和水平线的夹角为 29.2°~39.0°。

➤ 进钉深度：螺钉长度一般为 65~120mm，但长度并不明显增加固定强度。

四、影像学标准

第 2 骶椎骶髂螺钉的理想位置是螺钉通过骶骨翼，向前向下通过骶髂关节进入髂骨，螺钉最好不要穿破髂骨皮质，在置钉时可以空格探针探测钉道壁是否完整，角度不宜过于向下进入骨盆环，也不宜过长破坏髋臼（图 4-5-5A、图 4-5-5B）。

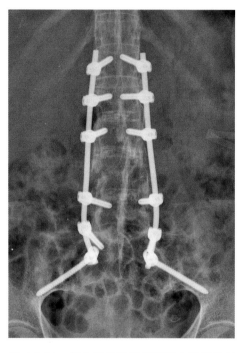 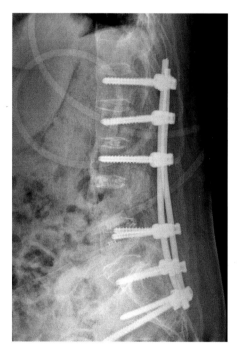

图 4-5-5A　第 2 骶椎骶髂螺钉固定后正位 X 线片　　图 4-5-5B　第 2 骶椎骶髂螺钉固定后侧位 X 线片

（吴爱悯　王　征）

参考文献

［1］O'BRIEN J R，YU W D，BHATNAGAR R，et al. An anatomic study of the S2 iliac technique for lumbopelvic screw placement. Spine，2009，34（12）：E439-E442.

［2］CHANG T L，SPONSELLER P D，KEBAISH K M，et al. Low profile pelvic fixation：anatomic parameters for sacral alar-iliac fixation versus traditional iliac fixation. Spine，2009，34（5）：436-440.

［3］O'BRIEN J R，MATTEINI L，YU W D，et al. Feasibility of minimally invasive sacropelvic fixation：percutaneous S2 alar iliac fixation. Spine，2010，35（4）：460-464.

［4］MARTIN C T，WITHAM T F，KEBAISH K M. Sacropelvic fixation：two case reports of a new percutaneous technique. Spine，2011，36（9）：E618-E621.

［5］BEDERMAN S S，HAHN P，COLIN V，et al. Robotic Guidance for S2-Alar-Iliac Screws in Spinal Deformity

Correction. Clin Spine Surg, 2017, 30 (1): E49-E53.

[6] PARK J H, HYUN S J, KIM K J, et al. Free hand insertion technique of S2 sacral alar-iliac screws for spino-pelvic fixation: technical note, Acadaveric Study. J Korean Neurosurg Soc, 2015, 58 (6): 578-581.

[7] ZHU F, BAO H D, YUAN S, et al. Posterior second sacral alar iliac screw insertion: anatomic study in a Chinese population. Eur Spine J, 2013, 22 (7): 1683-1689.

[8] WU A M, CHI Y L, NI W F, et al. The feasibility and radiological features of sacral alar iliac fixation in an adult population: a 3D imaging study. Peer J, 2016, 4: E1587.

[9] SUTTERLIN C E 3RD, FIELD A, FERRARA L A, et al. Range of motion, sacral screw and rod strain in long posterior spinal constructs: a biomechanical comparison between S2 alar iliac screws with traditional fixation strategies. J Spine Surg, 2016, 2 (4): 266-276.

[10] O'BRIEN J R, YU W, KAUFMAN B E, et al. Biomechanical evaluation of S2 alar-iliac screws: effect of length and quad-cortical purchase as compared with iliac fixation. Spine, 2013, 38 (20): E1250-E1255.

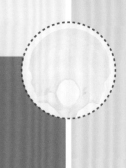

第五章
3D 数字重建和 3D 打印技术
在脊柱内固定解剖学的
应用研究和方法

第一节　脊柱内固定尸体标本和影像解剖研究方法

一、技术简介

脊柱内固定技术的发展离不开尸体标本和影像解剖研究。但外科医生需要开发一种新的内固定技术时,往往需要通过尸体标本、影像等研究方法,验证其手术方式的可行性和安全性,同时为临床应用提供可靠的数据参考。因此,在长期的脊柱内固定尸体标本和影像解剖研究中,形成了一系列可供参考的理论和实践方法。

二、脊柱内固定尸体标本形态解剖研究

尸体标本形态解剖研究是经典的形态学研究方法之一。该方法多应用于骨性结构组织、神经、血管走行等外部形态学研究,从而获得解剖参数,作为临床手术参考[1]。经典的脊柱内固定尸体标本形态解剖研究示例如椎弓根螺钉固定的解剖参数(图 5-1-1)。

以椎弓根螺钉固定为例,研究者需要带着以下问题设计研究方案:①椎弓根螺钉的置钉点在哪里合适?②螺钉的半径、长度如何选择?③置钉时的角度是怎样的?

于是需通过尸体解剖研究以解决上述问题。置钉点选择要兼顾最佳位置和解剖标记易识别的特点,如 Roy-Camille 法、人字嵴法等[2-3],通过观察和实践,同时具备位置佳、解剖位置容易识别,因此得到普遍性应用。而确定螺钉半径、长度和角度需要椎弓根的高度和宽度、螺钉轨迹的长度、螺钉轨迹在横断面上和中线的成角、螺钉轨迹在矢状面上和垂线的成角等。

三、脊柱内固定影像解剖研究

影像解剖就是通过影像技术获得影像资料进行相关解剖学研究。影像图像资料包括 X 线片、CT、MRI、DSA、PET 等。不同影像成像原理不同,图像的特点也不同,临床医生要根据自己的研究特点、研究目的选择不同的影像资料。和尸体标本解剖研究相比,影像解剖有很多优点,影像资料直接来源于活体人,资源丰富,克服了尸体标本依赖于捐赠的缺点。对于不同个体的手术内固定选择,可以根据影像特点,制订个体化、安全的手术方案。

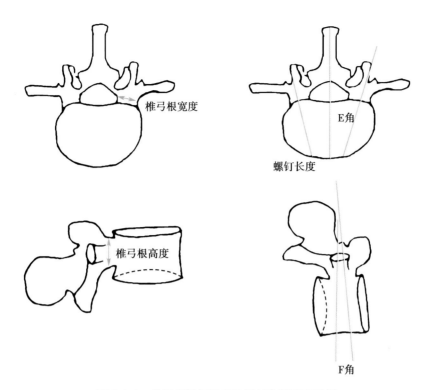

图 5-1-1　椎弓根螺钉固定的解剖参数研究示例

以儿童枢椎经椎板螺钉内固定为例。和成人相比,儿童的尸体标本非常稀缺,如果想了解儿童枢椎经椎板螺钉内固定的相关参数,很难从找到足够的标本。而影像资料却相对丰富,易于获取,是该研究的良好材料资源。Xia 等[4]将 113 例儿童颈椎 CT 资料按不同年龄,分成 6 组(分别为 1~3 岁、4~6 岁、7~9 岁、10~12 岁、13~15 岁、16~18 岁),同时每个年龄组按男女不同分亚组,通过测量椎板高度、宽度、钉道长度、角度等指标,为临床提供了非常有价值的解剖数据参考。

再如寰枢椎前路和后路经侧方关节螺钉内固定,其中后路经侧方关节螺钉内固定的一个常见并发症是医源性椎动脉损伤。Xu 等[5]通过测量 60 例 CT 影像资料发现,寰枢椎前路侧方关节螺钉内固定的螺钉通道离椎动脉更远,而寰枢椎后路侧方关节螺钉内固定可能会造成 19.2% 患者存在椎动脉损伤的高风险。该研究还启示我们,术前 CT 上进行相关影像学个体化测量,可帮助临床医生更好地选择内固定方式,降低手术风险。

但影像解剖研究也存在一些缺点,影像参数可能会随着患者体位不同而不同,可能会因为断层切面不同而产生误差,另外影像可能存在一定的放大率,导出相关数字比尸体标本稍偏大,这可能和尸体标本脱水缩小也有一定关系。

四、脊柱内固定尸体标本和影像解剖研究的基本思路和要求

1. 基于临床需求,明确研究问题,确定研究目的和内容　临床研究问题是基于临床实际需求的。例如,齿状突螺钉内固定,有人采用单枚螺钉,有人认为可以采用双枚螺钉。欧美已经有人进行了解剖研究,于是提出了一个问题:国人的齿状突能否行双枚螺钉固定? 基

于这个问题,研究的内容应该包括测量枢椎齿状突基底部外径和内径、角度等,从而判断多少比例患者可行双枚齿状突螺钉固定,多少比例患者只能行单枚齿状突螺钉固定,相关置钉点位置和角度又是怎样的。

2. 研究方法和样本选择　确定研究目的和内容后,需要采用适当的研究方法。如果采用尸体标本研究,要考虑尸体标本来源的充足性,如前所述,针对儿童可以采用影像解剖研究克服尸体标本来源不足的困难。另外还可以通过数字三维重建、3D 打印模型的方法研究,具体的实现方法将在后面章节详述。样本选择还要考虑一些重要的影响因素,如人种、性别、年龄等。人种不同,其解剖参数可能存在较大差异,亚洲人种和欧美人种的个体差异较大;男女的体型、骨骼大小也存在较大差异;年龄段不同,尤其是儿童生长发育阶段,差异巨大。因此研究时要根据目的确定人种、性别、年龄段,尽量兼顾权衡,并且在研究报告的方法学部分清楚阐明。样本量没有特别的规定,但按医学统计学基本要求,一般认为 30 例以上属于基本样本要求。如果研究的问题是一些发生率低的情况,如椎动脉骑跨发生率等问题,样本数需要增加,甚至要达到 100 例以上。而一些特殊病例的观察,样本量较少也是可以接受的。因此样本量还是需根据研究的具体情况而定。

3. 确定研究指标和正确使用数据统计分析　研究指标其实在前面的研究内容确定时,就已经基本确定了研究指标。指标选择应当客观、实用。既要满足临床需求,又要避免一些不必要的测量而增加工作量。在测量时要考虑不同测量者造成的误差,对测量人员进行统一培训。多个测量人员取平均值可以减少误差,同时计算不同测量者数据一致性如何,数据的一致性检验可以采用 Kappa 值(针对二分类变量)或者组内相关系数(针对连续变量,intraclass correlation coefficient,ICC)[6]。另外一些普遍的分析是关于性别差异对比、左右侧差异对比。右行性别差异对比时,一般采用独立成组 t 检验;而左右侧数据一般来源于同一个样本,因此采用配对 t 检验;不同年龄组,如儿童参数研究,年龄组可达 4~6 组,可以采用方差分析。目前,游标卡尺或者计算机软件长度测量基本能精确到小数点后面两位,如 0.02mm,多数情况下,保留小数点后面一位即可,角度测量也能精确到 0.1°,其精度完全可以满足脊柱内固定解剖研究的需求。表示是一般采用均值 ± 标准差,建议同时给出最小值和最大值,如 103.7mm ± 9.9mm(77.5~122.5mm)。

4. 结合临床实际需求,提出脊柱内固定解剖要点　脊柱内固定解剖研究会产生一系列数据,这些数据通过分析统计后,如果不根据实际需求加以提炼,则是凌乱而乏味的、复杂而空洞的。因此,一定要从临床实际需求出发,对数据加以提炼,概括总结,给临床提供有用的信息。本书前面章节中临床意义部分,进钉点选择、进钉角度、进钉深度、螺钉直径等信息就是基于解剖数据研究概括总结出来,为临床服务提供直接、有用的信息。其他有用的信息如经皮置钉时,进钉点到皮肤的距离测量可以为临床提供有价值的参考。总之,解剖要点的总结是解剖研究的精华,也是最具价值的部分。

但上述几点肯定存在很多不足之处,无法完全涵盖目前多样化的临床解剖研究,谨以此为初学者提供参考。

五、总结

脊柱内固定解剖研究是脊柱内固定发展的基石,通过解剖可行性和安全性研究,一项项新的内固定技术研究被应用于临床,为临床提供新的思路和治疗手段,最终造福患者。以往的研究经验说明,脊柱内固定解剖研究一定要基于临床问题出发,为临床问题提供解决之道;要不断开拓创新,敢于探索,才能不断进取;要孜孜不倦,严谨求实,善于总结,才能为临床提供有正确、有价值的数据;最后,还要做到临床和解剖相结合,互相助力,共同发展。

(吴爱悯　王向阳)

参考文献

[1] 瞿东滨 . 脊柱内固定学 . 北京:科学出版社,2012.

[2] ROY-CAMILLE R,SAILLANT G,MAZEL C. Internal fixation of the lumbar spine with pedicle screw plating. Clin Orthop Relat Res,1986(203):7-17.

[3] 杜心如,叶启彬,赵玲秀,等 . 腰椎人字嵴顶点椎弓根螺钉进钉方法的解剖学研究 . 中国临床解剖学杂志,2002,20(2):86-88.

[4] XIA D D,LIN S L,CHEN W,et al. Computed tomography morphometric analysis of C2 translaminar screw fixation of Wright's technique and a modified technique in the pediatric cervical spine.Eur Spine J,2014,23(3): 606-612.

[5] XU H,CHI Y L,WANG X Y,et al. Comparison of the anatomic risk for vertebral artery injury associated with percutaneous atlantoaxial anterior and posterior transarticular screws . Spine J,2012,12(8):656-662.

[6] 周支瑞,胡志德 . 疯狂统计学 . 湖南:中南大学出版社,2018.

第二节 3D 重建技术和模拟置钉技术在脊柱内固定研究的应用和方法

一、技术简介

前面章节介绍了脊柱外科不同的内固定方式。这些内固定方式在不同患者脊柱上固定的可行性不同,难易程度也不同。以往内固定方式的可行性研究主要基于尸体标本,随着三维重建技术的不断成熟,可以通过患者 CT 或者 MRI 等影像数据[1],实现其三维可视化重建,然后通过模拟置钉方式[2],即可评价这种内固定方法的可行性和难易程度,大大提高了脊柱内固定新技术的研究效率[3]。

目前比较常见的三维重建软件包括 Amira、3D doctor、Simpleware、3D Med、3D Slicer 及 Mimics 等。不同的软件有不同特点,这里不再一一介绍。本章节涉及的 Mimics 软件是比利时 Materialise 公司开发的交互式医学影像控制系统,目前已经应用于口腔医学、心血管医学、骨科等多个学科,给研究者提供了精确的三维重建模型和有限元模型[4-5]。

因笔者所在单位购买的是 Mimics 17.0 版正版软件,本章节将以该版本软件的界面,进行逐步讲解,试图让临床医生和初学者都可以独立实现最基本的三维重建和模拟置钉技术。

二、Mimics 软件三维重建的实现

首先,需要从医院 PACS 影像系统或者其他途径获得 CT 连续断层图像 DICOM 数据,然后打开 Mimics 软件,按顺序点击左上角 File—New project wizard—选择自己的 DICOM 数据储存文件—选择重建的 DICOM 文件(Target folder 框中选择计划重建图像保存的文件位置)-Next—等待图片全部导入—Convert—等待软件转换—转换成图 5-2-1 所示内容。

然后,T(Top),B(Bottom),A(Anterior),P(Posterior),L(Left),R(Right)空间位置确认后 - 点击"OK" - 进入图 5-2-2 所示界面。

点击按钮 Thresholding,出现图 5-2-3 所示对话框。

骨性结构可以选择系统默认的 Bone(CT)值,一般为 226~ 某一值,研究者可以根据具体需求选择不同值,Min 值过小,不易分离不同骨块,Min 过大,可能找出很多骨质缺损区。然后点击 Apply—Region Growing—出现图 5-2-4 所示对话框。

此时要点击图 5-2-5 中重建感兴趣的区域(此处选择的是骨质),点击椎体骨质区域,该区域就会变成图 5-2-4 所示的 Target 颜色(黄色),在 Thresholding 中 226~1139 内连接的任何结构都会变成此处的黄色,如果结构不连接,则不会变成黄色,从而达到分离不同非连接结构的目的。图 5-2-5 右上角 Green 为 Thresholing 生成的 Mask,Yellow 为基于 Green 部分的 Mask 经过 Region Growing 生成的 Mask。

然后,选择 Yellow 灰色后,点击 Calculate 3D 按钮,出现图 5-2-6 对话框,Yellow 灰色为选择重建的 Mask 源,一般选择 Quality 中的 Optimal,研究者可以根据需求自行选择相关其他选项。点击 Calculate,进入三维重建。重建后的图像会出现在图 5-2-5 右下角框的框内。研究者也可以跳过 Region Growing 步骤,直接在 Thresholding 之后根据 Green 的 Mask 进行

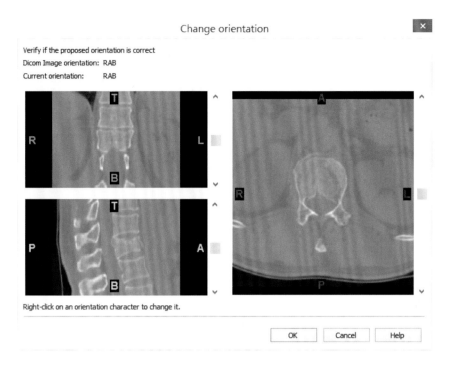

图 5-2-1　DICOM 经 Mimics 软件转换之后,缩写字母(全称)为:T(Top),B(Bottom),A(Anterior),P(Posterior),L(Left),R(Right),空间位置确认后,点击 OK

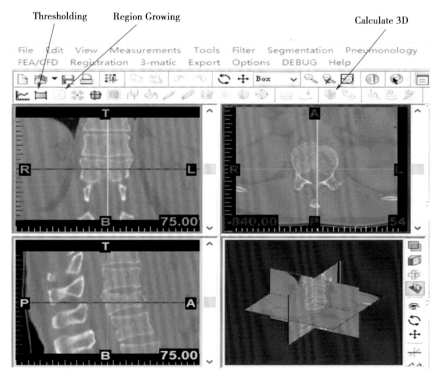

图 5-2-2　Mimics 软件 CT 导入后工作界面

Thresholding:阈值分割;Regin Growing:区域增长;Calculate 3D:计算 3D 模型

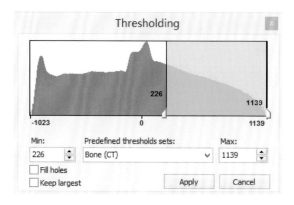

图 5-2-3　阈值分割（Thresholding）对话框

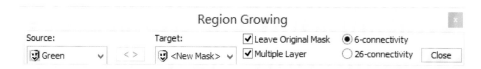

图 5-2-4　区域增长（Region Growing）工具条

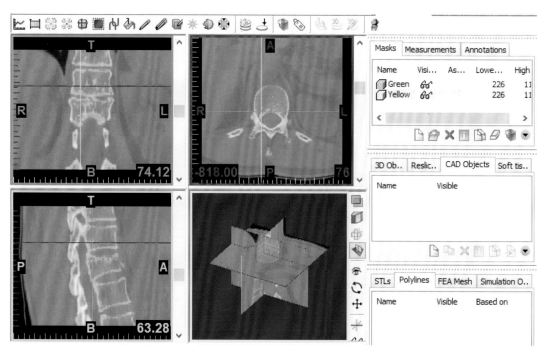

图 5-2-5　区域增长（Region Growing）工作界面

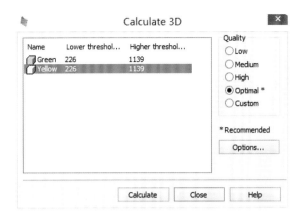

图 5-2-6 计算 3D 模型（Calculate 3D）对话框

三维重建,本章节通过 Region Growing 试图向读者展示后期非连接骨性组织可以通过该功能进行重建从而获得独立骨性部分。本部分介绍的是 Mimics 软件最基本的三维重建方法,其软件还有诸多其他的重建方法,因版面有限,不逐一赘述了。

三、Mimics 软件模拟置钉技术的实现

介绍如何在 Mimics 软件中实现模拟置钉,此处采用在已经重建好的腰椎模型行椎弓根模拟置钉作为演示。打开已经重建好的三维重建模型,File—Open project—确定希望置钉的节段—选择 Medcad 模块—Create Cylinder（圆柱体）—在三维重建的骨性结构上,点击左键生成圆柱体起点—移动鼠标到目标终点,点击左键生成圆柱体终点—侧方移动鼠标到一定距离（圆柱体半径长度）点击左键,生成圆柱体—点击拖拉圆柱体两端的中点,可以调整圆柱体位置,可以在矢状面、冠状面、横断面框内调整角度,也可在三维重建框内调整,三维重建图像中可以通过点击 Toggle Transparency（透明度切换）实现图像透明化,观察圆柱体所在位置（图 5-2-7）。位置满意后可以测量角度、观察位置等,也可用于进一步导板制作。

原始生成的圆柱体往往在尺寸上不能满足实际需求,可以通过右侧 CAD Objects 中选择生成的圆柱体,点击 Properties（属性）,弹出 Properties（属性）对话框（图 5-2-8）,通过 Color 改变颜色,Length 改变长度,Radius 改变长度。Point 1 和 Point 2 为圆柱体两端圆心的三维坐标点数据。

四、讨论

Mimics 软件中三维重建和模拟置钉技术成熟,方便快捷。可用于特殊患者的术前置钉规划,手术示教讨论;也可用于一些新的内固定技术研究和开发;或进一步用于 3D 打印导板制作,该内容会在本章第四节详述。

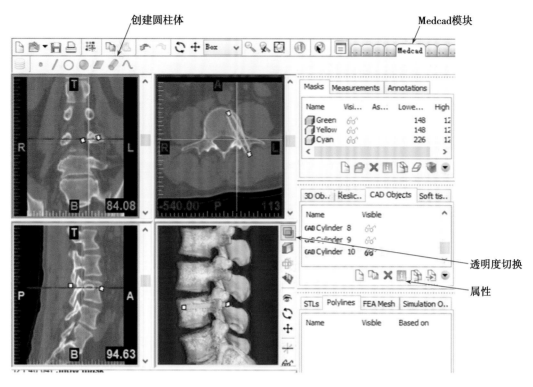

图 5-2-7 模拟椎弓根螺钉图

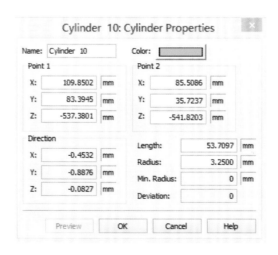

图 5-2-8 圆柱体属性对话框

（吴爱悯 陈 栋）

参考文献

[1] 李孝林 . 基于 CT 图像应用 Mimics 软件快速构建人体胸腰段骨骼有限元模型 . 中国组织工程研究与临床康复,2009,13(39):7619-7622.

［2］WU A M,TIAN N F,WU L J,et al. A radiological and cadaveric study of oblique lumbar interbody fixation in patients with normal spinal anatomy. Bone Joint J,2013,95-B(7):977-82.

［3］CHEN D,CHEN C H,TANG L,et al. Three-dimensional reconstructions in spine and screw trajectory simulation on 3D digital images:a step by step approach by using Mimics software. J Spine Surg,2017,3(4):650-656.

［4］李严兵,王爱平,彭田红,等. 腰椎椎弓根通道不同外偏角方向变化规律的数字解剖学研究. 中国临床解剖学杂志,2007,25(2):113-116.

［5］WU L. Nonlinear finite element analysis for musculoskeletal biomechanics of medial and lateral plantar longitudinal arch of Virtual Chinese Human after plantar ligamentous structure failures. Clin Biomech(Bristol,Avon),2007,22(2):221-229.

第三节 3D 打印脊柱模型在
脊柱内固定研究的应用和方法

一、技术简介

本章第二节介绍了基于 Mimics 软件实现脊柱三维重建和模拟置钉技术,可以在三维虚拟图像上实现模拟置钉,用于术前规划或者新型固定方式的探索研究。但三维虚拟图像中行模拟置钉仍然不够直观,缺乏可触摸感。

尸体标本置钉可以达到更加直观和可触摸感的要求,但受各种文化、信仰、宗教等因素影响[1-2],存在尸体标本获取困难,长期存放会导致骨形态改变等缺点。近年来,随着 3D 打印技术的不断成熟,3D 打印技术被引用到医学。Wu 等[3]研究发现,3D 打印脊柱模型精确性高,可用于非穿出皮质的模拟置钉和术前规划,具有可以长期保存、清洁、素材获取便捷等优点。

本节将继续第二节三维重建后的步骤,介绍 Mimics 软件中目标椎体分离,STL 格式保存,并基于笔者实验室的华森 3 代三维打印机和 Meditool 激光打印机,逐步操作,让临床医生和初学者都可以独立实现 3D 椎体打印。

二、Mimics 软件目标节段获取

1. 通过 CT Bone Segmentation 功能键获取目标节段 本章第二节内容在 Mimics 软件中实现脊柱三维重建后,为了把 L_3 提取出来,如果是 Mimics 16.0 以上版本,点击 CT Bone Segmentation—弹出 Select Desired and Undesired Bones 对话框(16.0 版本通过点击 L_3 皮质骨部分选择 L_3 皮质骨外形,通过 CTRL+ 点击 L_2 及 L_4 皮质骨分别不选择 L_2 及 L_4 皮质骨),17.0及以上版本点击对话框"+",选择 L_3 皮质骨部分达到选择 L_3 皮质骨的目的,点击"–",点击 L_2 及 L_4 皮质骨分别达到不选择 L_2 及 L_4 皮质骨的目的—L_3 椎体的蒙板变成目标颜色,L_2 和 L_4 椎体的蒙板变成黑色—点击 Next—弹出 Bone Detection 对话框—点击 Finish- 生成 L_3 椎体部分的独立蒙板—选择 L_3 椎体蒙板—点击 Calculate 3D 进行 L_3 椎体三维重建(或者右击 Masks 里的 L_3 椎体蒙板,选择 Calculate 3D)—得到 L_3 椎体三维图像(图 5-3-1)。

2. Mimics 16.0 以下版本缺乏 CT Bone Segmentation 功能键,可以通过点击 Edit Masks 功能键—弹出 Edit Masks 对话框(图 5-3-2)—通过 Erase 功能把目标节段和其他骨性结构在冠状位、矢状位和横断位的蒙板都分开,再通过本章第二节结束的区域增长功能生成 L_3 椎体独立蒙板—再利用 Calculate 3D 生成 L_3 三维重建椎体。

3. 通过简单切割功能获取目标节段 点击 Simulation 中的 Cut With Cutting Plane(图 5-3-3)—弹出 Cut With Polyplane 对话框(图 5-3-4)—左键点击目标切割三维客体—移动鼠标—左键双击目标切割三维客体 - 形成切割面板—点击 Cut with polyplane 对话框的Properties—弹出 Cutting Plane Properties 对话框—可以修改切割面板的深度、高度等指标—三维图像中可以调整切割面板位置—位置满意后—Cut With Polyplane 对话框中,Objects to cut 选择目标切割体(本次为 yellow 3),Cutting paths 选择 CP1 和 CP2(CTRL 同时选择)—

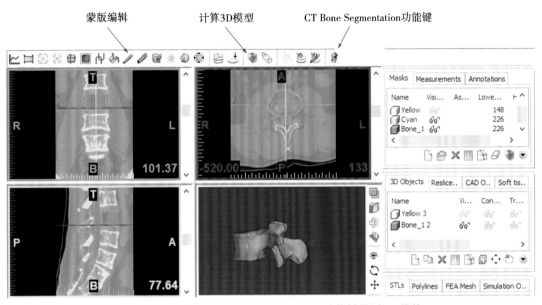

图 5-3-1　通过 CT Bone Segmentation 功能键得到 L3 椎体

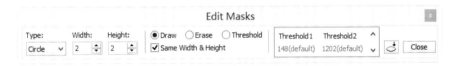

图 5-3-2　蒙版编辑（Edit Masks）对话框

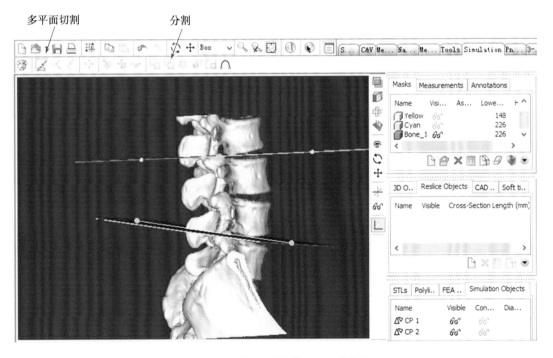

图 5-3-3　通过切割功能获取目标节段方法

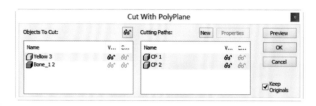

图 5-3-4　多平面切割（Cut With Polyplane）对话框

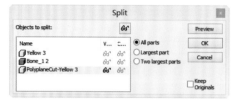

图 5-3-5　分割（Split）对话框

点击 OK 切割—形成 Ployplane Cut-Yellow 3—点击 Split- 弹出 Split 对话框（图 5-3-5）—Objects to split 选择 PloyplaneCut-Yellow 3—选择 All parts—点击 OK—把目标节段分离出来，其他节段可以删除。

4. STL 格式导出保存　点击 Export—选择 Binary STL…—弹出 STL+ 对话框（图 5-3-6）—选择 3D—选择目标三维重建客体（Bone_1 2 就是我们前面重建的 L_3）—点击 Add—目标三维重建客体加入到下方框内—Output Directory 即目标 STL 文件储存物理位置—点击 Finish-STL 格式自动保存到计算机的 Output Directory 物理位置文件夹中。

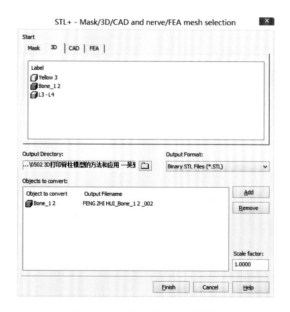

图 5-3-6　弹出 STL+ 对话框

三、实现目标节段的 3D 打印

不同 3D 打印方法和 3D 打印机厂家采用不同的方法打印。此处通过笔者实验室的华森 3 代 3D 打印机和 Meditool 激光打印机为例，分别加以描述。

（一）通过华森 3 代 3D 打印机打印 L_3 椎体

将 L_3 椎体的 STL 格式文件在 Cura 软件中打开（图 5-3-7）—左下方的 Rotate 和 Scale 调整方向和比例，也可直接对左键拖动调整位置 -L_3 椎体要全部是黄色，说明在打印机的打印范围内，如果部分或者全部变成灰黑色，说明该部分不在打印机的预订打印范围，需要调整

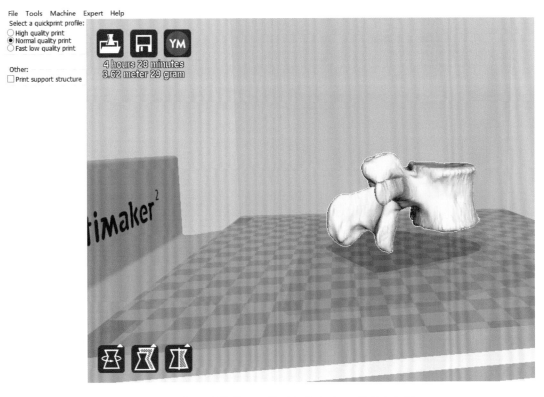

图 5-3-7 将 L₃ 椎体的 STL 格式文件在 Cura 软件中打开

位置—左上角可以根据需求选择不同的打印质量（High/Normal/Fast low quality print）—选择好后—点击左上角 File—选择 Save Gcode 格式—保存即可拷贝到华森 3 代 3D 打印机打印 L₃ 椎体。

（二）通过 Meditool 激光打印机打印 L₃ 椎体

将 L₃ 椎体的 STL 格式文件在 Meditool Create 软件中打开（图 5-3-8）—通过调整位置满意后—点击"支撑全部"（选择不同的方式支撑，可选择"使用单一基底支撑或者每处支撑均有基底"，高亮支撑缺失区域可以观察支撑不足区域，可通过手动加支撑）—支撑加入结束后—点击保存任务—该打印任务即以".mdtjob2"格式保存，导入到 Meditool 打印机中打印。

四、讨论和应用

本章节详细解析了目标脊柱节段的获取方法。其中通过 CT Bone Segmentation 功能键获取目标节段简单快捷，通过 Erase 功能比较繁琐，但可以对精细部位进行修整，其对话框中的 Draw 可以填充小的缺口。切割方法相对粗糙，也非常方便。同时打印方法也可根据读者自己单位条件选择，华森 3 代三维打印机的打印耗材为 PLA，相对廉价，而 Meditool 激光打印机采用光固化树脂，价格相对昂贵，打印出来表面相对光滑。

目前 3D 打印技术较成熟，脊柱模型精确性高，打印的椎体可用于非穿出皮质的模拟置钉和术前规划（图 5-3-9A、图 5-3-9B）。

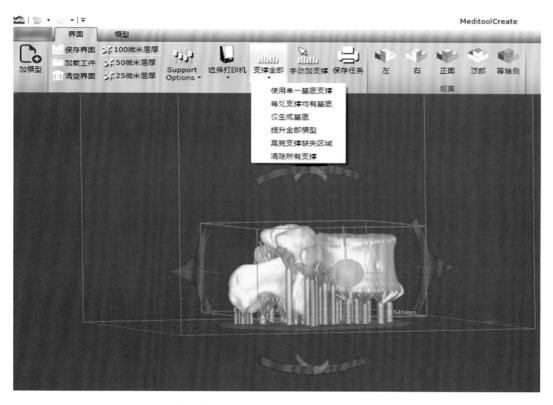

图 5-3-8　L₃ 椎体的 STL 格式文件在 Meditool Create 软件中打开

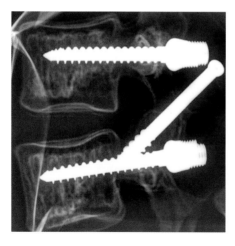

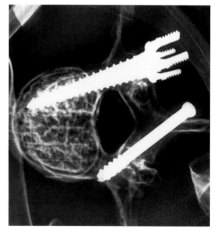

图 5-3-9A　3D 打印椎体术前置钉示例侧位 X 线片

图 5-3-9B　3D 打印椎体术前置钉示例轴位 X 线片

（吴爱悯　黄崇安）

参考文献

[1] HALOU H,CHALKIAS A,MYSTRIOTI D,et al. Evaluation of the willingness for cadaveric donation in Greece:a population-based study. Anat Sci Educ,2013,6(1):48-55.

[2] ZHANG L,WANG Y,XIAO M,et al. An ethical solution to the challenges in teaching anatomy with dissection in the Chinese culture. Anat Sci Educ,2008,1(2):56-59.

[3] WU A M,SHAO Z X,WANG J S,et al. The accuracy of a method for printing three-dimensional spinal models. PLoS One,2015,10(4):E0124291.

第四节　3D 打印脊柱导板设计在脊柱内固定研究的应用和方法

一、技术简介

经椎弓根螺钉具有优越的立体矫形和短节段固定生物力学特性,使该技术被广泛应用于治疗脊柱骨折、椎体滑移、脊柱退行性病变、椎管狭窄、椎体骨质等脊柱疾病的手术治疗。目前常用的置钉方法主要有:解剖标志点法、X 线透视法、计算机辅助导航法等。解剖标记点法置钉准确度主要依靠外科医生的解剖知识及经验,有时因为患者解剖结构的个体化及医生经验的不足,可引起螺钉误置,而引起相关并发症[1-2]。X 线透视法手术操作频繁,辐射量大,对术者健康有一定影响,手术时间延长。计算机辅助导航法置钉准确度高,降低了神经损伤的风险,减少了医患双方接触射线的时间,具有其他方法无可比拟的优势。但脊柱椎弓根定位导航设备价格昂贵,对器械要求较高,学习周期长,临床普及仍存在困难。

近年来随着数字医学的发展,3D 打印技术为临床疾病的诊断和治疗提供了个体化、精准新思路和新方法。三维打印技术诞生于 20 世纪 80 年代早期,由 Hull 等[3]首次提出,它是基于材料堆积法的一种高新制造技术,被认为是近 30 年来制造领域的重大成果之一。三维打印技术可以直观的打印脊柱三维模型,可以为学习、教学及术前规划提供参考。

如果通过术前设计一个和患者骨表面结构吻合的导航模板,然后利用三维打印技术快速制作消毒,并可为临床医生提供一个较为准确的置钉引导通道。Lu 等[4]率先报道了采用三维打印导航模板,指导椎弓根螺钉置入,取得了良好的效果和精确度。

二、导板设计

(一) 基于 Mimics+3-Matic 软件

Mimics(Materialise interactive medical image control system)是比利时 Materialise 公司出品的交互式医学影像控制系统,被誉为"医学影像的梦工厂"。通过导入各种医学扫描的数据(CT、MRI),外科医生可以在矢状面、冠状面和横断面三个正交平面对 CT 数据进行观察,通过对感兴趣区进行分割、优化,重建外科医生需要的三维模型。通过手术仿真模块,可以在计算机中实现虚拟手术,如截骨矫形、假体置入等。Mimics 通过对断层数据三维重建,可以专门为后继的各种应用设计相应的接口,如计算机辅助设计(CAD)、有限元分析(FEA)、快速成型(RP)、虚拟现实(VR)等。通过 Mimics,临床医生可以用于临床诊断、手术模拟(手术设计、虚拟手术训练、手术预测及评估),不仅如此,还可将其应用于解剖教学和科学研究当中。

3-Matic 是 Materialise 公司出品的基于数字化 STL(Standard Triangle Language)正向工程,可以直接对 STL 格式文件进行编辑和修饰,实现对各种 STL 格式 FEA、CFD 处理。3-Matic 所有操作都是基于数字化形式(基于三角片)进行拉伸、旋转、阵列等操作,能将 Mimics 软件中的解剖数据直接通过复制/粘贴使用,可以输入任何 CAD 文档,使用 3-Matic,能够实现

3D 测量与工程分析、设计特定患者手术的置入物与手术指南、为有限元素模拟准备解剖数据或置入物。

（二）具体实施

1. 从 PACS 系统中获得颈椎 CT 影像数据（扫描层厚约 1mm），以".Dcm"格式保存，然后导入 Mimics 软件，生成轴、冠、矢三个不同方向的视图。

2. 在 Segmentation 模块中点击 CT Bone Segmentation 弹出 Select Desired and Undesired Bones 对话框，点击（+），选取感兴趣的节段，点击（−）选取不需要的节段；按着默认向导继续点击 Next，完成分割后如图 5-4-1 所示。

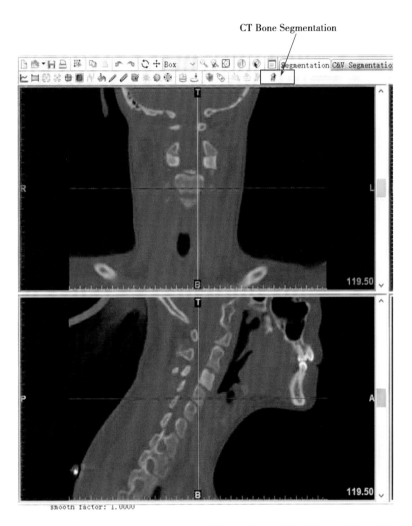

图 5-4-1　通过 CT Bone Segmentation 功能键（箭头所示）进行 C_3 椎体三维重建

3. 在 Segmentation 模块中点击 Calculate 3D，运行后完成三维重建，在 3D 视口中显示三维模型，然后在 Tool 模块中点击 Smoothing 按钮，完成对感兴趣椎体的光滑，如图 5-4-2A~D 所示。

4. 模拟 C_3 椎弓根螺钉置入　在生成 C_3 椎体三维模型后，在 Med CAD 模块中点击圆

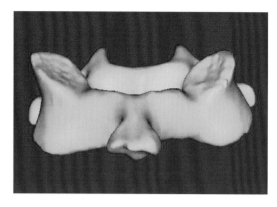

图 5-4-2A C₃ 三维模型 (后面观)

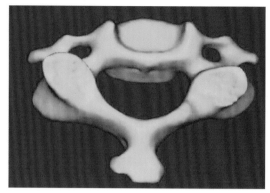

图 5-4-2B C₃ 三维模型 (上面观)

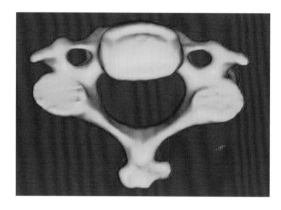

图 5-4-2C C₃ 三维模型 (下面观)

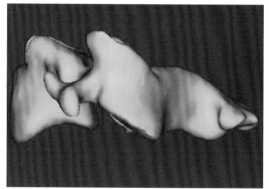

图 5-4-2D C₃ 三维模型 (侧面观)

柱(Cylinder),然后在 C₃ 椎弓根水平横截面上单击鼠标左键创建 3 个点,形成圆柱体。项目管理器中的 CAD Objects 模块中点击属性(properties)按钮,对圆柱体进行参数设置:直径 3.5mm,长度 40mm。在 C₃ 椎体 Toggle Transparency 视角中通过调整圆柱方向,设置理想 C₃ 椎弓根进钉通道。旋转 C₃ 椎体,观察圆柱体是否全部位于椎弓根内部(图 5-4-3)。

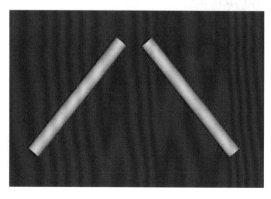

图 5-4-3A Mimics 软件中设计的 C₃ 虚拟椎弓根螺钉上面观

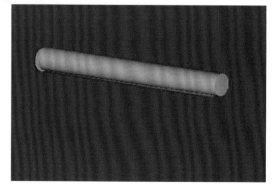

图 5-4-3B Mimics 软件中设计的 C₃ 虚拟椎弓根螺钉侧面观

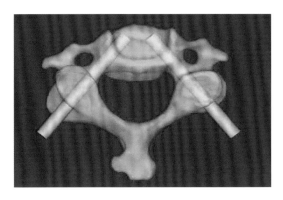
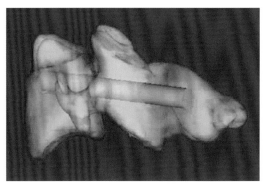

图 5-4-3C 置钉成功后的 C₃ 椎体上面观   图 5-4-3D 置钉成功后的 C₃ 椎体侧面观

5. 运行 Simulation 模块中的布尔运算（Boolean operation）按钮，进行双侧虚拟椎弓根螺钉和 C₃ 椎体合并。并将合并后的 3D 模型以 STL 格式导出（图 5-4-4）。

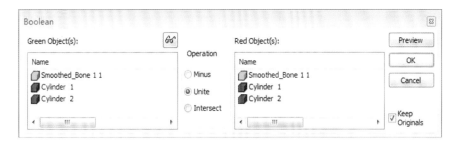

图 5-4-4A 布尔运算操作对话框

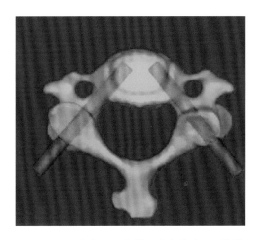
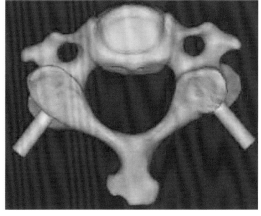

图 5-4-4B 选中的虚拟椎弓根螺钉与 C₃ 椎体   图 5-4-4C 椎体与虚拟椎弓根螺钉合并后的上面观
上面观

6. 将上述 STL 格式文件导入 3-Matic 软件中,采用 Mark 模块 Wave Brush Mark 功能提取骨表面及圆柱体表面特征(注意去除圆柱体中心区域)。再采用 Smooth Marking Border 功能,光滑并提取该边界。鼠标左键选择该区域提取新的 Surface,在右侧 Scene Tree 对话框 Separate—Copy to part—Creat New,从整体中分离出选中的表面(图 5-4-5)。

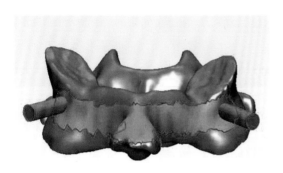

图 5-4-5A　使用 Wave Brush Markg 操作提取骨 + 圆柱体表面特征

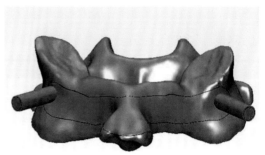

图 5-4-5B　使用 Smooth Marking Border 操作光滑提取边界

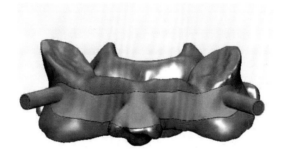

图 5-4-5C　提取并分离选中的 Surface

7. 将上一步获取的部分,采用 Design 模块中的 Offset 功能,将 Offset 设置对话框设置成如图 5-4-6A 所示,形成椎弓根螺钉导航模板(图 5-4-6)。

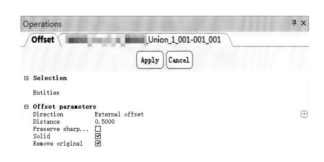

图 5-4-6A　Offset 设置对话框

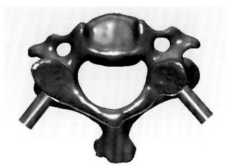

图 5-4-6B　3-Matic 软件设计的 C_3 椎弓根置钉导向模板,并在软件中验证导板与 C_3 椎体后部贴合情况

三、临床意义

目前三维打印技术主要包括四种方式[5-6]。①光固化成型法技术:利用特定波长与强度的激光选择性分层烧结光固化液体材料,层层叠加生成三维实体;②分层实体制造法:按计算机提取的横断面轮廓用激光切割系统将背面涂有热熔胶的纸割出模型的轮廓,再利用热粘压将切割层粘合在一起形成三维实体;③热熔积成型技术:利用电加热方式将丝状材料熔化,涂覆在工作台上,逐层堆积形成三维实体结构;④选择性激光烧结技术:利用激光有选择地分层烧结固体粉末,层层叠加生成所需形状实体结构。

随着三维打印技术的不断普及,目前已被用于多种医学用途,陆声等研究团队通过Mimics软件三维重建脊柱模型,提取脊柱表面骨结构特征,同时设计椎弓根螺钉通道,制作三维椎弓根导航模板,指导腰椎和颈椎精确置钉,取得良好的效果。严斌等[7]在37例正常人体腰椎三维模型上,利用三维打印形成的导航模板,进行模拟置钉,结果228枚螺钉均成功置入,且位置理想,无一例螺钉穿出椎弓根皮质。日本学者Sugawara等[8]也利用这种三维导航模板指导10例胸椎和颈椎结合段的椎弓根置钉,认为这个三维导航模板的方式是一种简单、方便,同时可以准确指导置钉,并且缩短了手术时间,减少了手术辐射。

(冯振华　林甲亮)

参考文献

[1] OKUDA Y, BANNAI C, NAGAHAMA M, et al. Effect of glucose and an aldose reductase inhibitor on myo-inositol uptake by cultured human endothelial cells. Diabetes Res, 1991, 18(2):61-64.

[2] ESSES S I, SACHS B L, DREYZIN V. Complications associated with the technique of pedicle screw fixation. A selected survey of ABS members. Spine, 1993, 18(15):2231-2238;discussion 2238-2239.

[3] HULL C W, LEWIS C W. Computer assisted design and manufacture. 1991, US.

[4] LU S, XU Y Q, LU W W, et al. A novel patient-specific navigational template for cervical pedicle screw placement. Spine, 2009, 34(26):959-966.

[5] 张曼. 3D打印技术及其应用发展研究. 电子世界, 2013(13):7-8.

[6] 张丰收,高乐,崔凤奎. 基于CT的骨骼三维打印技术的发展现状与趋势. 现代制造工程, 2011(7):136-138.

[7] 严斌,张国栋,吴章林,等. 3D打印导航模块辅助腰椎椎弓根螺钉精确植入的实验研究. 中国临床解剖学杂志, 2014, 32(3):252-255.

[8] SUGAWARA T, HIGASHIYAMA N, KANEYAMA S, et al. Multistep pedicle screw insertion procedure with patient-specific lamina fit-and-lock templates for the thoracic spine:clinical article. J Neurosurg Spine, 2013, 19(2):185.